安徽省五年制护理专业高职规划教材

护理礼仪与形体训练

（可供护理、临床医学、助产、口腔等相关医学专业及其他相关专业高职高专使用）

主　编　高达玲

副主编　陈　芬

编　者　（以姓氏笔画为序）

刘经彩（安徽省阜阳卫生学校）

陈　芬（安徽省淮北卫生学校）

胡青梅（巢湖职业技术学院）

高达玲（安徽省阜阳卫生学校）

东南大学出版社

·南京·

内容提要

本书主要介绍了礼仪的概述、护士的仪表礼仪、护士的服饰礼仪、护士的言谈礼仪、护士的举止礼仪、护士的交往礼仪、护士的工作礼仪、护士的涉外礼仪、其他礼仪、形体美的训练等。本书内容丰富、图文并茂，可读性、实用性和可操作性强。

本书可供高、中职护理、临床医学、助产等相关专业使用，也可供临床各级医护人员及其他年轻女性参考。

图书在版编目(CIP)数据

护理礼仪与形体训练/高达玲主编；陈芬副主编.
南京：东南大学出版社，2006.5(2018.7 重印)
安徽省五年制护理专业高职规划教材
ISBN 978-7-5641-0327-9

Ⅰ.护… Ⅱ.①高…②陈… Ⅲ.①护理-礼仪：技术学校-教材②形体训练-高等学校：技术学校-教材 Ⅳ.①R47②G831.3

中国版本图书馆 CIP 数据核字(2006)第 030070 号

护理礼仪与形体训练

出版发行	东南大学出版社
社　　址	南京市四牌楼 2 号　210096
出 版 人	江建中
责任编辑	李正
电子邮箱	leezheng1978@sina.com
印　　刷	南京工大印务有限公司
开　　本	787mm×1092mm　1/16
印　　张	11.5
字　　数	284 千字
版　　次	2006 年 6 月第 1 版　2018 年 7 月第 8 次印刷
印　　数	19501—21000 册
书　　号	ISBN 978-7-5641-0327-9
定　　价	19.00 元

* 凡因印装质量问题，可直接向读者服务部调换。电话：025-83792328。

序

随着社会经济的发展和医疗卫生服务改革的不断深入，对护理人才的数量、质量和结构提出新的更高的要求。为加强五年制高职护理教学改革，提高护理教育的质量，培养具有扎实基础知识和较强实践能力的高素质、技能型护理人才，建设一套适用于五年制高职护理专业教学实际的教材，是承担高职五年制护理专业教学任务的各个院校所关心和亟待解决的问题。

在安徽省教育厅和卫生厅的大力支持下，经过该省有关医学院校的共同努力，由安徽省医学会医学教育学分会组织的安徽省五年制高职护理专业规划教材编写工作，于 2005 年正式启动。全省共有 10 余所高校、医专、高职和中等卫生学校的多名骨干教师参加了教材的编写工作。本套教材着力反映当前护理专业最新进展的教育教学内容，优化护理专业教育的知识结构和体系，注重护理专业基础知识的学习和技能的训练，以保证为各级医疗卫生机构大量输送适应现代社会发展和健康需求的实用性护理专业人才。在编写过程中，每门课程均着力体现思想性、科学性、先进性、启发性、针对性、实用性。力求做到如下几点：一是以综合素质教育为基础，以能力培养为本位，培养学生对护理专业的爱岗敬业精神；二是适应护理专业的现状和发展趋势，在教学内容上体现先进性和前瞻性，充分反映护理领域的新知识、新技术、新方法；三是理论知识要求以“必需、够用”为原则，因而将更多的篇幅用于强化学生的护理专业技能上，围绕如何提高其实践操作能力来编写。

本套教材包括以下 30 门课程：《卫生法学》、《护理礼仪与形体训练》、《医用物理》、《医用化学》、《医用生物学》、《人体解剖学》、《组织胚胎学》、《生理学》、《病理学》、《生物化学》、《病原生物与免疫》、《药物学》、《护理心理学》、《护理学基础》、《营养与膳食》、《卫生保健》、《健康评估》、《内科护理技术》、《外科护理技术》、《妇产科护理技术》、《儿科护理技术》、《老年护理技术》、《精神科护理技术》、《急救护理技术》、《社区护理》、《康复护理技术》、《传染病护理技术》、《五官科护理技术》、《护理管理学》和《护理科研与医学文献检索》。本套教材主要供五年制高职护理专业使用，其中的部分职业基础课教材也可供其他相关医学专业选择使用。

成功地组织出版这套教材，是安徽省医学教育的一项重要成果，也是对安徽省长期从事护理专业教学的广大优秀教师的一次能力的展示。作为安徽省高职高专类医学教育规划教材编写的首次尝试，不足之处难免，希望使用这套教材的广大师生和读者能给予批评指正，也希望这套教材的编委会和编者们根据大家提出的宝贵意见，结合护理学科发展和教学的实际需要，及时组织修订，不断提高教材的质量。

卫生部科技教育司副司长 孟群

2006 年 2 月 6 日

前　　言

礼仪是一个国家社会风气的反映，是一个民族精神文明和进步的重要标志。随着医学模式的转变和系统化整体护理的实施，礼仪在医疗、护理服务中发挥着越来越重要的作用。

护理是科学、艺术与爱心的结合，这就要求护理工作者除了具备丰富的专业知识和熟练的操作技能外，还要具备良好的人文道德修养。护士良好的礼仪修养、高雅的气质与风度，既是自身综合素质的体现，同时也直接影响着病人的情感活动，对病人的康复起到举足轻重的作用，因此护理人员学习礼仪知识，加强形体训练，培养和塑造良好的职业形象，是实现“以人的健康为中心”的整体护理服务的需要，也是现代医学和社会进步的要求。

本书从理论和实践两方面全面系统地介绍了护理人员应当掌握的礼仪常识和形体美的训练方法。绪论部分主要介绍礼仪和形体训练的基本概念、作用及护理礼仪修养的重要性等；第一章至第八章，针对护理人员的仪表、服饰、言谈、举止、交往、工作、涉外礼仪及其他礼仪（求职上岗礼仪、公务活动礼仪、社交活动礼仪）的要求分别进行了详细的介绍，既包括护士的日常生活礼仪，也包括护理工作中的职业礼仪；第九章形体美的训练，从基本姿态控制训练、形体素质训练、形体综合训练、常见异常体型的矫正等方面循序渐进地介绍了培养高雅气质与风度、矫正和塑造优美形体的方法。本书结构完整，图文并茂，内容通俗易懂，理论与实践紧密结合，注重科学性、思想性、指导性和实用性，可供高职和中职护理、临床医学、助产等相关医学专业使用，也可作为临床医护人员提高自身素质、加强人文修养的参考书。

本教材在编撰过程中，承蒙阜阳师范学院王丽副教授的热情指导和帮助，并得到了安徽省阜阳卫校、安徽省淮北卫校、安徽省巢湖职业技术学院有关领导的支持与鼓励，同时编者参考和引用了大量有关礼仪和形体训练方面的书籍，在此一并致以诚挚的谢意。

限于编者的水平和能力，书中难免存有错误和疏漏之处，恳请广大师生和读者惠予指正。

编　者

2006 年 1 月

前言

礼仪是一个国家社会风气的反映，是一个民族精神文明和进步的重要标志。[illegible]

[illegible]

[illegible]人的高度为中心的整体[illegible]也是[illegible]的重要[illegible]

本书从理论和实践两方面[illegible]

[illegible]

本教材在编写过程中，[illegible]

限于编者的水平和能力，书中[illegible]

[illegible]

编者

[illegible]

目　录

绪 论

我国素以“文明古国”、“礼仪之邦”著称于世，中华民族五千年的文明史形成了一套完整的礼仪思想和礼仪规范，而且重礼仪、守礼法、行礼教已内化为一种自觉意识贯穿于中华民族的心理与行为活动之中，成为中华民族特有的文化特质。礼仪是一个国家社会风气的现实反映，是一个民族精神文明和进步的重要标志。礼仪的文化内涵需要美好的外在形象来表现，只有当礼仪的内在美与外在的形体美和谐统一起来，才能充分展示出个人的高雅气质与风度，体现一个民族的精神风貌和文化追求。

如今，党中央提出了“以人为本，构建和谐社会”的战略目标，各行各业都在大力提倡“人性化管理”、“人性化服务”，礼仪正发挥着越来越重要的作用。礼仪培训和优美的形体训练已作为各行各业，尤其是服务业上岗培训的基本内容。医疗卫生服务作为一个特殊的服务行业，职业礼仪修养对提高行业服务质量更为重要。医务人员，尤其是临床第一线与病人接触最多的护理人员，加强礼仪修养教育，帮助她们塑造优美的体型，培养优雅的姿态，已成为现代护理教育不可缺少的重要课程。

第一节　礼仪概述

礼仪是伴随着我国的历史和文化同时产生并且同步发展的，经历了一个从无到有，从低级到高级的发展过程。不了解我国礼仪的起源与发展，没有对我国古代传统礼仪的继承和扬弃，就不可能有我国现代礼仪。

一、礼仪发展史

礼仪的产生，从仪式上讲主要源于原始的宗教祭祀活动。原始社会生产力水平低下，人类处于蒙昧、无知的状态。他们通过祭祀活动，表达对神灵和祖先的信仰和崇拜，期望人类的虔诚能感化神灵和祖先，从而得到力量和保护。他们祭天地神明以求风调雨顺，祭祖先以求多赐福少降灾，就在这些祭祀活动的种种仪式中，原始的“礼仪”便随之产生了。

人类进入奴隶社会，礼仪也被打上了阶级的烙印。奴隶主为了维护其统治地位，将原始的祭祀仪式发展成为符合奴隶制社会需要的伦理道德规范。礼仪成为维护奴隶主尊严和权威，调整统治阶级内部关系，麻醉和统治人民的工具。

春秋战国时期是我国的奴隶社会向封建社会转型的时期。此间，我国出现了以孔子、孟子、荀子为代表的一大批礼学家，系统地阐述了礼的起源、本质与功能，发展和革新了礼仪理论，第一次形成了一整套完整的礼仪制度，提出了许多重要的礼仪概念和规范，确定了我国

"崇古重礼"的文化传统。

封建社会,礼仪进一步深化、发展。封建礼制最大限度地运用于社会和政治统治之中,同时,通过一系列的教化,使礼制的规范和要求不仅运用于一切社会生活领域,而且内化为人们的意识,指导和规范人们的言行,成为人们思想和行为的准则。封建礼仪集政治、法律、道德于一身,是统治阶级最重要的统治工具。

随着西方列强的入侵,中国沦为半封建半殖民地社会。西方侵略者进入中国的同时,其政治、经济、文化以及资本主义的道德和礼仪思想也一同渗透进来,为中国传统礼仪注入了新的内容与形式,简化了中国传统礼仪的繁文缛节,促进了世界各国礼仪道德文化之间的相互交流。

社会主义社会,劳动人民成为国家的主人,礼仪不再具有特权性,人与人之间是平等的。"礼"成为避免冲突、维持社会秩序的行为规范,成为精神文明的重要组成部分。改革开放以后,随着中国同世界各国交流的日益增多,西方的礼仪文化以更快的速度传入我国,使我国的礼仪规范又增加了许多新的内容,更加符合国际惯例的要求。

现代礼仪是在中国传统礼仪的基础上,取其精华、去其糟粕,继承和发扬了中华民族在礼仪方面的优良传统;同时又要适应改革开放,在新的层次上同国际礼仪接轨,符合国际通行原则,具有时代特色的社会主义的礼仪规范。

二、礼仪的基本概念和特点

(一) 礼仪的基本概念

1. 礼仪　是礼貌、礼节、仪式等的统称,它是指在人际交往中约定俗成的行为规范与准则。是个人内在修养和素质的外在表现。

2. 礼貌　是指在人际交往中,通过仪表、言谈、举止等表现出的对交往对象的谦虚、恭敬与友好,它是一个人品质与素养的主要表现。

3. 礼节　是指人们在社交场合表示尊重、友好、祝颂、哀悼等的惯用形式,是礼貌的具体表现,如鞠躬、握手、致贺电等。

4. 仪式　是在一定场合举行的、有专门程序规范的活动,如发奖仪式、奠基仪式、开幕仪式等。

礼貌、礼节、仪式等是礼仪的具体表现形式,没有礼节就谈不上礼貌,有了礼貌就必然伴有具体的礼节形式。礼仪是由一系列具体表现礼貌的礼节所构成,它不像礼节只是一种做法,而是表示礼貌的一个系统完整的过程。

(二) 礼仪的特点

1. 规范性　礼仪是人们在长期生活实践和人际交往中逐渐形成的、被社会认可并自觉遵守的行为规范。这种规范不仅约束着人们在一切交际场合中的言谈举止,而且也是人们在一切交际场合中必须采用的一种"通用语言",是衡量他人、判断自己是否自律、自重和敬人的一种标尺。

2. 限定性　礼仪主要适用于交际场合,在这个特定的范围内,礼仪肯定行之有效,离开了这个特定范围,礼仪则未必适用。必须明确,当所处场合不同,身份不同时,应用的礼仪也会因此而不同。一般适合应用礼仪的场合,主要是初次交往、因公交往、对外交往和正式场合等。

3. 可操作性　礼仪是一门实用性很强的综合性应用性的学科，规则简明，实用易学，操作方便，既有总体上的礼仪原则、礼仪规范，又以一系列具体的方式、方法对礼仪原则和规范加以贯彻和实施，使之“言之有物，行之有礼”。

4. 传承性　任何国家的当代礼仪都是在本国传统礼仪的基础上继承、发展起来的，并逐渐形成自己的民族特色。一种礼仪一旦形成并被人们认可，便会有一个相对延续的过程，一代一代地继承下去，这就是礼仪的传承性。礼仪是人类文明的一种积累，因此对待既往的礼仪文化遗产，正确的态度应该是有扬弃，有继承，更要有发展。

5. 变动性　礼仪是人类历史发展过程中逐渐形成的一种文化，具有鲜明的时代特点。由于一个时代的社会风貌、政治背景、文化习俗等都会对礼仪的形成或流行产生影响，因此，礼仪也不是一成不变的。社会的发展、历史的进步，必将引起社会交往中许多新问题的出现，这就要求礼仪要有所变化，与时代同步，以适应新形势下新的要求，这就是礼仪的变动性。

三、礼仪的基本原则和作用

（一）礼仪的基本原则

礼仪的基本原则是对礼仪实践的高度概括，也是人们交际成功的关键和基础。人们只有熟悉和掌握了礼仪的原则，才能更好地运用礼仪，规范自己的言行，减少社交失误。

1. 遵守的原则　在交际活动中，每一位参与者都必须自觉、自愿地遵守礼仪，以礼仪去规范自己的言谈举止。任何人，不论其身份高低、职位大小、财富多少，都有自觉遵守、应用礼仪的义务，否则就会受到公众的指责，交际就难以成功。

2. 自律的原则　学习、应用礼仪，最重要的就是要自我要求、自我约束、自我控制、自我反省，这就是礼仪的自律原则。严于律己就是要树立高尚的道德信念，规范行为准则，不断提高自我约束、自我克制能力，自觉地按礼仪规范去做。如果不求律己，只求律人，不讲慎独与克己，遵守礼仪也就无从谈起。

3. 敬人的原则　所谓敬人的原则，就是要求人们在交际活动中，要将对交往对象的重视、恭敬、友好放在第一位，对交往对象既要互谦互让、互尊互敬，又要友好相待、和睦共处。古人云：“敬人者，人恒敬之。”这就是说，只有懂得敬重别人的人，才能赢得别人的敬重。在人际交往中，要做到敬人之心长存，既不可伤害他人的尊严，更不能侮辱他人的人格。

4. 宽容的原则　宽容就是要求人们在交际活动中运用礼仪时，既要严于律己，更要宽以待人，要多容忍他人，多体谅他人，多理解他人，而不要求全责备，过分苛求。在人际交往中，每个人对自己的行为都有自我判断的自由，对不同于己，不同于众的行为应耐心容忍，不能用同一个标准去要求所有的人，也不要要求他人处处效仿自身，与自己完全保持一致。这样才能减少交往矛盾，化解人际冲突。

5. 真诚的原则　真诚是人与人相处的基本态度，是一个人外在行为与内在道德的统一。真诚的原则就是要求人们在人际交往中，务必以诚待人，言行一致，表里如一。只有真诚，才能表达对交往对象的尊敬与友好，才会更好地被对方理解与接受；缺乏真诚，口是心非，表里不一的人，即使在礼仪方面做得无可指责，最终还是得不到别人的尊重和信任。

6. 平等的原则　平等是建立良好人际关系的基础，是礼仪交往的核心。所谓平等的原则，就是要求人们在交际活动中，要尊重交往对象，以礼相待，对任何交往对象都必须一视同仁，给予同等程度的礼遇。不允许因为交往对象的年龄、性别、种族、文化、职业、身份、地位、财富以及与自己的关系亲疏远近等方面的不同，就采取厚此薄彼，区别对待的方式，给予不平等的待遇。

7. 从俗的原则　由于国情、民族、文化背景的不同，在人际交往中，实际上存在着"十里不同风，百里不同俗"的局面。对这一客观现实要有正确的认识，不要唯我独尊，自以为是，随意批评或否定他人的习惯做法，必要时，应当入乡随俗，与绝大多数人的习惯做法保持一致。

8. 适度的原则　适度是要求人们应用礼仪时，必须注意技巧，合乎规范，特别要注意把握分寸，认真得体。具体应做到：一要感情适度，在与人交往时，既要彬彬有礼，又不能低三下四，既要热情大方，又不能轻浮谄谀；二要谈吐适度，在与人交谈时，既要诚挚友好，又不能虚伪客套，既要真诚坦率，又不能言过其实；三要举止适度，在与人相处时，既要优雅得体，又不能夸张造作，既要尊重习俗，又不能粗俗无礼。

（二）礼仪的作用

1. 沟通作用　礼仪是开启社交之门的"金钥匙"，热情的问候、友善的目光、亲切的微笑、文雅的谈吐、得体的举止、坦诚的态度可以帮助人们更好地交流与沟通，造就和谐、完美的人际关系，促进社会交往的进一步发展，进而取得事业成功。

2. 协调作用　礼仪是人们交际活动中的润滑剂，它对营造一种团结友爱、平等互助的新型人际关系起着不可忽视的作用。运用礼仪，可帮助人们规范交际行为，更好地向交往对象表达自己的尊重、敬佩、友好与善意，增进彼此间的理解和信任，有利于人们联络感情，协调关系，减少交际矛盾。

3. 美化作用　礼仪是人类生活经验的总结。礼仪的美化作用包括美化自身和美化生活两个方面。礼仪讲究和谐，重视内在美和外在美的统一，使美好心灵与美丽仪表、优美的举止形成一个有机的整体。学习运用礼仪，有助于人们更好地、更规范地设计和维护个人形象，充分展示个人的良好教养与美丽风采。当个人重视了自身的美化，人人都能以礼相待时，人际关系将更加和睦，生活将变得更加温馨，这时，美化自身便会发展为美化生活。

4. 教育作用　礼仪蕴含着丰富的文化内涵，是一种高尚、美好的行为方式。它潜移默化地净化人的心灵，陶冶人的情操，提高人的品位，完善人的人格。礼仪通过评价、示范、劝阻等教育形式纠正人们的不良行为习惯，倡导人们按照礼仪的规范要求，协调人际关系，营造文明、健康的社会氛围。同时，遵守礼仪原则的人，客观上起着榜样的作用，无声地影响和教育着周围的人们，使人们在礼仪的熏陶下，不断地提高修养、改正缺点、端正品质，进而相互影响、相互促进，共同推进社会主义精神文明建设。

5. 维护作用　礼仪是社会文明发展程度的标志。在维护社会秩序方面，礼仪虽然没有法律的强制力，却起着法律起不到的作用。作为一种行为规范，礼仪在人们的生活中，具有一种无形的约束力，它通过家族、亲友、邻里、社会的监督，迫使人们自觉地遵守，使人们能够知礼、守礼，讲文明、守纪律，从而建立融洽、和谐、美好的社会环境，有利于维护社会的稳定。

四、学习礼仪的途径和方法

（一）学习礼仪的途径

1. 进行系统的理论学习　人们可通过图书数据、广播电视、函授教学等全面、系统地学习礼仪的基础知识、基本理论和基本技能。

2. 从社会实践中学习与锻炼　实践是学习礼仪最好的老师。交际实践是学习礼仪的具体过程，只有通过实践，才能加深对礼仪的理解，强化对礼仪的印象，进而真正地掌握礼仪。

3. 向礼仪专家或专业教师学习　学习礼仪，可以向礼仪培训专家、礼仪教师、礼仪顾问、或具有一定的礼仪实践经验的人求知问教，交流心得体会，使自己不断取长补短，完善自我。

（二）学习礼仪的方法

1. 反复实践　礼仪是人们长期生活实践的经验总结，是人类的文明积累。学习礼仪，应本着“从实践中来，到实践中去”的方法，坚持理论与实践相统一，将知识运用于实践，在实践中不断学习。时时进行自我监督与约束，处处注意自我检查，及时发现自己的缺点，在实践中不断改进。

2. 循序渐进　学习礼仪是一个渐进的过程，不可急于求成，应当有主有次，从与自己生活最密切的地方开始，对一些规范要求，必须反复体验和运用，才能真正掌握。

3. 多头并进　礼仪是一个人的教养、风度与品质的综合反映，因此，礼仪的学习必须与其他科学文化知识的学习、形体美的训练结合起来。只有重视自身内在素质的提高和外在优美形体的塑造，才可能更好地掌握、运用礼仪。

第二节　形体训练概述

形体训练是一种美的训练，从某种意义上讲，美是形体训练的本质，没有美便无所谓形体训练；没有美便失去了形体训练存在和发展的意义。而且，形体之美要靠气质之美去塑造、去表现，因此形体训练时，还应努力拓展自己的知识面，提高个人的审美情趣，加强个人的礼仪修养。

一、形体训练的概念

形体训练，是人们为了达到形体健美的目的，在人体运动科学理论的指导下，通过徒手或利用各种器械，运用专门的动作方式和方法，改变人的原始的形体状态，提高人的动作灵活性和可塑性，提高形体表现力的技巧训练。

在形体训练的整个过程中，培养美的意识，感受美的体验，努力发现自我，挖掘能体现自我特征的内心世界。

二、形体训练的意义

（一）塑造优美体型，培养端庄姿态

通过正确的形体动作训练，可使人的形体按健美的标准塑造，使体形匀称发展，并可矫

正不正确的身体姿势，使仪表、姿态更加优美、端庄。

（二）增强身体素质，提高艺术修养

形体训练是多种形式综合性的体育锻炼方式，如训练形体姿态的把杆练习，利用重物发展身体肌肉力量的练习，发展柔韧性、提高协调性的健美操练习等等。此外，形体训练还是具有艺术性的训练项目，通过长期训练和健美教育，不仅可以增强体质，还可以提高个人的艺术修养。

（三）焕发精神面貌，陶冶高雅情操

形体训练是在音乐的伴奏下进行的身体练习。人们在欢乐的气氛中进行锻炼，不仅心情愉快，不易疲劳，充满青春活力，还可消除精神紧张。在形体训练中，人们的心灵得到净化，情操得到陶冶，身心得到全面协调的发展，人的精神面貌和气质修养也会得到很大的提高。

形体美融形态美、姿态美及动作美为一体，是多方面的协调统一。但形体美化非一朝一夕之功，它需要有计划、持之以恒地练习。

形体美为礼仪的表现提供了条件，礼仪为形体训练奠定了良好的美学素养，只有两者保持和谐统一，才能塑造出美好的个人形象。总之，为适应护理事业的发展，护理人员不但要有丰富的科学文化知识和过硬的护理技能，还需具备美的心灵，美的仪表、举止，使患者从护士独特的职业气质中得到安定、祥和、信任和愉快的感受，从而增强战胜疾病的信心，积极配合治疗，使病情尽早康复。

第三节　护理礼仪与修养

护理礼仪是医疗卫生服务中一门实践性较强的应用性学科，是随着健康观念、医学模式的转变以及现代护理理念的产生逐渐发展起来的。

一、护理礼仪修养的重要性

护理礼仪属职业礼仪范畴，是护理人员在医疗护理和健康服务过程中形成的、被大家公认和自觉遵守的行为规范和准则。它既是护理工作者内在修养和素质的外在表现，也是护理人员职业道德的具体体现。

学习礼仪，实际上就是培养人们良好的职业修养。对于护理人员来说，学习、运用礼仪，还有着更为重要的意义：其一，有助于提高护理人员的自身素质；其二，有助于规范护理人员行为，树立良好的护士形象；其三，有助于促进护理人员的人际交往，改善护患关系，提高护理质量；其四，有助于净化社会风气，推进社会主义的精神文明建设。

二、护理人员的礼仪修养

礼仪修养不是先天具备的，而是后天养成的结果。护理人员良好礼仪修养的养成需要长期的知识积累、情操陶冶和不断地锻炼。具体应从以下几方面进行培养。

（一）注重道德修养

道德修养是礼仪修养的基础。一个人礼仪修养水平的高低，直接受道德修养水平的制约，有德才会有礼，无德必定无礼，修礼必先修德。大力加强道德修养对于提高礼仪修养水平是十分重要的。护理人员高尚的职业道德，良好的礼仪修养，对于纠正行业不正之风，实现医疗卫生服务行风的根本好转起着重要的作用。

（二）加强个性修养

个性反映一个人的涵养，礼仪修养必须建立在健康、良好的个性基础上。个性主要包括个人的气质、性格和能力。

1. 气质　气质是一个人真正魅力所在。形体美融于气质美之中，一个人的气质美总会在其言谈话语、举手投足、待人接物中表现出来。这种美是自然地流露，而不是刻意生硬地模仿。没有美好的形体，就难以称之为良好的气质；没有良好的气质，礼仪也就无从谈起。因此，加强礼仪修养必须从培养良好的气质做起。

2. 性格　健康的性格是完美个性形成的基础。在待人接物时要做到大方得体，礼仪有加，必须要有健康的性格。健康性格的特征是：开朗、耐心、宽容；沉着、勇敢、坚毅；富有幽默感。

3. 能力　交往的成功与否，关键在于人的能力。在与人交往发生意想不到的事情时，要做到不失礼，就需要有较强的应变能力；讲究礼仪，就必须能够有效地调整和控制自己的情绪，具有较好的自控能力；注重礼仪，就应注意多用敬语，委婉地表达自己的观点，做到忠言也能“顺耳”，具有较好的表达与协调能力。

个性修养是一个需要经过长期努力、不断完善的过程。由于护理职业的特殊性，要求护理工作者必须培养出一种富有爱心、耐心、细心、责任心和同情心的完美个性。

（三）提高心理素质

运用礼仪，要求人们具有良好的心理素质，保持积极的心态。没有健康积极的心态，就很难在待人接物时，表现出主动热情，也不可能做到彬彬有礼，自尊自信。

护理人员要想帮助病人在心理上战胜疾病，自身没有一种良好的心理素质和健康的心理状态，就不可能实现“促进病人身体和心理达到最佳康复”的这一护理目标。

（四）丰富科学文化知识

注重礼仪，还应当广泛涉猎科学文化知识。在人际交往中，具有较高文化修养的人，往往容易得到别人的尊重、信任与欢迎。博学多才，不断充实自己，既是加强自身修养的需要，也是人际交往的要求。有了丰富的科学文化知识，才能使自己真正做到知礼、守礼、行礼，才能考虑问题周到，分析问题清晰，处理问题妥当。

现代护理专家提出“护理是科学、艺术与爱心的结合”，护理的艺术性必须通过良好的护士形象来表现。塑造良好的护士形象，护理人员不仅要具有丰富的科学文化知识和娴熟的专业实践技能，还必须具备良好的礼仪修养和优美的形体。护士的仪表、举止、言谈、服饰等都能引发病人的情感活动，对病人的治疗、康复可起到药物或其他治疗手段所达不到的效果。因此，护理人员在护理实践中要自觉遵守礼仪规范，加强礼仪修养，全面提高自身素质，真正做到“知书识礼”，自觉维护“白衣天使”的崇高声望。

复习思考题

1. 何谓礼仪、礼貌和礼节？三者之间是什么关系？
2. 礼仪有哪些特点？在人际交往中起什么作用？
3. 学习礼仪有哪些方法？运用礼仪应遵守哪些原则？
4. 何谓形体训练？简述形体训练的意义。
5. 何谓护理礼仪？护理人员为什么要修学礼仪？
6. 如何培养护理人员的礼仪修养？

（高达玲）

第一章 护士的仪表礼仪

仪表，通常是指人的外观、外貌，其中主要是指人的容貌。在人际交往中，每个人的仪表都会引起交往对象的特别关注，并将影响着对他的整体评价。心理学家认为，当一个人与交往对象初次见面时，彼此都会在很短的时间里，在对方的脑海中留下很深的"第一印象"，并在今后的交往中占有很重要的位置，直接左右着交往的效果。为此，人们在社会交往中，注重仪表、修饰形象，便成为首当其冲之举。

护士从事的是一种特殊的职业，面对的主要是需要健康服务的人群，要使"服务对象达到最佳的身心健康状态"，仪表礼仪则更为重要。

第一节　仪容礼仪

在仪表礼仪中，仪容是重中之重，礼仪对个人仪容的要求首先就是仪容美。其含义主要有三层：一是仪容的自然美，它是指仪容的先天条件要好，天生丽质；二是仪容的修饰美，它是指根据个人条件和礼仪规范，对仪容进行必要的修饰，扬其长、避其短，设计、塑造出美好的个人形象；三是仪容的内在美，它是指通过努力学习，不断提高个人的文化、艺术素养和思想、道德水准，培养出高雅的气质与美好的心灵。

真正意义上的仪容美，应当是三者的高度统一。忽略其中任何一个方面，都会使仪容美失之偏颇。在这三者中，仪容的自然美是人们的心愿，仪容的内在美是仪容美的最高境界，而仪容的修饰美则是仪容礼仪关注的重点。

一、头面部

"完美形象——从头开始"。无论是护理工作者还是其他行业的职员，在人际交往中，头面仪容都是个人仪容的焦点。

（一）头发

头发修饰是仪容的中心。在人际交往中，头发的功能不仅仅是表现人的性别，更多的是反映一个人的精神面貌、道德修养、审美水平和知识层次。人们可以通过一个人的发型判断出其职业、身份、受教育程度、生活状况及卫生习惯，也可感受到其对工作和生活的态度。美的发型给人一种整洁大方、文雅端庄、干练洒脱的感觉。因此，头发修饰除要保持清洁、适时养护外，还应根据个人的脸型、体型、年龄、职业、服饰等，选择适合的发型。

1. 发型与脸型相协调　发型对人的容貌有极强的修饰作用，甚至可以"改变"人的容貌，所以要根据自己的脸型选择合适的发型，这是发型修饰的关键。如：鹅蛋脸型，是东方人推崇的标准脸型，长、短发型都适合；圆脸型适宜将头顶部头发梳高，两侧头发适当遮住两颊，避免头发遮挡额头，使脸部视觉拉长；长脸型适宜选择用“刘海”遮住额头，加大两侧头发的厚度，以使脸部丰满起来。

2. 发型与体型相协调　发型的选择得当与否，会对体型的整体美产生很大的影响。如：体型瘦高的人，适宜留长发，尤其是卷曲的波浪式发型，对清瘦的身材有一定的调节作用；体型矮胖者，适宜选择有层次的短发。脖颈粗短的人，适宜选择高而短的发型；脖颈细长者，适宜选择发长齐颈搭肩、两侧头发舒展或外翘的发型。

3. 发型与年龄、职业相协调　发型是一个人文化修养、社会地位、精神状况的集中反映，在选择发型时，年龄、职业也是应考虑的重要因素。通常年长者最适宜的发型是大花型短发或低盘发，给人精神利索、高贵典雅、温婉可亲的印象；而年轻人适宜简洁、流畅、活泼、粗放、富有青春活力的发型；青少年学生的发型要给人以自然、清新、轻便的感觉，女生宜选择齐耳短发或自然式束发，男生以板寸、平头、分头为宜，男女学生都不宜披长发；职业女性梳理清秀、典雅的发型，能体现持重、干练、成熟的特征；服务性行业女青年适合梳理丰满、秀美的发型，给人以优美、明快和亲切的感觉。

4. 发型与服饰相协调　头发为人体之冠。为体现服饰的整体美，发型必须根据服饰的变化而变化。如穿着礼服或制服时，女性可选择短发或将头发挽成低发髻，显得端庄、秀美、文雅；穿着运动装时，可将头发束起，给人以活泼、潇洒的感觉；当身着彩色艳丽的宽松丝绸服装时，可将头发盘起，用一根同色或与服装色彩协调的丝巾将头发包裹住，显得时尚而有个性。总之，设计发型应考虑与服装的搭配，做到相互辉映、相得益彰。

（二）面容

仪容在很大程度上指的就是人的面容。修饰面容，首先应做到面部清洁，即要勤洗脸，使之干净清爽，无汗渍、无油污、无泪痕、无其他不洁之物。

1. 眼部　眼睛是人际交往中被他人注视最多的地方，自然便是面容修饰时首当其冲之处。在修饰眼部时要注意：

(1)保洁：要及时清除眼睛的分泌物。如果眼睛患有传染病，则应自觉回避社交场合，免得让人近之不悦、避之不恭。

(2)修眉：若感到自己的眉形刻板或不雅观，可进行必要的修饰，但不提倡文眉，更不允许剃去所有的眉毛，刻意标新立异。

(3)眼镜：戴眼镜不仅要安全、舒适、美观，而且还应随时保持清洁。在工作或社交场合，按惯例不宜戴太阳镜，以免给人以拒人千里的感觉。

2. 耳部　耳朵的修饰要注意两点：其一是要注意卫生，经常清洗耳朵及耳后皮肤，保持耳部清洁，必要时还要及时清除耳垢；其二是要及时修剪耳毛，以免耳毛长出耳朵之外，影响美观。

3. 鼻部　修饰鼻部应注意两点：其一，要保持鼻腔清洁，不要让异物堵塞鼻孔，不要随处吸鼻子、擤鼻涕，不要在人前人后不时地掏挖鼻孔；其二，在工作或社交应酬前，不要忘记检查一下鼻毛是否长出鼻孔之外，一旦出现这种情况，应及时修剪。

4. 口部　牙齿清洁，口无异味，是口部护理的基本要求。要做到这一点，一是要坚持每日晨起漱口、饭后刷牙以清除口腔中异物，保持口腔清洁；二是在上班或应酬前忌食气味刺鼻的食物，如葱、蒜、韭菜、腐乳、烟、酒等。

除谈笑声外，人体内发出的如咳嗽、清嗓、哈欠、喷嚏、吐痰、吸鼻、打嗝等不雅之声，统称为异响，在社交场合都应当避免。

5. 颈部　颈部与头部相连，是面容的自然延伸。修饰颈部，首先要防止颈部皮肤老化与面容产生较大反差；其次要使之经常保持清洁卫生。

（三）化妆

化妆，是修饰仪容的一种方法，它是指采用化妆品按照一定的技巧和方法对自己或他人进行修饰，使容貌变得更加靓丽。在人际交往中，进行适当的化妆是必要的，这既是自尊的表现，也意味着对交往对象的尊重。一般，女士对化妆更加重视，其实，它不只是女士的专利，男士也有必要进行适当的化妆。化妆时既要注意掌握原则，又要注意化妆禁忌。

1. 化妆的原则

(1)美观：化妆，意在使人变得更加美丽。因此，在化妆时要注意适度矫正、修饰得当，使人在化妆后真正达到避短藏拙的效果。在化妆时切忌自行其是，任意发挥，寻求新奇。

(2)自然：化妆既要求美化、生动，更要求真实、自然。要做到妆而不露，化而不觉，达到“天然去雕饰”的最高境界。

(3)得体：化妆要讲究个性和注意场合，比如：工作时化妆宜淡，社交时化妆可稍浓，香水不宜涂在外衣上和容易出汗的地方，口红与指甲油最好为同一色系等等。

(4)协调：高水平的化妆，强调的是其整体效果。所以在化妆时，应努力使妆面协调，妆面与服装、场合、身份协调，以体现自己品位不俗的气质。

2. 化妆的禁忌

(1)勿当众化妆：化妆应事先完成或是在专用的化妆间进行。如果当众化妆，则有卖弄表演或吸引异性之嫌。

(2)勿在异性或病人面前化妆：如果在异性面前化妆或护士在病人面前化妆，不仅会使对方发现自己的本来面目，而且还会有“以色事人”之嫌。无论如何，都会使自己形象失色。

(3)勿化浓妆：若将自己的妆化得过浓、过重，香气四溢，令人窒息，不仅是对他人的妨碍，而且还会有“过分招摇”之嫌。

(4)勿使妆面出现残缺：若妆面出现残缺，应及时避人补妆，如果置之不理，会让人产生懒惰、低俗之嫌。

(5)勿借用他人的化妆品：借用他人的化妆品既不卫生，也不礼貌，故应避免。

(6)勿评论他人的化妆：化妆是个人之事，故对他人化妆不应自以为是地妄加评论或非议。

3. 简易化妆法　职业女性因工作节奏紧张、工作压力大，易致面容憔悴、精神疲乏，如不加以保养和修饰，将会使容颜过早地苍老失色。很多职业女性虽然想化妆，但因为化妆太费时，或觉得化妆太麻烦而作罢。这里介绍一种只需几分钟时间即可完成的生活淡妆，既省时，又能使自己重现靓丽，增强自信。

化妆前要准备好适合自己肤质、气质及能与身份、着装相匹配的化妆用品，如洗面奶、润肤霜、粉底、腮红、唇膏和眉笔等。

化妆的步骤：先用洗面奶或洁面乳洗净脸上的油脂和污物，擦干后，将润肤霜均匀地涂抹到脸上，接着施粉底，再用粉刷将腮红从面颊颧骨处向鬓边轻轻刷开，要注意粉底与腮红涂抹均匀，衔接自然。然后描眉，描眉时手法要轻，眉笔沿原已修好的眉形渐渐拖至眉梢，再用眉刷刷匀。最后将唇膏直接或借助化妆刷涂抹在嘴唇上。

二、手臂部

手臂是人际交往中使用最多的一个部位，而且要完成各种各样的手势、手语。因此，手臂往往被人们视为交往中的“第二枚名片”。修饰手臂应注意以下几个方面。

(一)手掌

手掌是手臂的中心部位，也是形成各种手语的关键部分。修饰的重点是：

1. 勤洗　在日常生活中，手是接触人和其他物体最多的地方，出于清洁、卫生、健康的考虑，应当勤洗涤、多保护。对于在工作岗位上的护士来说，洗手及护手则更重要。

2. 修甲　指甲过长，不仅毫无实用价值，而且不卫生、也不方便。因此要经常修剪指甲，长度以不超过手指指尖为宜。应该提醒的是，不应在公共场合修剪指甲，更不能用牙齿啃咬指甲，那样做既不卫生，也不雅观，更不文明。

(二)肩臂

社交礼仪要求，在非常正式的政务、商务、学术、外交活动中，人们的肩臂，尤其是肩部，不应当暴露在衣服之外，也就是说，在这些场合，不宜穿着无袖装，这是修饰肩臂最重要的一点。

(三)腋毛

腋毛属于“个人隐私”，不应当为外人所见。在正式场合，女士着装要特别注意这一点，不要穿着腋毛外现的服装。而在非正式场合，如果穿着暴露腋窝的服装，则务必先脱去或剃去腋毛。

三、足腿部

足腿部在近距离之内常为他人所注视，在修饰仪容时不可偏废。修饰足腿部应注意以下几点：

(一)脚部

1. 严禁裸露　在正式场合不应该光脚穿鞋，这既不美观又有可能被人误会。在欧美国家，光脚穿鞋，有展示“性感”之嫌。一些有可能使脚部过于暴露的鞋子，如拖鞋、凉鞋、镂空鞋等，也不能在正式场合穿用。

2. 保持卫生　在正常情况下，应保持脚部的清洁卫生，鞋子、袜子要勤换勤洗。不要穿残破、有异味的袜子，如有可能，应随身带上备用袜子，以备不时之需。不要在他人面前脱下鞋子，或处于半脱鞋状态，更不要脱下袜子搔抓脚部，这类不良习惯，均有损个人形象。

(二)腿部

在正式场合，男士着装不应暴露腿部，即不宜穿短裤。女士可以穿长裤或裙子，但不得穿短裤或过于暴露的超短裙。女士在穿裙装时，裙长应超过膝部，并配以合适的袜子。需要提醒的是：无论是长袜还是短袜，袜口一定不能露在裙摆或裤脚之外。

第二节　表情礼仪

表情即人的面部情态，它是指在神经系统的控制下，通过面部肌肉及其各种器官进行的运动、变化，在面部所显现出的某种特定的形态，是人们内心情感的外在表现。

人类的表情是一种无声的语言，而且是用以表达思想感情的一种变化最迅速、灵敏度最高、内涵最丰富的无声的语言。法国作家罗曼·罗兰曾感慨道："面部表情是多少世纪培养的成功语言，是比嘴里讲的要复杂得千百倍的语言。"表情大都具有共性，它跨越了地域、文化的界限，成为人类的一种世界性的"通用语言"。

表情是人与人之间相互交流的重要形式之一。美国心理学家艾伯特·梅拉比安总结了一个公式：传递信息的总效果，即感情的表达＝语言(7％)＋声音(38％)＋表情(55％)。由此可见，表情在人际交往中占有相当重要的位置。表情的构成要素有两个方面，即眼神和笑容。

一、眼神

眼睛是"人类心灵的窗口"，它能够最明显、最自然、最准确地展示人们的心理活动。在人际交往中，信息的交流要以眼睛的交流为起点，眼神是传递信息十分有效的途径和方式。

人们借助眼神所传递的信息，称为眼语。印度诗人泰戈尔说："一旦学会了眼睛的语言，表情的变化将是无穷无尽的。"眼语的构成一般包括五个方面，即时间、角度、部位、方式和变化。

1. 时间　是指交往双方相互注视的时间长短。在人际交往中，注视对方时间的长短不同，表达的意义往往也不同。

(1)表示友好：若对对方表示友好，则注视对方的时间应占全部相处时间的 1/3 左右。

(2)表示重视：若对对方表示关注，则注视对方的时间应占全部相处时间的 2/3 左右，如听报告、请教问题时。

(3)表示轻视：若注视对方的时间不到全部相处时间的 1/3，往往意味着瞧不起对方或对他不感兴趣。

(4)表示敌意或兴趣：若注视对方的时间超过全部相处时间的 2/3 以上，则有两种意义：一是表示对对方抱有敌意，二是对对方产生了兴趣。

2. 角度　在注视他人时，目光的角度，即目光发出的方向往往关系到与交往对象的亲疏远近。

(1)平视：也叫正视，即视线呈水平状态。适用于在普通场合及与身份、地位平等的人交往之时。

(2)侧视：是平视的一种特殊情况，即位居交往对象的一侧，面向对方，平视看对方。关键在于要面向对方，否则即为斜视对方，那是很失礼的表现。

(3)仰视：即主动居于低处，抬头向上注视他人。它表示尊重、敬畏之意，适用于晚辈面对尊长之时。

(4)俯视：即低头向下注视他人，一般用于身居高处之时。它表示对晚辈的宽容、怜爱，也可表示对他人的轻蔑、歧视。

3. 部位　在一般情况下，与他人相处时，不宜注视其头顶、大腿、脚部与手部，或是“目中无人”。对异性而言，通常不应注视其肩部以下，尤其不应注视其胸部、裆部和腿部。允许注视的常规部位有：

(1)双眼：注视对方双眼，表示聚精会神，一心一意，重视对方，但时间不宜过久。此种注视，也称关注型注视。

(2)额头：注视对方额头，表示严肃、认真、公事公办，适用于极为正规的公务活动，因此，也叫公务型注视。

(3)眼部至唇部：注视这一区域，是社交场合面对交往对象所用的常规方法，故称为社交型注视。

(4)眼部至胸部：注视这一区域，表示亲近、友善，多用于关系密切的男女之间，故称为近亲密型注视。

(5)眼部至裆部：适用于注视相距较远的熟人，也表示亲近、友善，故称为远亲密型注视，但不适用于关系普通的异性。

(6)任意部位：对他人身体的某一部位随意一瞥，可表示注意，也可表示敌意，被称为随意型注视，通常也叫瞥视。多用于在公共场合注视陌生人，最好慎用。

4. 方式　在社交场合，注视他人可以有多种方式，常见的有：

(1)直视：即直接注视交往对象，表示认真、尊重，适用于各种情况。如直视他人双眼，称为对视。对视表明自己大方、坦诚，或是关注对方。

(2)凝视：即全神贯注地注视对方，是直视的一种特殊情况，多用于表示专注、恭敬。如果目不转睛、长时间地凝视某人的某一部位，称为盯视。它表示出神或挑衅，因此不宜多用。

(3)虚视：是相对于凝视而言的一种直视。其特点是目光不聚焦于某处，眼神不集中。虚视多表示胆怯、疑虑、走神、疲乏，或是无聊、失意之时。

(4)睨视：即斜着眼睛注视。它表示怀疑、轻视，一般应忌用，与初识之人交往时，尤其应当忌用。

(5)眯视：即眯着眼睛注视。它表示惊奇、看不清楚。这种方式不美观，因此也不宜采用。

(6)扫视：即视线移来移去，注视时上下左右反复打量。它表示好奇、吃惊，故不可多用，对异性尤其应当忌用。

(7)环视：即有节奏地注视不同的人员或事物，它表示认真、重视。适用于同时与多人打交道时，表示自己“一视同仁”。

(8)他视：即与某人交往时不注视对方，反而望着别处。它表示胆怯、害羞、生气、无聊或没有兴趣，给人的感觉往往是不大友好，甚至会被理解为厌烦或拒绝。

5. 变化　在人际交往中，目光、视线、眼神都是时刻变化的，主要表现为：

(1)眼皮的开合：人的内心情感变化，会使眼睛周围的肌肉运动，从而使眼皮的开合也产生改变，如瞪眼、眯眼、闭眼等等。瞪大双眼，表示愤怒、惊愕；睁圆双眼，则表示疑惑、不满。眼皮眨动，一般每分钟 5～8 次，如果过快表示活跃、思索；过慢则表示轻蔑、厌恶；有时眨眼，还可表示调皮或不解。

(2)瞳孔的变化：瞳孔的变化往往不由自主地反映着人们的内心世界。一般情况下，瞳孔变化不多，如果突然变大，发出光芒，目光炯炯有神时，表示惊奇、喜悦、感兴趣；若突然缩小，双目黯然无光，即双目无神时，则表示伤感、厌恶，或毫无兴趣。

(3)眼球的转动：若眼球反复转动，表示在动心思；若悄然挤动，则表示向人暗示。

(4)视线的交流：在人际交往中，与他人交流视线，常可表示特殊含义。一可表示爱憎；二可表示地位；三可表示补偿；四可表示威吓。具体做法应因人、因事而异。与他人交往，不交流视线不行，交流视线不当也不行。

二、笑容

笑容，是人们在笑的时候呈现出的面部表情，通常表现为脸上露出喜悦的表情，有时还会伴以口中发出的欢喜声音。

从广义上讲，笑容是一种令人感觉愉快、既悦己又悦人、发挥正面作用的表情。它是人际交往中的一种轻松剂和润滑剂。利用笑容，人与人之间可以缩短心理距离，打破交际障碍，为深入地沟通与交往创造和谐、温馨的良好氛围。常言道："笑一笑，十年少"，说明适时的笑，不仅有利于健康，还可修身养性。正因如此，可以毫不夸张地说，"笑"是护理工作的一个重要组成部分。

(一)笑的种类

在日常生活中，笑的种类很多，绝大多数都属于善意，但也有极少数是有失礼仪的。这里重点介绍合乎礼仪的六种笑容：

1. 含笑　是一种程度最浅的笑，它不出声，不露齿，仅面含笑意，表示接受对方，待人友善。其适用范围较为广泛。

2. 微笑　是一种程度较含笑深的笑。它的特点是：嘴角向上移动，略呈弧形，但牙齿不外露，笑不发声。它是一种典型的自得其乐、充实满足、知心会意、表示友好的笑，是人际交往中适用范围最广的一种笑。

3. 轻笑　是一种程度较微笑深的笑。它的主要特点是：嘴巴微微张开一些，上齿显露在外，仍然不发出声响。它表示欣喜、愉快，适用于会见亲友、向熟人打招呼，或是遇上喜庆之事的时候。

4. 浅笑　是一种特殊的轻笑。与轻笑稍有不同的是，浅笑表现为笑时抿嘴，下唇大多被含于牙齿之中，故通常称为抿嘴而笑，多见于年轻女性表示害羞之时。

5. 大笑　是一种程度较浅笑深的笑。它的特点是：嘴巴大张，呈现为弧形，上下齿都暴露在外，并且张开，口中发出"哈哈哈"的笑声，但肢体动作不多。多见于欣逢开心时刻、尽情欢乐，或是高兴万分之时。

6. 狂笑　是一种程度上最高、最深的笑。它的特点是：嘴巴张开，牙齿全部露出，上下齿分开，笑声连续不断，肢体动作很大，往往是笑得前仰后合，手舞足蹈，上气不接下气。它出现于极度快乐、纵情大笑之时。

(二)笑的本质

在以上六种笑容中，前四种比较常见，并且微笑最受欢迎，它是最自然、大方，最富吸引力，最令人愉悦，最有价值，最真诚友善的笑。"微笑是全人类最美好的共同语言"，在人际交往中，为世界各民族所认同。一般情况下，微笑可以展示以下几个方面的心态和素养。

1. 心境良好　只有心境平和、心情愉快、善待人生、乐观面世的人，才会有真诚的微笑。

2. 充满自信　只有不卑不亢，充满信心的人，才会在人际交往中为他人所真正接受。而面带微笑者，往往说明对个人能力和魅力确信无疑。

3. 真诚友善　以微笑示人，反映出心地善良，坦坦荡荡，真诚待人，而非虚情假意。

4. 爱岗敬业　在工作岗位上微笑待人，说明其热爱本职工作，乐于恪尽职守，认真敬业。

（三）笑的方法

笑是人的内心美好情感的外在表现。不同的笑容，源自不同的方法。笑的共性在于：面露喜悦之色，表情轻松愉快；而笑的个性则在于：具体的眉部、口唇、牙齿、声音等彼此之间的运动、配合往往不尽相同。

以微笑为例，它的具体做法是：额部肌肉收缩，使眉位提高，眉毛略弯曲成弯月形；两侧面颊上的肌肉收缩，稍许向上提拉，使面部肌肤看上去出现笑意；唇部肌肉进行配合，唇形略为弯曲，嘴角稍稍上提，双唇关闭，不露牙齿；自觉地控制发声系统，不发出笑声。

（四）笑的注意事项

1. 声情并茂　笑的时候，应当做到表里如一，令笑容与自己的举止、谈吐相辅相成。切勿脸上挂笑，却出言不逊，举止粗鲁；或是语言高雅，举止得体，却面无笑容。这两种情况都会使交往对象对你的态度感到怀疑。

2. 表现和谐　笑，从直观上看，实际上是人们眉、眼、鼻、口、齿以及面部肌肉和声音所进行的协调运动。因此，在笑的时候，要使各个部位运动到位、相互协调，不要顾此失彼，笑得勉强、做作或失真。

3. 气质优雅　笑是一门艺术。会笑的人，不仅要讲究笑的适时、尽兴，而且更要讲究笑时要精神饱满，气质典雅。真正的笑，应当发自内心，非常自然地反映着人们的文化修养和精神追求。如果笑的时候，粗心大意，随心所欲，表现得粗俗、放肆，实际上是自毁个人形象。

（五）笑的禁忌

1. 假笑　即笑的虚假，皮笑肉不笑。它有悖于笑的真实性原则，既毫无价值又让人厌恶。

2. 怪笑　即笑的怪里怪气，令人心里发麻。它多含有恐吓、嘲讽之意，令人十分反感。

3. 媚笑　即有意讨好别人的笑。它并非发自内心，而是出于一定的功利性目的。

4. 怯笑　即害羞或怯场的笑。笑的时候，以手掌遮掩口部，不敢与他人交流视线，甚至会面红耳赤，语无伦次。

5. 窃笑　即偷偷地笑。多表示洋洋得意、幸灾乐祸，或是看他人的笑话。

6. 冷笑　是一种含有怒意、讽刺、不满、无奈、不以为然的笑。这种笑，容易使人产生敌意。

7. 狞笑　即笑时面容凶恶。多表示愤怒、惊恐或吓唬他人。

第三节　护理工作中的仪表礼仪

俄国著名思想家普列汉诺夫说："艺术既表现人们的感情，也表现人们的思想，但是并非抽象地表现，而是用生动的形象来表现"。同样，护理艺术必须靠护士的职业形象去体现。

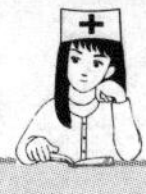

护士良好的职业形象是外在仪表美、行为美与内在心灵美的和谐统一。其外在仪表美，一般指的是护士的气质风度。护士对待病人既要谦恭、礼让，又不能粗俗、卑微；既要姿态典雅、落落大方，又不能矫揉造作、故作姿态；既要和蔼可亲、平易近人，又不能超越护患关系间的界限。一个人要做到心灵美必须以真为基础，以善为灵魂，以美为形态，达到真、善、美的统一。

对护士而言，优美的仪表风度，不仅可以愉悦自己，增强自信，而且还可以唤起病人对美的追求，激发他们对生活的热情，使他们树立战胜疾病的信心和勇气，从而积极地配合治疗与护理，以利于病人的早日康复。因此，护士的仪表礼仪应做到：仪容整洁大方、表情自然亲切。

一、仪容整洁大方

护士在修饰仪容时，要遵照整洁、得体、大方的基本原则。其具体的解释应该是简约、明快、方便、实用。因此，护理人员在仪容修饰上一定要认真对待，不能敷衍了事，要让美与自己的职业、身份相匹配。

（一）头面修饰

护理工作者的头发长度是有一定规定的。对男性来讲，不准剃光头，也不能留长发、扎小辫，男性的头发，应前不过额头，后不及领口；男性的胡楂为他人所见是不雅观的表现，因此要及时修剃，若无特殊宗教信仰、文化背景和民族习惯，原则上不准蓄胡须。对于女性来说，最标准的发型应当是前不遮眉、后不过肩、侧不掩耳的直短发，偏爱披肩长发者，在工作岗位上，应将其暂时盘成发髻或束起。不论是男性，还是女性，护理工作者都不得在自己的头发上大做文章，过分追求时髦、前卫，如彩色染发、留大鬓角或是剃阴阳头等。

护理工作者应该淡妆上岗。得体、自然的淡妆不仅能美化人的容颜，使人容光焕发，而且显得精力充沛，让病人易于接受。

（二）身体修饰

对护士来说，在工作岗位上，手是接触病人最多的部位，为防止交叉感染，要求护理人员操作前后都必须洗手，同时要注意手的保养和护理。另外，护理工作者不许留长指甲，因为长指甲不但不符合自己的身份，而且还容易藏菌纳垢，既不卫生又影响健康，所以要经常修剪。其次，指甲不要过于修饰，如果将指甲涂成五颜六色，不仅与身份、年龄很不协调，而且还会给病人留下不良的印象。

护士上班期间，要穿着护士服，不宜穿无袖装或令腋窝外现的服装。如着裙装切忌将下裙摆暴露于工作服之外，并配上肉色或浅色的长统袜，袜口应遮于裙装之内。为方便工作，护士上班时，应穿规定的工作鞋，并要求做到清洁、舒适、方便、美观。

二、表情自然亲切

在人际交往中，表情能直观、形象、真实、可信地反映人们的思想、情感。法国生理学家科瑞尔说："脸就像一台展示人类感情欲望等一切内心活动的显示器。"一个人的"显示器"显示的信息影响着他的社交活动。护士对待病人，应提供亲切友好的"微笑服务"，但要笑得恰到好处。如果将病人身患绝症的消息，以"微笑"的表情告知病人家属，就无异于"幸灾乐祸"

了。因此，对护理工作者来说，对他人情感表达的反映应保持谨慎，这是非常重要的。

不同的表情表达不同的情感。因此，学习表情礼仪应做到：理解表情，把握表情，并且能够在不同的场合控制自己的情感。尤其是在人际交往中和工作岗位上，要特别注意观察、鉴别和应对。护士是“白衣天使”的代表，是健康的“使者”，其表情的流露应自然亲切、真诚友好、乐观向上，具有较强的感染力。

三、行为模拟训练

在人的千变万化的表情中，目光和微笑最具礼仪功能。护理人员工作时表情不宜过于外露，表露应合乎时宜。大方而适度的情感表达，既给人以真挚、亲切的感觉，又有利于与交往对象建立融洽、和谐的情感联系。

（一）目光与眼神

目光是面部表情的第一要素。人心灵深处的奥秘常常会自然地从眼睛中流露出来。因此，在护理工作中，护理人员既要正确地运用目光，还要学会“阅读”病人的眼语，以捕捉有效的信息，为做出正确的医疗和护理诊断，制定治疗和护理措施提供可靠的依据。

在工作或人际交往中，目光专注于某一点，即凝视，是一种最常用的目光。在不同的场合、不同的交往对象，凝视时视线徘徊的区域不同。训练时一定要目的明确。

1. 公事凝视　公事凝视适用于谈论工作或洽谈业务时，如护士与病人之间的交谈或工作时同事间的交谈等。这种凝视就是用眼睛看着交往对象脸部的上三角部分，这个三角是以双眼为底线，从双眼到前额。这种凝视给人以郑重、严肃之感。

2. 社交凝视　社交凝视是人们在社交场合使用的凝视。这种凝视是用眼睛看着交往对象脸部的下三角部位，这个三角是以两眼为上线，嘴为下顶角，也就是双眼和嘴之间的部位。当你看着对方脸上的这个部位时，会营造出一种社交氛围。这种凝视主要适用于茶话会、舞会及各种类型的友谊聚会。

3. 亲密凝视　亲密凝视是男女之间，特别是亲人或恋人之间使用的一种凝视。这种凝视是用眼睛看着对方的双眼到胸部之间。当男女之间彼此都产生特别好感时，一般会看着对方的这个部位。当然，用眼睛注视对方的胸部范围，只有恋人之间才比较合适，对陌生人来说，这种凝视则有些失礼。

4. 侧扫视　侧扫视是用来表示兴趣、喜欢、轻视或敌意态度的凝视。这种侧扫视伴随着微笑和略翘起的眉毛，是一种表示兴趣的信号；如果伴随着眉毛下垂，嘴角下撇，则成了表示猜疑、轻视、敌视或者是批评的信号。

（二）表情与微笑

微笑是真诚、友善、谦恭、和蔼、融洽等美好情感的表现。在病人面前，护士的微笑可以使病人自然放松、缩短距离、沟通心灵、缓解紧张、消除疑虑和不安，同时护士的微笑也是病人一剂上好的“良药”。微笑可以通过训练养成，其具体方法是：

1. 练习嘴角上翘　在练习时，为使双颊肌肉向上抬，口里可念着普通话的“一”字音，但要注意下唇不要用力过大。

2. 练习眼中含笑　笑的关键在于善于用眼睛来笑。如果一个人的嘴角上翘时，眼睛却是冷冰冰的，就会给人虚假的感觉。眼睛含笑的训练方法是：取厚纸一张，遮住眼睛下边部位，对着镜子，心里想着那些最让人高兴的事情，使笑肌抬升收缩，嘴角两端做出微笑的口型，这时你的双眼就会十分自然地呈现出微笑的表情。随后再放松面部肌肉，眼睛恢复原样，但目光仍旧脉脉含笑，如此反复。如果一个人内心充满爱、温和与善良，眼睛的笑容一定会非常感人。

复习思考题

1. 仪容美的含义是什么？
2. 护士在工作时如何进行仪容修饰？
3. 人们在交际活动中展示笑容时应注意什么？
4. 化妆时应遵循哪些原则？有哪些禁忌？
5. 如何自觉地进行目光与眼神、表情与微笑的练习？

（高达玲）

第二章 护士的服饰礼仪

服饰，是人们所穿的衣服、饰物及携带品的总称。在日常生活和人们的社会交往中，服饰与人的关系日益密切。服饰的结构层次与水准，制约着服饰的文化内涵，体现了一个国家民族的经济水平、文化素养、精神与物质文明发展的程度。服饰又是一种“语言”，它能反映出一个人的社会地位、文化品位、审美情趣，也能表现出一个人对自己、对他人以及对生活的态度。

在不同场合，穿着得体、适度的人，会给人留下良好的印象；相反衣着不整、穿着不当，会降低人的身份，损害自身的形象，在人际交往及工作中必然会产生不利的影响。因此，作为护理工作者，有必要学习服饰礼仪的知识，使自己的装束合乎礼仪规范，带给他人以美的感受，展示护士美好的职业形象。

第一节 着装礼仪

着装，即服装的穿着。既是一门技巧，又是一门艺术。从礼仪的角度来看，着装是一门系统工程，它不仅仅指穿衣戴帽，更是指由此折射出的人们的教养与品位。着装与穿衣有本质的区别：穿衣注重实用性，即遮羞、蔽体、御寒、防暑，不考虑其他；而着装则反映一个人的阅历、修养、审美观点，在综合考虑自身特点、搭配技巧、流行时尚、环境场合等的基础上，对服装进行组合搭配，在人际交往中，发挥着应有的功能。

每一个人都应根据自己的个性、爱好、兴趣、体型、地位、身份、职业等选择合适的服饰，扬长避短，通过服装再现个人的修养和品位，从而达到成功交往的目的。

一、着装的基本原则

服装具有多重实用性功能，在人际交往中，成为表现自我、提高自尊、尊重他人、美化生活的必备条件。此外，心理学家研究发现，一个人的服装不只是表露他的情感，而且还显示他的智慧。一个人的穿着习惯，可以透露出他的人生哲学和人生观。由此可见，无论从事何种职业，都必须穿着恰当得体，自觉遵守着装的基本原则。

（一）TPO 原则

TPO 是英文 time、place、object 三个单词的第一个字母的组合。t 代表时间、季节、时令、时代；p 代表地点、位置、场合、职位；o 代表目的、目标、对象。着装的 TPO 原则是世界通用的着装打扮的最基本的原则。它要求人们的服饰力求和谐，兼顾时间、地点、目的三个要素，着装时只有遵循这个原则，才能合乎礼仪规范，给他人留下良好的第一印象。

1. 时间(time) 泛指白天和晚上,季节时令指春、夏、秋、冬,时代指超前、落伍。在不同的时间,着装的类别、式样、造型都应有所变化。白天穿着应合身、得体、严谨,晚上可宽大、舒适、随意;夏天穿着要吸汗、透气、简洁、凉爽,冬天穿着要保暖、御寒、大方;还要顺应时代节奏,既不能太超前,也不能过分落伍。反之,都会显得不和谐。

2. 地点(place) 不同的国家、地区,因政治、经济制度、自然条件、地理位置、文化背景、风俗习惯不同,着装要求也不同。在不同的环境,如室内与室外、城市与农村、国内与国外、单位与家中等,着装要求各不相同。总之,服装穿着既要自然得体、协调大方,更要具有道德魅力、审美魅力及行为规范魅力。

3. 目的(object) 着装体现人们的意愿,交际的目的性很强。在现代生活中,服饰在协调人际关系、提高工作效率、体现自身价值等方面,发挥着越来越重要的作用。一个着装庄重讲究的人要比一个衣着随便、不注意款式等方面要求的人,交际成功的可能性要大得多。

(二)协调性原则

正确的着装,应当统筹考虑、精心搭配、相互呼应,尽可能显得和谐、完美。人的社会生活是多方面、多层次的,在不同的场合承担不同的社会角色。因此,要根据具体情况选择不同的着装方式,以满足不同社会角色的需要。着装的协调性原则,表现在与年龄、肤色、体型、个性等方面的协调。

1. 与年龄相协调 不同的年龄对着装有不同的要求。青少年的着装要求体现青春气息,朴素、整洁,款式简单、清新、活泼,显示出青少年的热情、单纯、可爱,避免珠光宝气、庸俗华丽的着装;色彩上可选暖色调,如红色、蓝色、黄色等,显示热烈、活泼、兴奋、明丽娇美。中年人的着装应体现一种成熟、健康、庄重的美感,其服饰形象往往更多地融入知识与文化的内涵;色彩上宜选上浅下深的搭配,给人稳重、深沉的静感。老年人的服装应体现雍容华贵、大方、冷静、雅致的气质,色彩上可选明亮度暗的色彩,如暖色中的砖红、土红、驼色、红棕色,冷色中的偏蓝、海蓝、湖蓝、墨绿等,显得年轻、精神、成熟干练、严肃大度,满足老年人追求美的心态,使生活更加温馨美好,丰富多彩。

2. 与肤色相匹配 人的肤色会随着所穿衣服的色彩发生微妙或明显的变化,因此根据不同的肤色选择服装,会起到相得益彰的效果。下面介绍几种常见肤色的服装选择法。

(1)肤色偏黄:适宜穿蓝色或淡蓝色上装,可将肤色衬托得洁白娇美。不适合穿黄色、土黄色、半黄色、灰色、紫色、青黑色、品蓝色、朱红色等服装,否则会显得更黄。

(2)肤色偏红:适宜穿花绿或墨绿衣服。不适宜穿正绿色,否则会显得庸俗。

(3)肤色偏黑:适宜穿浅色调、明亮的衣服,如浅黄、浅粉、月白等色彩的服装,可以衬托出肤色的明亮感。不宜穿深色服装,最好不穿黑色服装。

(4)肤色偏白:适宜选择的颜色广泛,穿深颜色服装最好。不适宜穿近似肤色的服装,以免呈病态色。

3. 与体型相适宜 人的体型千差万别,所以同一件服装穿在不同体型的人身上,效果截然不同。身高而瘦的人,选择面料厚一点的服装会显得比较丰满、精神,避免穿着竖条纹、窄小、紧身的服装,避免使用暗色,尽量选用刚好合体的服装;身材肥胖者,服装面料要厚薄适中,轻柔挺括,避免穿大花、横条纹、大方格图案的服装,否则会显得横宽。身材肥胖的女士,适宜选西服裙,不宜选皱褶的面料做衣服,不适合穿无袖短衫或连衣裙、百褶裙、喇叭裙等。

4. 与个性相统一　着装的个性化，主要指依据个人的性格、年龄、身材、爱好、职业等要素着装，力求反映一个人的个性特征。选择服装因人而异，重点在于展示所长，遮掩所短，显现独特的个性魅力和最佳风貌。现代人的服饰呈现出越来越强的个性化趋势。

二、着装的基本规范

规范的着装能起到修饰形体、改变容貌等作用。修饰要求美化、生动、真实、自然，要把握分寸，恰如其分，做到整洁、文明、高雅，以最好的形象，参与各种社交活动，赢得交往成功。

（一）整洁

着装整齐、清洁是最基本的要求，它反映一个人的卫生状况及精神面貌。任何服装均应注意清洁、整齐、挺括，不能有绽线、破洞，扣子等配件要齐全。衣服应烫平整，裤子要烫出裤线，并要勤洗勤换，避免肮脏或邋遢，衣领和袖口尤其要注意整洁，皮鞋要上油擦亮。

（二）文明

着装的文明性主要体现在着装文明大方，符合社会的传统道德及文化习俗。在日常生活中，不仅要做到会穿衣戴帽，而且要努力做到文明着装，以显示自己高雅的气质。在正式场合，穿着服装要扣好衣扣、裤扣，长裤不要卷起。一般情况下不应穿短裤参加室外活动。女同志除军人、学生外，衣着尽量不要千篇一律，款式、色彩应有所差别；女同志穿袜子时，袜口不能露在裤、裙之外。公共场所不宜穿着过分透薄、过分裸露、过紧、过短、过肥的服装。

（三）高雅

高雅的着装除应遵循着装的礼仪外，还应根据个人的情趣、爱好、个性、体型、职业等作为选择服装的基点，做到扬己之长、避己之短，既不过分追求时尚、随波逐流，又不过分循规蹈矩，千人一面。应创造并保持自己独有的风格，体现自身的特点，充分显示自己的独特魅力。

三、着装时的自我形象设计

在社交活动中，每个人都会给人留下一种特定的印象，并形成一定的综合评价，这就是社交形象。在社交场合，服装就像自己的名片，无声地介绍着自己的身份，表露自己的情感，体现自己的文化修养，直接影响着一个人的人际关系和事业的成功。因此，每一个人都应根据自身特点、环境要求等，设计最佳的自我形象。可从服装的款式、色彩、质地与做工等方面加以修饰、调整，给人一种优雅、洒脱、新颖的感觉。

（一）款式

在选择服装的款式时，应遵守 TPO 原则，同时还应注意自己的具体情况，按照礼仪规范和惯例，选择不同款式的服装。例如身材瘦小的女士，应选短款、合体的服装，并配以短发，给人以精干利索的感觉；选择太宽大、太长的裙装，给人的感觉很累赘、很繁重。年轻人，款式可选择时尚、流行的，体现出青春、活泼与天真；中老年人，款式不宜太新潮，应简洁、大方，但面料、质地要讲究，以体现中老年人的庄重、典雅与沉稳。

（二）色彩

服装的色彩是着装成功的重要因素。服装的配色要以“整体协调”为基本原则。全身着装的颜色最好不要超过三种，而且以一种颜色为主色调。灰、黑、白三种颜色在着装配色中占有重要位置，几乎可以和任何颜色相配，并且都很合适。下面介绍几种常用的配色法。

1. 统一法　上、下衣以及帽、鞋采用一个色调，如白色连衣裙配白手套、白色皮鞋，也可以采用全身黑色、全身蓝色等。这种配色法往往产生一种和谐的效果，一般适合婚礼及宴会。职业服装与工作环境的统一和谐，也常用这种搭配法，如护士工作时白衣、白帽、白裤（白袜）、白鞋即属此种配色方法。

2. 呼应法　上下衣之间，上衣和帽子、鞋、提包等相呼应，如赤色裙子，上配黑白条或黑白花上衣，戴红帽子应配红色挎包和红白色图案的上衣。这种呼应配色使人感到和谐又活泼，适合参加晚会、观看文艺演出及电影时穿着。

3. 陪衬法　上下衣，上衣和袖口，裙子、下摆和裙带，上衣和衣领等，用黑、白、红、黄等色陪衬。这种对比方法能显示出生动、活泼和色彩美，适合学生或青年人外出旅行时穿着。

4. 点缀法　在统一色调的服装上点缀不同色或相反色的袖口、领口、口袋或装饰等，起到画龙点睛的作用。这种配色法既文雅又庄重，上班或外出购物时的职业女性穿着较为适宜。

5. 对比法　上下衣之间，上衣的领子和袖子，上衣、裙子或裤子用不同的颜色相配，形成鲜明的反差，显示出鲜艳、活泼、明快的感觉。一般情况下，较适合儿童及运动员的着装。

除此之外，还有调和法、时尚法等。无论采用哪一种搭配方法，都应掌握一条共同的原则——协调。另外还要与服装配件、季节、年龄、场合等和谐。

（三）质地

质地与做工可根据不同的年龄、体型、场合、职业等有所侧重，中老年人着装时应把质地与做工放在首位，然后再考虑款式及花色是否适合自己；青年人，理想体型者，对服装的款式、质地选择的范围比较大，着装时应多考虑服装与肤色、气质、身份、场合等的协调。大部分人的体型适合细软的毛料、棉织品及精纺的羊毛衫；胖型人选小花型的面料有收缩作用，使人显得苗条些；瘦型人应选粗呢、厚毛料、宽条绒等，有增加体积的效果，硬挺的面料及大花型的面料都有扩张效果，使人显得丰满些。

（四）职业

不同的职业对服装有不同的要求。着装要体现职业特点，与职业、身份、角色形象相协调，尤其是工作时的着装，更要体现出职业服装的实用性、审美性、方便性和特殊性。如餐饮业最适合穿着白色服装，使人感觉清洁、卫生；商场服务员应选素雅、明朗、单纯的色调，显得整齐、大方、文雅。宾馆服务员应穿暖色调，给人以温暖、亲切的感觉。医务工作者的着装应朴素、典雅、稳重等等。

另外，着装还应与交际对象、场合、家庭条件、价值观等方面结合，恰当地进行自我设计，形成和谐的整体美，从而塑造出良好的社交形象。

四、不同场合的着装

人们在日常交往中，会面临各种场合，主要可分为三大类：公务、社交、休闲。不同的场合，服装的款式应各有不同。一般来讲，公务场合、社交场合属于正式场合，对服装要求正规、讲究；休闲场合属于非正式场合，对服装要求可随意、舒适。

在交际应酬中，服装与活动场合是否协调，不仅会影响人的外在形象，而且还直接影响着交际的效果。因此，应根据活动场合选择合适的服装。

（一）公务场合

指人们工作的地点，如工作时、出席各种正式会议等。公务场合，对服装款式的基本要求是：庄重、传统、保守。适合公务场合的服装有制服、西装、套装、套裙、工作服等；不适合公务场合的服装有T恤衫、牛仔装、运动装、沙滩装、家居装、短裤、旅游鞋或其他较随便的服装等等。在正式场合，男士一般穿西装系领带，女士穿裙式套装、连衣裙、西装、民族服装、旗袍等。服装要整洁，颜色不宜过杂。

（二）社交场合

指人们交际活动的地点，如参加同学、同事、朋友的结婚仪式，拜访，宴请，音乐会等。在公共场合与熟人共处、交往等都属于社交场合。社交场合对服装款式的基本要求是时尚、典雅、有个性。适合社交场合的服装有时装、礼服、民族服装，以及个人缝制的个性化服装等；不适合社交场合的服装有制服、牛仔装、工作服、运动服、沙滩装、家居装等等。参加同学、同事、朋友的结婚仪式时，女性不宜穿着过于鲜艳的服装，以表示对新娘的尊重，避免给人以喧宾夺主的感觉。

（三）休闲场合

指人们的休闲地点。除公务、社交之外，一人独处，或在公共场合与不相识者在一起时都是休闲场合。外出旅游、参观浏览、居家、健身、娱乐、逛街等等都属于休闲活动。休闲场合对服装款式的基本要求是舒适、方便、自然。适于休闲场合的服装有：家居装、牛仔装、运动装、沙滩装等。不适合休闲场合的服装有：制服、工作服、时装、礼服、套装、套裙等等。

五、着装的注意事项

着装应在力所能及的前提下，根据时间、地点、对象的不同，精心选择，合理搭配，充分体现出着装人的身份、职业等。因此，在日常生活的各种场合中，都要注意自己的着装是否合乎礼仪规范。主要从整体、场合、搭配等方面引起注意。

（一）注意整体美

整体美不仅来源于一个人的外观和形体，而且体现了其精神面貌和性格特征等。一个人内在与外在各方面因素综合协调形成了系统的整体形象。正确的着装是服装、身体的各个部分相互辉映，在整体上尽可能显现完美与和谐。要注意：

1. 恪守服装本身的约定俗成的搭配　如穿西装时应配皮鞋，不能穿布鞋、拖鞋、运动鞋等。

2. 着装时各个部分相互呼应　局部应服从于整体，力求展现着装的整体美、全局美，如穿西装时，男士的皮鞋与包同色、女士的帽与挎包同色等，以取得和谐与呼应的效果。只有美而得体，才符合礼仪。

（二）注意场合

正式场合不宜穿短裤、背心、超短裙、紧身裤，办公室里不宜穿低胸装、无袖装等；宴会或联欢时女士应穿裙装，穿旗袍时，开衩不可太高，以膝上30～60 cm为宜；穿睡衣出入公共场合是非常失礼的，睡衣只适宜在卧室穿着，在家里或宾馆内接待客人时，也不宜穿内衣、睡衣、短裤，而且不得光脚等等。

（三）注意搭配

服装搭配是一门艺术，也是一门学问。着装时如搭配适宜，可扬长避短，起到锦上添花的效果；如搭配不当，不仅有损形象，而且会招人笑话。下面介绍几种常见的组合搭配：

1. 色彩的搭配　没有不美的色彩，只有不美的搭配。可供选择的服装色彩很多，着装时色彩的搭配应因人、因时间、因心情而异，以形成最佳的色彩组合。实现服装色彩最佳搭配的关键就是要和谐，和谐体现在着装者的肤色、性别、年龄、体型、职业上，应与人的性格、气质、精神面貌、季节、环境、场合等协调。

2. 套装的搭配　男士穿西装时，上、下装颜色要一致，配西装的衬衣与西装颜色要协调，不能是同一色；领带与西装衬衣可采用相近的协调色，也可选用相反的对比色，但不宜太强烈，有图案的领带应避免与花衬衣配在一起；和西装、皮鞋相配的袜子，最好是纯棉、纯毛的深色袜子，不能穿破损、过大、过小的袜子。

女士着套裙时上装与裙子的色调应统一，而且要成套穿着，并配以连裤袜或长筒丝袜、中跟或高跟皮鞋。着套裙最好化淡妆，对衬衣、袜子、鞋子、饰物甚至皮包的选择，都应搭配协调。

第二节　佩饰礼仪

佩饰，是人们在着装的同时所选用佩戴的装饰性物品。巧妙地使用首饰和饰物，是构成整体和谐的点睛之笔，可起到与服装相互烘托、交相辉映的装饰效果。服装的饰物很多，根据作用大致可以分为两大类：装饰类和实用类。耳环、手镯、项链、胸花等属于装饰类；围巾、帽子等属于实用类。

与服装相同，装饰品的佩戴，也要按礼仪的基本要求，根据不同的场合和交往的对象等有选择地佩戴，以利于表现整体形象，发挥一定的交际功能。在社交场合，佩饰主要有两方面功能：第一，它是一种无声的语言，可借以表达使用者的知识、阅历、教养、审美品位；第二，它是一种有意的暗示，可借以了解使用者的地位、身份、财富、婚恋现状。这种功能是普通服装难以替代的。

一、首饰的佩戴

首饰，以往指戴在头上的装饰品，现在泛指各类饰物。在崇尚美的时代，饰物已成为人们整体风采的重要点缀，并且作为大多数人社交场合中经常使用的必备品。要使佩戴的各种首饰起到锦上添花、画龙点睛的作用，必须讲究佩戴礼仪，即根据佩戴者的具体情况，如服装、场合等条件来选戴。

学习首饰礼仪，需要把握的主要有三点：一是使用规则；二是佩戴方法；三是不同场合。

（一）使用规则

合乎常规、常理，巧妙地使用首饰和饰物，是构成整体和谐不可缺少的部分。因此在正规场合使用首饰，应遵守以下规则：

1. 数量规则　以少为佳。必要时可以一件首饰也不佩戴，以免给人以过分炫耀、画蛇添足、华而不实、浅薄庸俗的感觉。若有意同时佩戴多种首饰，总量上则应控制在三件以下。除耳环、手镯外，戴的同类首饰最多一件。当然新娘的装饰是例外的。

2. 色彩规则　力求同色。若同时佩戴两件或两件以上首饰，应使色彩一致，戴镶嵌首饰时，也应与主色调保持一致。千万不要让佩戴的几种首饰色彩斑斓，令人眼花缭乱。

3. 质地规则　争取同质。若同时佩戴两件或两件以上首饰，应其质地相同。戴镶嵌首饰时，应使其被镶嵌物质地一致，并力求用质地相同的托架。这样，能让它们在总体上显得协调。

4. 身份规则　符合身份。选戴首饰时，不仅要照顾个人爱好，还要与自身的性别、年龄、职业、工作环境保持一致。在校学生最好不佩戴首饰；一般工作人员不宜佩戴大型、怪异饰物；成熟的中年女性应选戴货真价实的饰物。

5. 体型规则　扬长避短。避短是重点，扬长要适时而定。选择首饰时，应充分重视自身的体型、脸型等特点，达到掩饰自身不足、增加美感、掩丑扬美的目的，并非任何人戴上任何一种装饰品都是美丽的，首饰的佩戴必须因人而异。

6. 季节规则　与季节吻合。季节不同，佩戴首饰也应不同。一般金色、深色首饰适于冷季佩戴；银色、艳色首饰则适合暖季佩戴。春秋季可选戴耳环、胸针；夏季可选戴项链和手链；冬季则不宜选用太多的饰物，因为冬天衣服穿着过多、臃肿，饰物过多反而不佳。

7. 搭配规则　与服饰协调。佩戴首饰，要同时兼顾穿着服装的质地、色彩、款式，并努力使之相互匹配、协调。通常，穿着考究的服装应佩戴昂贵的饰物；服装轻盈飘逸，饰物也应玲珑精制；穿运动装、工作服时不宜佩戴首饰。

8. 习俗规则　遵守习俗。不同的地区、不同的民族，佩戴首饰的风俗习惯多有不同，对此既要了解，又要尊重。

（二）佩戴方法

首饰的种类很多，按使用的部位区分，有头饰、耳饰、颈饰、胸饰、腕饰、指饰、足饰等；在品种上，有戒指、项链、挂件、耳环、手镯、手链、脚链、胸针等。在佩戴方法上，除必须遵守上述使用规则外，不同品种的首饰往往还有许多不同的要求。下面介绍一些常用首饰的佩戴方法：

1. 戒指　又叫指环，常被用作爱情的信物、富贵的象征、吉祥的标志，男女老少皆宜。选择戒指要根据手指的长短、粗细来选戴。手指细者，不宜戴太宽和太厚的戒指；手指短粗者，不宜选小巧玲珑的戒指。戒指有金、银、宝石等多种，选戴不同品种的戒指主要依据个人的爱好、场合及衣服的质地等，一般在晚会或晚宴上戴宝石戒指更适合。

戒指的佩戴有一定的讲究，通常是戴在左手上，一般只戴一枚戒指。如果想多戴，最多戴两枚，可戴在一只手相邻的两个手指上，也可以戴在两只手对应的手指上，一个手指不应戴多枚戒指。戒指的佩戴，有习惯和传统的规则：一般认为戒指戴在食指上表示想要结婚；戴在中指上表示正在恋爱；戴在无名指上说明已订婚或结婚；戴在小指上表明独身。拇指通常不戴戒指。

2. 项链　项链是戴于颈部的环形首饰，是平安、富贵的象征。项链的品种繁多，有金、银、珍珠、玛瑙、宝石、贝壳等。通常佩戴项链不应多于一条，男女均可佩戴，但男士佩戴一般不应外露。项链的佩戴应与服装、个人颈部特征、年龄、个性等协调，通过对颈部的装饰展现出独特的个人魅力。

首先,佩戴项链要根据颈部特征来定。一般颈部短粗者宜选用长而细的项链;颈部细长者宜选择多层圈项链、稍宽的项链或者选用链条稍短的项链。颈部细而短者宜选择小巧玲珑的项链。

另外,佩戴项链还要根据穿着的服装来定。一方面项链与服装的质地要相配。如穿麻织的衣服应配以贝壳类项链;丝绸服装应根据质地的厚薄,配以粗细、样式别致的金银制项链;光泽感较强的衣服宜配珍珠项链;而颜色较深的软料衣服可配金属项链。另一方面,要注意项链的粗细长短同领形的搭配。一般规律是,小圆领或一字领最好佩戴长项链;大"V"形领佩戴较短的项链,作为颈部与衣领之间的过渡。如果领形的设计本身较繁杂或有饰物,则不宜再戴项链、领花等饰物,以免给人以画蛇添足的感觉。

3. 耳环　又叫耳饰,可分为耳环、耳链、耳钉、耳坠等。一般情况下多为女性所用,并且讲究成对使用。颈部短粗者或胖型女士不宜戴耳环,更不应戴大耳环;戴眼镜的女士一般也不宜戴耳环;颈部细长的人戴大而长的耳环,看上去显得更美。如无特殊要求,不要同时戴链形耳环、项链与胸针,容易显得过分张扬,且繁杂凌乱。戴耳环还应考虑场合、气氛、年龄、发型等诸多因素,以期收到相得益彰的效果。

4. 手镯　即佩戴于手腕上的环状饰物。佩戴手镯的目的是强调手腕与手臂的美丽,所以两者不美者应慎戴。手镯的种类有金手镯、银手镯、翡翠手镯、嵌宝手镯等。男士一般不戴手镯。手镯可以戴一只,也可以同时戴两只;戴一只时,通常应戴在左手上,戴两只时,可一只手戴一只,也可以都戴在左手上。一般不要在一只手上戴多只手镯。戴手镯时不应同时戴手表。

5. 胸针　又称胸花,即别在胸前的饰物,多为女士所用。胸针结构、造型及色彩搭配灵活多样,又用在比较显眼的部位,所以有较强的装饰作用。别胸针的部位多有讲究,穿西装时,应别在左侧领上;穿无领上衣时,则应别在左侧胸前。发型偏左时,胸针应当偏右;发型偏右时,胸针应当偏左。高度为从上往下数的第一粒到第二粒纽扣之间。

6. 围巾　围巾是戴于脖子的装饰。戴围巾的目的,一是为了防寒保暖,二是起装饰作用。如有的人把围巾搭在脖子上,两端垂直在前,上衣领口的纽扣打开,露出项链,看上去显得洒脱大方;这种围巾颜色不宜太深,要显得厚且挺实为好。有人将围巾缠卷在衣服内,让人感到一种高贵气质;这种围巾颜色深浅要和衣服相配,围巾应薄一点,短一些为好。三角巾、大披肩巾有时系于肩上或垂挂肩上,也很雅致、洒脱。一般这种佩戴法适用于高个、披肩发的人。下面介绍几种常用的围巾:

(1)传统款:纤细的长围巾是最传统的款型,也是最易搭配的款型。只需随意地缠绕在脖颈间就足够了。服装的搭配上非常灵活,浅色与深色同样出色、受欢迎。

(2)披肩型:款型典雅的披肩型围巾,重在表现女性的温柔与雅致。这种围巾花式较多,易于变化,你可以将它围在脖子上,也可以松松地扣在胸前,效果一样出众。搭配一只别致的胸针更加闪亮动人。服饰方面宜选择简洁成熟的款型,裙装是最佳的选择。

(3)长围巾:围巾是每年秋冬季节不可缺少的饰品,除了保暖,装饰时髦的功能大过一切。几乎一拖到地的围巾缠绕在脖子上飘逸、潇洒,加上千变万化的材质和图案,成为秋冬季的时尚饰品。不过,腿短、身材矮小、身材肥胖者要慎重选择长型围巾。

7. 帽子的佩戴　帽子是戴在头部的饰物。帽子的佩戴较难,需要了解一些民族文化及习俗。戴得不好会显得不伦不类，而戴得得体可以起到调节身高、修饰脸型、平衡服装色彩的点缀效果。因此，应根据个人的脸型、发型、服装等选择佩戴。一般而言，个子矮的人宜戴高顶小沿的帽子；长脸型的人应戴宽边鸭舌帽；脸盘较宽大的人不宜戴小沿帽。

总之，无论是何种饰品，都不可佩戴过多，怎样利用佩饰来再现自我，还需要在实践中加以学习，并不断地体会、完善。要提高个人的艺术鉴赏力，注重个人修养，使自己的装束更加符合礼仪规范。

（三）不同场合的佩饰

佩饰可起到装饰的作用。不同的场合选择不同的服装，配以合适的佩饰品，会给人留下良好的印象，呈现最完美的一面。如白天的活动，女士可戴不太耀眼的首饰；而晚上的活动，宜选择富有光泽的珠宝、钻石、金银饰物等。如果追求华丽，金色最好；如果体现高雅，铂金最佳；珍珠项链永不过时，适合女士在多种场合下佩戴。

1. 工作场合的佩饰　工作时所戴的饰品基本上以不妨碍工作为原则，简单大方，不引起人的注意为理想。项链不宜太长，耳环以耳钉为佳。久坐办公室或长时间使用计算机的女士，因为手部动作太多，佩戴戒指影响灵活度，所以一般不宜佩戴。

2. 舞会的佩饰　适合闪烁耀眼，色彩艳丽。服装面料以丝锻、薄沙为主，佩饰要有闪光点，质地最好是珠宝、水晶类，这样才能突出重点，展示个人风采。

3. 晚宴的佩饰　选择深黑色长裙作晚装，布料宜为轻柔的绦绸、丝绸，配颜色得当的雪纺围巾、花边披肩，金色鞋跟的黑丝绒鞋子，再以玉石耳环相配。

（四）佩戴时的注意事项

在社会生活中，由于人们所处的生活环境、工作岗位不同，身份、年龄、外貌、体型、气质、经济状况及活动范围各异，所以首饰的佩戴也应有所区别。在选择佩戴首饰时，要适应个人特点，充分发挥自身的长处，掩饰短处，达到最佳审美效果。具体应注意以下几个方面：

1. 考虑整体效果　注意恰到好处，切不可画蛇添足。如一位身穿漂亮的无领连衣裙女士戴着发带、项链、胸花、耳环、手镯、戒指，系着精美的腰带，挎着艳丽的皮包，这么多美丽的饰物聚集在一起，效果并不好；如果她去掉其他装饰，只留下一条项链，穿着无领连衣裙，项链突出了颈部的优美线条和洁白皮肤，强调了主要部位，这样的点缀效果则会显得更好。

2. 善于灵活多变　饰品作为点缀装饰，要与服装相配。灵活多变以“流行”为主，装饰的部位应从头到脚，考虑周全，不要一味拘泥于某个部位。选择的点缀装饰物要能与各种服装款式相协调，提高饰物的适用功能。

3. 注意区分场合　佩戴首饰应与所处的环境、场合相适应。不同的场合对于首饰的质地、款式、种类等要求不同。

4. 考虑经济因素　经济许可的情况下，在买项链时，最好同时买下同色系列或同质地的耳环、手镯，以便搭配使用，但不要贪图虚荣，过分追求时尚。

5. 注意协调搭配　佩戴首饰的种类和形式多种多样，在繁多的饰物和戴法中，既要考虑人与环境，又要考虑整体的效果，要注意到诸多因素间的关系。协调一致的搭配、恰当的点缀，才能发挥佩饰的作用。

佩戴首饰除了要注意自身特点，与人的体型、发型、脸型、肤色及服装协调一致外，还应注意季节性和传统习惯。一般来说，由于季节不同，对于饰物的质地、色彩、形式以及佩戴取舍的要求也不同；不同地区的人，由于受风俗习惯、传统观念的影响，对首饰的质地、色彩也有着不同的喜好。

当今时代，首饰成为人们整体风采的重要点缀，与人的气质、容貌、发型、装束浑然一体，将会更加优雅美丽、仪态万方。

二、手表的佩戴

手表，又叫腕表，即戴在手腕上的用以计时的工具。在正规社交场合，手表往往被视同首饰，佩戴手表除体现佩戴者地位、身份和财富状况外，还意味着时间观念强、作风严谨。不戴手表的人，往往需要经常向他人询问时间，这不但会令人不悦，而且多表明其时间观念不强。因此，在人际交往中，人们所戴的手表，尤其是男士所戴的手表，大都引人注目。

(一)手表的选择

佩戴手表，首先要学会选择手表。选择手表，通常应注意其种类、形状、色彩、图案和功能五个方面。

1. 种类　在社交场合，人们一般都是依据价格区分手表的种类。按照这个标准，手表可分为豪华表、高档表、中档表、低档表四类。选择手表时，要量力而行，同时，还要顾及个人的职业、活动场合、交往对象和服饰等一系列相关因素。

2. 形状　在正式场合所戴的手表，在造型方面应当庄重、保守，避免怪异、新潮。男士，尤其是位尊者、年长者更要谨慎。一般圆形、椭圆形、正方形、长方形以及菱形手表适用范围极广，特别适合在正式场合佩戴。

3. 色彩　在正式场合戴的手表，宜选择单色或双色手表，不应选择三色或三种以上颜色的手表。不论是单色手表还是双色手表，色彩都要清晰、高贵、典雅。表盘、表壳、表带均为金色、银色、黑色的手表是最理想的选择。

4. 图案　除数字、商标、厂名、品牌外，手表上没有必要出现其他没有任何作用的图案。倘若手表上图案稀奇古怪、多种多样，不仅不利于使用，反而显得幼稚、不严肃。

5. 功能　记时是手表最主要的功能。因此，正式场合用的手表，都应具有这一功能，并且应当准确到时、分，能精确到秒则更好。附加功能，如温度、血压、风速、方向、步速等，均可有可无，而且以无为好。总之，手表的功能要少而精，并要有实用价值。

(二)忌戴的手表

在比较正式的交际场合，由于要考虑到身份、品味和文化修养等因素，成年人通常不应佩戴失效表、劣质表、怀式表、广告表及卡通表等不符合礼仪规范的手表，以免给人以不严肃、不修边幅或不尊重交往对象的感觉。

1. 失效表　即计时不准确，或是不能计时的手表。戴着这种手表不仅没有多大作用，有可能误事，而且还会给人没有时间观念的感觉。

2. 劣质表　即粗糙钢、塑料制造的质地与做工低劣的手表。这种手表平日戴着尚可，但在正式场合千万不要戴，很有可能破坏服饰的整体效果。手表不一定非要戴名牌，但应在力所能及的情况下，选戴质地与做工稍好一些的手表，以确保时间准确无误。

3. 怀式表　又叫怀表、袋表、链表。这是一种极具古典浪漫风格的手表。今天使用怀式表，虽意味着怀旧，但已与“只争朝夕”的时代气息格格不入，而且与日常穿着也难以搭配。

因此，现在怀表一般只有保存价值。

4. 广告表　即用作广告宣传的手表，在正式场合佩戴广告表，不仅有可能被人理解为在替人进行广告宣传，还会给人以占小便宜的感觉，所以最好不要戴。

5. 卡通表　即以卡通图形为主制造的手表。它属于时装表，可与时装、便装搭配，多受少女、儿童的欢迎，但不能与正装搭配，不适合在庄重、严肃的场合佩戴，尤其不适合成年男子佩戴。

第三节　护理工作中的服饰礼仪

护理人员的服饰要求整洁、庄重、大方、得体，衣裙长短及松紧适度，以方便工作为原则，与工作环境和谐统一。可以根据工作对象选择服装的色彩，如婴儿室护士可以选择浅粉色衣裤，手术室护士可以选择淡蓝色或墨绿色衣裤等。护士的形象对护理对象的身心将产生直接或间接的影响。如果一个护理人员衣冠不整，即使工作能力强，也会使自己的形象在服务对象的心目中受损，从而影响护理工作的顺利开展和护理的效果及质量。因此，护理人员的着装除应遵循以上的基本原则外，还应体现出护理人员的职业特点。

一、护士着装的基本原则

护士在工作时着装要与护士的职业相适应，端庄的仪表、整洁的服饰，会给病人带来温暖、安慰与希望。南丁格尔说过：护士是没有翅膀的天使，是真、善、美的化身。要求护士将内在的美与外在的美融为一体，奉献给病人，增强病人战胜疾病的信心和勇气。因此，护士在工作时着装要注意下面几条原则：

（一）工作时要穿护士服

护士服不仅是职业的象征，更可体现护士群体的精神风貌。护士服的设计充分考虑了护士所从事的职业和身份，适合护士的工作环境与工作职能。护理人员工作时必须穿护士服，这是护理工作的最基本要求。护理人员身着醒目的护士服，不仅是对服务对象的尊重，而且便于服务对象辨认，同时也有利于增强护士的职业自豪感和责任感，有利于护士发挥敬业精神，更好地为病人提供优质、周到的服务。

（二）穿护士服要戴工作牌

护士身着护士服时应同时佩戴表明其姓名、职称、职务的工作牌，促使护理人员更积极、主动地为服务对象服务，认真约束自己的言行，同时也便于服务对象的辨认、问询和监督。因此，每一位护理人员都应以职业的神圣感和高度的责任心投入到工作中去，自觉地把工作牌端正地佩戴在左胸上方。

（三）护士服应整齐清洁

护士服应清洁、平整、庄重、大方、方便、适体。要求长短适宜，袖长至腕部，腰带平整，穿着时衣扣要扣齐，腰部宽松合适，内衣领边、袖边、裙边不宜露在护士服外，给人以整洁、干净、利落、明亮的整体美感。护士服不是一般的劳动保护服，它的清洁和整齐代表着护理人员的尊严和责任，显示护士职业的特殊品质；护士服统一规范的格式，体现了护理人员严格的纪律和严谨的工作作风，凝聚着护士的自信与骄傲。

(四)力求简洁端庄

护士不宜留长指甲,在工作岗位上不宜戴墨镜,不涂指甲油,不佩戴首饰,以免影响工作,使病人产生不良看法。护士在修饰仪表仪容时,要力戒过分雕琢,应简练、明快、朴素、高雅、实用,线条自然流畅。上班时不宜在自己的发型、服装上大做文章,不可浓妆艳抹,要给人以端庄、稳重、高雅的感觉。此外,护士工作时还应注意不要涂抹刺激性的香水,那样不仅会对病人产生不良刺激,甚至会诱发某些病人出现哮喘等过敏反应。

二、护士着装的具体要求

护士的服务对象主要是病人,着装应朴素大方、素雅协调,体现其稳重、文静与安详,以增加病人的安全感和信任感。因此,护士着装应遵循以下几点要求:

(一)帽

护士帽是护理人员的职业象征,它无声地告诉服务对象:“我是一名护士,我为您的健康服务”。护士帽有两种:燕帽和筒帽。戴燕帽时,如系短发,要求前不遮眉、后不搭肩、侧不掩耳;如系长发,则要梳理整齐盘于脑后或用发网罩起,发饰素雅端庄。燕帽应平整无折并能挺立,系戴高低适中,戴正戴稳,距前发际 4~5cm,用白色发卡固定于帽后,佩戴燕帽时还要按职务和职称佩戴。戴筒帽时,应前至眉弓上缘,后遮发际,将头发全部遮住,不戴头饰,缝封要放在后面,边缘要平整。

(二)衣

护士服是艺术的创造,具有很强的感染力。国家卫生部设计的护士服多数是连衣裙式,给人以纯洁、轻盈、活泼、勤快的感觉。护士服以白色为主,也可根据不同科室的特点,选择不同的色彩和式样,如手术室可以选用淡蓝色或墨绿色,妇产科和小儿科可选用淡粉色,传染科可选用米黄色等。护士服式样要简洁、美观、穿着合体,活动自如、方便工作,面料平挺、透气、不透明、易洗、易消毒。

(三)鞋袜

护士鞋以白色或乳白色、平跟或小坡跟能防滑为宜,鞋面清洁、无污渍。护士上班时不能穿高跟鞋、响底鞋、镂空鞋、拖鞋,也不能光脚穿鞋,不要涂趾甲油。护士袜以肉色或浅色为好,袜口不宜露在裙摆或裤脚的外面。

总之,护士着装应力求统一、合体、协调。着护士装,应当讲究系列,使衣、裤、裙、帽、鞋、袜等相互呼应,搭配协调。如白色护士服应配白护士帽,粉色护士服应配粉色护士帽,以增加整体美,使病人面对护士时有美的感受和共鸣,给病人以鼓舞和力量,促使其积极主动地配合工作,为完成各项护理工作任务打下良好的基础,从而使护理工作在高层次服务上得以开拓和发展。

三、护士的佩饰

护理独特的艺术美是通过护理人员的形象实现的。护士要在病人面前树立良好的职业形象,除要注重自身的仪表、着装,还应注意工作中的佩饰,以给病人留下良好的印象和美好的回忆。下面介绍几种工作中必不可缺的饰物的佩戴方法:

（一）护士表

表是护士每天工作中不可缺少的常用工具，用于生命体征的测量、药物的使用、输液点滴速度的计算等。由于护士每天工作中需要多次洗手，为防止洗手水溅到表上，影响表的寿命，影响工作，所以护士表以挂表为佳。使用时应将挂表上的挂链，用别针别好，佩戴在左胸前，这样护士低头或用手托起表体即能察看、计时，既卫生又方便。此外，护士挂表对护士服还可起到装饰作用，更能体现护士严谨的工作作风。

（二）发卡

发卡是用于固定护士帽的非装饰性饰物。护士的燕帽需要发卡来固定，发卡宜选择白色或浅色，左右对称地别在燕帽的后面，不得显露于帽的正面。护士工作期间头部不得佩戴多种或很醒目的饰物。

（三）胸卡

胸卡即护士的工作牌，它是护士工作的身份证，所以护士上岗要佩戴胸卡，并要注意保持整洁、干净。应将胸卡端正地佩戴在左胸上方，不能翻戴或插在衣兜内。此外，还应注意随时修整，最好备用一张，以便破旧、丢失时更换。

复习思考题

1. 何为 TPO 原则？
2. 着装的基本规范有哪些？
3. 联系实际，谈谈如何使自己的装束更合乎礼仪规范？
4. 着装时应注意哪些问题？
5. 什么是佩饰？有哪些种类及功能？
6. 护士着装应遵守哪些原则？具体要求是什么？

（陈　芬）

第三章 护士的言谈礼仪

言谈礼仪是人们在语言交谈中应具备的礼仪规范。日常生活中，人们运用语言进行交谈，表达思想、传递信息、交流感情、开展工作、增进了解，可以说言谈是人际交往中最重要的一种交流手段。中国人讲究“听其言，观其行”，把语言谈吐作为考察人品的一个重要内容。

护理工作离不开言谈，护士通过与病人的言谈交流获得有关病情的第一手资料，因此，言谈礼仪就成了护理人员应当掌握的最基本的工作技巧。这种技巧掌握的程度将直接影响护理工作的质量与效果，同时言谈交流的内容与方式也反映出护理人员的素质、水平和能力。总之，言谈是人的知识、阅历、才智、教养和应变能力的综合体现。

第一节 言谈礼仪的基本要求

言谈，即语言谈吐，是人们为了达到某种目的在一定的语境中以口头形式运用语言的一种活动。言谈，是一项十分有意义的交际活动，通过言谈，可以互通信息、交流思想、协调工作，减少沟通障碍，缩短人际距离，从而提高办事效率，促进事业发展。因此，交谈时，无论在什么场合都要体现文明、礼貌、诚恳、神情专注的礼仪风范。

一、语言文明规范

语言是双方信息沟通的桥梁，是双方思想感情交流的渠道。语言作为一种表达方式，在人际交往中占据着十分重要的位置，要恰当地应用语言，力求在交往中取得良好的效果。首先应当提高语言的文明程度，要学会使用敬语、谦语、雅语。

（一）敬语

敬语，亦称“敬辞”，是表示尊敬、礼貌的专用词语。除了礼貌上的必需之外，常使用敬语，还可体现一个人的文化、知识与教养。敬语主要适用于：比较正规的社交场合；与师长或身份、地位较高的人的交谈；与人初次打交道或会见不太熟悉的人；会议、谈判等公务场合。

常用的敬语有日常使用的“请”，第二人称中的“您”，代词“阁下”、“尊夫人”、“贵方”和初次见面说“久仰”，很久不见称“久违”，请人批评称“请教”，请人原谅称“包涵”，麻烦别人称“打扰”，托人办事称“拜托”，听人见解称“高见”，请人帮助称“劳驾”等等。

（二）谦语

谦语，亦称“谦辞”、“谦让语”，与“敬语”相对，是表示谦恭和自谦的一种词语。谦语最常用的是在别人面前谦称自己和自己的亲属。尊称对方为“贵方”，而自谦称“愚方”；称他人家舍为“朱门”，而自谦称自己家舍为“寒舍”；称他人学生为“高足”，而自谦称自己的学生为“小徒”；称他人之子为“虎子”，而自谦称自己的儿子为“犬子”；称他人父亲为“令尊”，而自谦称自己的父亲为“家严”等等。

自谦和敬人，是一个不可分割的统一体。尽管日常生活中谦语使用不多，但其精神无处不在。只要你在日常用语中表现出你的谦虚和恳切，自然会得到别人的尊重。

（三）雅语

雅语是指一些比较文雅的词语，与俗语相对，常用来代替一些比较随便、粗俗的话语。雅语常在正规场合以及一些有长辈和女性在场的情况下使用。使用雅语，既表明对他人的尊重，更体现出一个人的文化素养以及高雅文明的风度。

常用的雅语有：等候客人说“恭候”，探望别人说“拜访”，陪伴别人说“奉陪”，起身离去说“告辞”，招待不周说“失敬”等等。

二、态度热情真诚

一个人在交谈时所表现出的态度，往往是内心世界的真实反映，要使交谈顺利进行，就要对自己谈话的态度加以注意。具体有以下几点：

（一）热情

热情是指对他人的一种热烈真挚的情感，一种积极主动的态度。热情待人就是把自己内心的好客之情、温暖之意，通过言谈举止表现出来，让他人能够感受到人间的美好情意。但是热情不能过度，否则会让人觉得轻佻、虚假。

（二）真诚

真诚即真挚、坦诚。它是与人交谈的前提，是打开对方心灵之窗的钥匙。只有以诚相待，向对方敞开心扉，才能换取对方的信任和好感，为进一步交谈创造融洽的气氛。

（三）谦恭

谦恭是一个人良好品德的重要组成部分，谦恭必须要以真诚为基础。谦恭的人才能更多地看到别人的长处，才能更加尊重别人，从而赢得别人对自己的尊重。谦恭不等于谄媚、讨好，一味地忍让。谦恭是出于真心，发自内心，表里如一，绝不是虚情假意，故作姿态。

（四）宽厚

宽厚是指待人宽容厚道，能够容忍他人的非原则性的缺点错误。宽是“仁”的表现，宽能得众，宽厚是冷静理智、心胸开阔的表现。理解他人，体谅他人是建立良好人际关系的基础，同时也会使自己心绪平静、事理通达。

三、神态认真专注

与人交谈要学会全神贯注。保持全神贯注的交谈，是向对方传递热情、友好、尊重的信息，是消除隔阂、协调关系、促进合作的重要途径之一。神情专注的交谈体现在表情、举止上，另外还要遵守一定的惯例；相反，在交谈中表情冷漠、目光呆滞、东张西望、翻阅书报、问时间、看手表等等，都是不礼貌的表现，不利于双方的沟通与交流。

（一）表情认真

表情，即一个人的面部神态、气色。人们在交谈时所呈现出来的种种表情，往往是个人心态、动机的无声反映。人们为了体现自己的交谈诚意和热情，表情上应注意以下几点：

1. 目光专注　与人交谈应注视对方，或凝神思考，从而和谐地与交谈进程相配合。眼神呆滞，甚至直愣愣地盯视对方，都是极不礼貌的；目光游离、漫无边际，则是失礼之举，也是不可取的。如果是多人交谈，就应该不时地用目光与众人交流，表示自己待人平等的态度。

2. 五官形态变化　在交谈的过程中，可通过五官形态的变化表达自己对对方所言的赞同、理解、惊讶、迷惑，从而表明自己的专注之情，促使对方强调重点、解释疑惑，使交谈顺利进行。

3. 因人而异　与上级领导谈话，应当恭敬而大方；与群众谈话，应当亲切而温和；秉公执法时说话，应当严肃而认真。

(二)动作配合

人们在交谈时往往会伴随着一些有意无意的动作。这些肢体语言通常是对谈话内容和谈话对象的真实态度的反应。因此，人们有必要对自己的动作予以规范和控制。

1. 适度得体的动作　发言者可用适当的手势补充说明所阐述的具体事由。倾听者则可以点头、微笑来表示“我正在注意听”、“我很感兴趣”等信息。可见，适度得体的动作既可表达敬人之意，又有利于双方的沟通和交流。

2. 避免多余的动作　与人交谈时可有动作，但动作不可过大，更不要手舞足蹈、肢体抖动或拉拉扯扯。为表达敬人之意，切勿在谈话时左顾右盼，或是双手置于脑后，或是高架“二郎腿”，甚至剪指甲、挖耳朵等。交谈时应尽量避免打哈欠，如果实在忍不住，也应侧面掩口，并向他人致歉。尤其应当注意的是，不要在交谈时以手指指人，因为这种动作有轻蔑之意。

(三)遵守惯例

除了表情和动作之外，在交谈时人们往往可通过一些细节表达自己的诚意、礼貌与热情，在细节的处理上要遵守一定的既成惯例。

1. 注意倾听　倾听是与交谈过程相伴的一个重要环节，也是交谈顺利进行的必要条件。在交谈时务必认真聆听对方的发言，并用表情动作予以配合，从而表达自己的敬意，为积极融入到交谈中做最充分的准备。

2. 谨慎插话　交谈中不应当随便打断别人，要尽量让对方把话说完再发表自己的看法。如确实想要插话，应向对方打招呼：“对不起，我插一句行吗？”但所插之言不可冗长，一两句点到即可。

3. 礼貌进退　参加别人谈话之前应先打招呼，征得对方同意后方可加入。相应地，他人想加入交谈，则应以握手、点头或微笑表示欢迎。如果别人在个别谈话，不要凑上去旁听；若确实有事需与其中某人说话，也应等别人说完后再提出要求；谈话中若遇有急事需要处理，应向对方打招呼并表示歉意。

4. 注意交流　交谈是一个双向或多向交流的过程，需要各方积极参与。自己发言时要给其他人发表意见的机会，别人说话时自己要适时发表个人看法，互动才能促进交谈进行。

第二节　言谈礼仪的技巧

在日常交往的谈话中，要注意环境、场合、对象、动作、表情、措辞、时间等多种因素的影响，才能有利于协调关系，更好地进行交流与沟通，提高工作质量和工作效率。

言谈是一个人礼仪修养的体现。良好的言谈交流能使人心情舒畅、利于沟通，达到最佳的交流效果；不良的言谈交流则会使人反感、破坏沟通，影响交际的成功。因此，掌握言谈交流的技巧显得至关重要。

一、创造良好的交谈气氛

谈话气氛和谐与否，直接影响谈话的效果。为了创造一个轻松愉快的谈话气氛，要从以下几个方面入手：

（一）必要的寒暄

双方见面彼此寒暄几句，有助于打破陌生感，缩短双方之间的距离感，调节气氛，增进感情，为交谈的顺利进行创造一个良好的开端。

（二）真诚的态度

谈话时要以真诚的态度平等待人。坦诚的态度能唤起人们的信任感，加深了解，增进友谊；反之，虚情假意，装腔作势，夸夸其谈，会使人生厌，还有可能失去与对方交往的机会。

（三）专注的神情

与人交谈时，目光应该坦然、亲切、有神。特别与陌生人交谈时，目光应该注视对方，在整个谈话过程中，目光与对方接触的时间，应该达到全部交谈过程的50%～70%。

二、语言艺术性强

语言是交谈的载体，交谈过程是语言的运用过程。语言运用是否准确恰当，直接影响着交谈能否顺利进行。因此，在交谈中要特别注意语言的使用问题。

（一）准确

所谓准确，就是要使语言表达合乎规范，避免使用模棱两可、似是而非的语言。另外，语言准确还包括发音的准确、语速的适当和内容的简明。

（二）礼貌

谈话要礼貌得体，这是人际交往的基本要求。要做到：尊重对方、注意倾听；使用敬语、谦语和雅语；采用委婉的表达方式；音量、语速、语调、语气适度控制。

（三）机智

交谈中的语言往往是临场发挥的，这就需要高度的灵活性。尤其是在各种有目的的谈判中，或是针锋相对的辩驳中，对方的词锋往往是非常凌厉，或隐晦圆滑、或诡辩奸诈，在这种情况下，要求谈话者要有机敏的应变能力，才能变被动为主动，战胜对方。

（四）幽默

幽默是指谈话有趣而意味深长，语言的幽默是语言的一种风格，也反应了人的性格特征。交谈时，运用幽默的语言，可以增加语言的感染力，使紧张的气氛变轻松，使尴尬的场面变得和缓。幽默实际上充满敏锐、机智、友善、诙谐。

（五）流畅

流畅即讲话时语句通顺，没有过多的口头语及不应有的停顿，修辞贴切，言简意赅，给人一种思路清晰的感觉。

除此之外，语言的艺术性还包括生动、亲切、简洁、博学多识等，掌握了这些语言的艺术性，你将会成为一个令人愉快的交谈对象。

三、内容及方式灵活多变

交谈的内容与方式是关系到交谈成败的决定性因素。选择交谈的内容与方式往往被视为个人品位、志趣、教养和阅历的集中体现。交谈时既要遵守一定的原则和要求，又要灵活机智，才会使言谈得体、有礼，促进交往成功。

(一)交谈的内容恰当

交谈内容要结合不同语境、不同对象选择。

1. 切合语境　语境即说话的语言环境，指的是说话的客观现场环境，包括时间、地点、目的以及交谈双方的身份等内容。在交谈内容的选择上要切合语境，主要有下面两层含义。

(1)遵守"TPO"原则：交谈内容务必要与交谈的时间、地点与场合相对应，否则就有可能犯错误。

(2)符合身份：交谈者的身份也是语境的构成要素之一。交谈内容的选择一定要符合身份，并努力使谈话内容符合我国的法律法规。不能与现行政策法规唱反调，更不能泄露国家机密。

2. 因人而异　所谓因人而异，即是指人们在交谈时要根据交谈对象的不同选择不同的交谈内容。

(1)选题适宜：谈话的本质是一种交流与合作，因此在选择交谈内容时，就应当多为谈话对象着想，根据对方的性别、年龄、性格、民族、阅历、职业、地位选择适宜的话题。如果完全不考虑这些因素，交谈就难以引起对方的共鸣，难以达到沟通和交流的目的，甚至会出现对立或不欢而散的局面。

(2)求同存异：正是由于交谈各方有着不同的性别、年龄、阅历和职业等主观条件，交谈中经常会发现彼此有不同的兴趣爱好、关注话题等。遇到此种情况，应当本着求同存异的原则，选择大家都感兴趣的话题作为谈话内容，使各方在交谈过程中有来有往、彼此呼应、热情参与、皆大欢喜。如果选择了双方都不感兴趣或者只有一方感兴趣的话题，交谈只能是不欢而散。因此交谈必须"求同"。

如果交谈各方在交谈中对某一问题产生了意见或观点的分歧，不妨进行适度的辩论。但这种辩论是建立在理性基础上的，如果谁也不能说服谁，就应当克制自己的情绪，保留歧见。切不可为了强行说服别人争得面红耳赤，导致交谈的各方心情不悦。因此交谈允许"存异"。

(二)灵活的交谈方式

交谈的方式，即人们在进行交谈时采用的具体的形式。交谈方式的选择恰当与否，对于能否正确地进行人际沟通、恰当地表达个人思想、友善地传递敬人之意都起着相当关键的作用。谈话方式主要有以下六种：

1. 倾泻式交谈　就是人们通常所说的"打开窗户说亮话"，无所不言，言无不尽，将所有想法和见解统统讲出来，以便让对方较全面客观地了解自己的内心世界。倾泻式交谈方式的基本特征是以"我"为主，畅所欲言。

采用倾泻式交谈方式易赢得对方的信任，而且可以因势利导地掌握交谈主动权，控制交谈走向。但这种交谈方式会给人以不稳重的感觉，有可能泄密，而且还会被人误以为是在和对方“套近乎”。

2. 静听式交谈　即在交谈时有意识地少说多听，以听为主。当别人说话时，除了予以必要的配合，主要是洗耳恭听。在听的过程中努力了解对方思路，理清头绪，赢得时间，以静制动。

静听式交谈的长处在于它既是表示谦恭之意的手段，也可后发制人，变被动为主动。但这种方式并非要求自始至终一言不发，而是要求以自己的片言只语、表情动作鼓励、配合对方，否则就会给人以居官自傲、自命不凡的感觉，交谈也难以进行下去。

3. 启发式交谈　即交谈一方主动与那些拙于辞令的谈话对象进行合作，在话题的选择或谈话的走向上给对方多种引导，循循善诱，或者抛砖引玉，鼓励对方采用恰当的方式阐述自己的观点。采用这种交谈方式时，不能居高临下，企图控制对方，也不可存心误导对方，愚弄对方，令对方难堪。

4. 跳跃式交谈　即在交谈中，倘若一方或双方对某一话题感到厌倦、不合时宜，或难以对答时，应及时地转换另外一些较适当的、双方都感兴趣的话题。

跳跃式交谈的长处在于可使交谈者避免冷场的尴尬，恢复交谈的顺利进行。跳跃式交谈虽可对交谈话题一换再换，但交谈者不能单凭个人兴趣，频繁调换话题，让对方无所适从。要使双方处于平等的地位，共同选择适当的内容。

5. 评判式交谈　即在谈话中听取了他人的观点、见解后，在适当的时刻，以适当的方法恰如其分地进行插话，来发表自己就此问题的主要看法。这种方式的主要特征是当面肯定、否定或补充、完善对方的发言内容。

在涉及根本性、方向性、原则性问题的交谈中，有必要采取评判式交谈。采用这种方式的关键是要注意适时与适度。同时要重视与对方彼此尊重、彼此理解、彼此沟通。不应处处以“仲裁者”自居，不让他人发表观点，或是不负责任地信口开河，对他人见解妄加评论，甚至成心与他人唱反调，粗暴无礼地打断别人的谈话。

6. 扩展式交谈　即围绕着大家共同关心的问题，进行由此及彼、由表及里的探讨，以便开阔思路、加深印象、提高认识或达成一致。扩展式交谈的目的在于使各方各抒己见，交换意见，以求集思广益。

扩展式交谈方式能使参与交谈的有关各方统一思想，达成共识，或者交换意见，完善各自观点。人们在进行扩展式交谈时，一定要注意就事论事，以理服人，善于听取他人意见，不能自命不凡、强词夺理。应该使交谈成为一件令人愉快的事情。

四、正确运用态势语言

态势语言是人们在交谈过程中，通过自己的仪表、动作、神情等来表达思想感情、传递信息的一种重要的交流工具。主要表现一个人的情绪、意向和性格等非有声语言的影响。态势语言有表达真实情感，调节维持相互关系，验证语言信息，维护自我形象等多方面的重要作用。因此，了解、掌握态势语言是非常必要的。

（一）首语

首语是通过头部活动所传递的信息。在人际交往中，首语的表达往往是人们关注的焦点。如点头，表示同意、理解；摇头，表示不同意、不理解；仰头，表示希望、渴求；低头，表示沉思、内疚等。恰当地使用首语，对人际交流与沟通的作用是不可忽视的。

（二）眼语

眼语即目光语，它是人通过视线接触所传递的信息，也称眼神。如仰视，有尊敬或崇拜之意；俯视，一般表示爱护、宽容与傲慢；正视，则体现平等公正或自信坦率。言谈过程中，目光应以温和、大方、亲切为宜，应多用平视的目光语，双目注视对方的眼鼻之间，表明重视对方或对其发言颇感兴趣，同时也体现出自己的坦诚。但当双方缄默不语，或对方失言时，不应再看着对方，以免使已有的尴尬加剧。

（三）表情语

表情语是人内心的思想感情的脸部变化，这种变化是通过面部肌肉的运动来实现的，如喜、怒、哀、乐等。但在人际交往中，表情应以喜、乐为主调。作为最基本的表情，微笑被认为是人类最美好的语言。

微笑可以表现出人们的温馨与亲切，能有效地缩短双方的距离，给对方留下美好的心理感受，从而形成融洽的交往氛围，反映出个人良好的修养，待人的真诚。微笑的魅力还表现在它可以使强硬者变得温柔，使困难变得容易。微笑是人际交往中的润滑剂，是广交朋友、化解矛盾的有效手段。

（四）手势语

手势语是通过手和手指活动所传递的信息。手势作为信息传递的方式，在日常交际中使用频率很高，范围也较广泛。如人们常常以拍桌子表示愤慨，捶胸以示悲痛，不停地搓手表现为难，竖起拇指表示称赞，伸出小指表示轻视等。这些手势语增强了表情达意的情感色彩，使语言更富有感染力。

五、掌握聆听艺术

聆听是捕捉信息、处理信息、信息反馈的需要。一个好的聆听者应当善于通过交谈捕捉信息。听比说快，听者在聆听的空隙时间里，应思索、回味分析对方的话，从中得到有效的信息。

在人际交往中，不少人口中所道并非肺腑之言，他们的真实想法往往隐藏起来。所以在聆听时就需要刻意品味对方话中的微妙情感，以便正确判断其真正的意图。在聆听对方谈话时，应注意做到以下几点：

（一）耐心倾听

耐心倾听即对对方的感觉和意见表示出极大的兴趣，并且积极努力去听，不随意打断对方。有时，谈话并不是一下子就能抓住实质，应该让对方有时间不慌不忙地把话说完，即使对方为了理清思路，做短暂的停顿，也不要打断他的话，影响他的思路。

（二）体察感觉

一个人感觉到的往往比他的思想更能引导他的行为，如不注意别人感觉的真实面，就不会实现彼此的沟通。体察感觉，意思是指将对方的话隐藏的情意复述出来，表示接受及了解他的感觉，有时会产生很好的效果。

(三)全神贯注

聆听时不要做无关的动作。对方谈话时,不要东张西望,或低头只顾做自己的事情,或面露不耐烦的表情,这些都是不礼貌的表现,都会使对方产生反感。必要时可以简要地复述对方的谈话内容,并请他纠正。这样将有助于对对方谈话内容的准确理解。

(四)反应冷静

一个善于聆听的人,总能控制自己的情绪。过于激动,无论对讲或听的人来说,都会影响表达或聆听的效果,要注意语言以外的表达手段。一个人所表达的内容,并不一定都在他的话语中,因此在聆听对方谈话时,还要注意对方的声调、态度以及表情、动作等,以便充分了解对方的意思。

(五)抓住主题

不被个别枝节吸引。善于聆听的人总是注意分析哪些内容是主要的,哪些是次要的,以便抓住问题的实质,避免造成误解。

(六)综合分析

我们在听人说话的时候,必须仔细地把握对方说话的内容,从他的声调、神态中,领会讲话的精神。要认真细心地听,并进行分析、整理、揣摩、研究,寻找恰当而有力、明确而动人的词句,更完善地理出自己的思路,及时准确地了解对方谈话的本意。

六、言谈的注意事项

言谈是一个人礼仪修养的体现,交谈语言的文明程度也是其道德品质的标志。无论在家庭、公共场所以及社会其他场所,都要体现文明礼貌、真挚坦诚、平等和谐的礼仪风范。因此,在言谈中必须注意以下几个方面:

(一)掌握语言特征

在言谈交流中,语言的表达对于交谈各方的交流沟通是非常重要的。要使交流能够顺利进行,首先要掌握语言的一些基本特征。

1. 语言的科学性　科学性体现在语音、语义与语法的规律性方面。语音是首要的。语言的本质是声音,而且发出声音是让他人听的。既要听,就让人听清听懂,才能交流思想与情感。应使用普通话语系,不要使用方言,免得他人听不懂或听不清。不过,遇见同乡,适当使用方言也是便于工作的。语义要使用准确,言能达意,明晰朴实,不附加更多定语与形容词。讲话要口语化,不要文章化,不然会听得很费劲,影响交流。语言交流应符合语法要求,而且要有系统性与逻辑性。要注意语言简洁精炼,这样才能提高工作效率。

2. 语言的情感性　语言要富有情感,首先取决于谈话者的情感控制与调节。交谈时,应激发自己的情感,使之处于愉快而冷静的心境之中,才能产生同情他人、信任他人、尊重他人的情感与情绪。切不应把个人生活或家庭中的争执纠纷带来的不良心境,迁延到工作情境中,向交谈者迁怒发泄。

其次,要求语言的声音要轻一些、语气要温和一些、话语速度要慢一些,并且要适当配合动作和表情,这样才能显现出温文尔雅和对交谈者的体贴关心之情。

3. 语言的道德性　语言的道德性主要体现在三个方面:

(1)严肃性:是指语言的情感表象应具有一定的严肃性。要使人感觉到说话的人端庄、大方而又高雅;在温柔的语态中体现出自身的尊严。相反,说话声调娇滴滴或者粗鲁,手脚动作太多,矫揉造作等,都是不严肃的表现。

(2)文明性:主要是指语言在内容上应具有文明性,不得说粗鲁、下流、庸俗、污秽的话。不涉及非议他人,尤其不应谈论他人的是非,以免破坏团结。

(3)保密性:例如护士同病人谈话的内容要严格注意保密。涉及党政军高级干部的病情固然要绝对保密,就是普通病人的病情也要保密,不要向无关的人透露。如对癌症的诊断、突变的化验结果、重大诊治措施的决定等,护士都应因人而异,守口如瓶。

在交谈时还应注意不能乱开玩笑、乱起绰号、言而无信、恶语伤人、随便发怒、传播是非等等。

(二)注重礼貌用语

在人际交往中,是否尊重别人或被别人尊重,标志着一个民族的文化素养和社会的进步程度。这种尊重体现在语言中,便是礼貌用语。经常使用的礼貌用语有以下几种:

1. 称谓语　称谓语是指见面时的招呼用语。在社交语言中,称谓语是“先行官”,它能反映人与人之间的特定关系,反映对他人的尊重程度。在社交中,人们对称呼是否恰当十分敏感,尤其是初次见面,称呼往往影响交际的效果。对各种身份不同的人在称谓上各有严格的规则:如对德高望重者称之为“先生”、“前辈”等;对职位显赫者常以其职位相称,如“局长”、“经理”、“主任”等;一般在公共场合称“同志”,它不分年龄、职业、新知还是故友,称同志既严肃又不失礼。现在“先生”、“小姐”、“女士”的使用也日渐增多。称谓语的使用,可以使双方的关系、身份比较明确,方便交谈和融洽感情。

2. 问候语　问候语是人们见面时常用的一种寒暄语。诸如“您好!”“早上好!”“晚上好!”等。这种问候语简单明了,听起来亲切、自然。初次相识,说一声“您好!”“见到您很高兴!”等就可以消除人们之间的陌生感,使关系很快地融洽起来。恰当地使用问候语,不仅能让人感到舒心、温暖,还可以缩短人与人之间的情感距离。另外使用问候语时,还应注意自己的语气和音调。

3. 祝贺语　祝贺语是指节日或别人有喜庆之事时的用语。祝贺语大都由庆祝的内容而定,如“祝您节日愉快!”“祝您生日快乐!”“恭喜发财!”“祝比赛获奖!”等。恰当地使用祝贺语,既能增添喜庆气氛,又可以表达良好的祝愿,为合作成功和建立友谊奠定良好的基础。

4. 感谢语　感谢语是指得到别人帮助时的致谢用语。只要得到了别人的帮助,不论帮助大小,都应该真心实意地致谢,如“谢谢,麻烦您了!”“非常感谢您的帮助”等。使用感谢语,可使对方感觉到自己的一番好意,被别人心领了,而且得到了回报,因而非常愉快。在说感谢时,应该以热情的目光、注视对方。

5. 道歉语　所谓道歉语就是把自己内疚的心情说出来,求得对方的谅解。人生在世,孰能无过?如果你的行为给别人带来麻烦和不便,或在人际交往中言行举止有失礼的时候,应及时地向对方表示歉意。诸如“请原谅!”“对不起!”“打扰您了!”“请多多包涵!”等。自己有过错时,使用道歉语,对消除隔阂、弥补感情上的裂痕或增进友谊有积极作用。敢于道歉是胸怀开阔、虚怀若谷的体现,切不可顾及尊严和面子,对自己的失礼言行漠然处之。

6. 征询语　征询语是指征求他人意见时的用语。在有些情况下,直接表达自己的想法和意见,可能使对方无法回答或不好接受;使用征询语,既能表达清楚自己的意思,又能给对方留出选择的余地，从而获得较满意的效果。比如"我能为您做点什么吗？""您对我的看法有意见吗？""如果没有什么不便的话，我看看可以吗？""您不介意的话，能给我一张名片吗？"等等。

7. 推托语　推托语即推辞、谢绝时的用语。人际交往中，人们总会遇到一些为难的事情，不得不使用推托语进行谢绝。但使用推托语言时，一定要注意语言的礼貌性。如"对不起，让您失望了！""很抱歉，我实在无能为力！""您的一番心意我领了，但东西我不能收。"等。如果推托语使用恰当，即便是对方被拒绝，仍能觉得你是一个通情达理的人，也不至于伤了彼此间的感情。

8. 告别语　告别语是指与人会晤、拜访他人结束及与对方分别时所用的礼貌用语。如"占用您这么长时间，真不好意思。""不早了，您该休息了。"告别时最好用简洁的语言把此次会面概括一下，如"认识您很高兴，来日方长，有机会再来拜访。"使用告别语可进一步强化已经形成的良好关系，并给人留下深刻的印象。

总之，礼貌用语是建立良好人际关系的基础，使用礼貌用语，可使社交场合变得友好、融洽，人与人之间的关系更加和谐、亲切。

（三）选择恰当话题

交谈时，选题内容是否恰当，是沟通成功的重要因素。恰当的话题会给人以启迪和教育，不当的话题则会使人觉得无聊，甚至反感。因此，在选择谈话内容时，要根据谈话对象选择恰当的内容。通常应遵守以下几条原则：

1. 选择高雅的话题　交谈时，应当自觉地选择高尚、文明、优雅的内容，例如哲学、历史、地理、建筑、文学、艺术、传统、典故以及政策国情、社会发展等话题。不宜谈论庸俗低级的内容，更不应参与道听途说的小道传闻。

2. 选择轻松的话题　在交谈时，要有意识地选择那些能给交谈对象带去开心与欢乐、富有情趣的轻松的话题，例如文艺演出、时装表演、美容美发、电影电视、旅游观光、名胜古迹、烹饪小吃等话题。不宜选择那些让对方感到沉闷、压抑、悲哀、难过的内容。

3. 选择擅长的话题　交谈的内容应当是自己或者对方熟知的、有研究、有兴趣的内容。选择自己所擅长的内容，就会在交谈中驾熟就轻、得心应手，并令对方感到自己谈吐不俗，刮目相看。选择对方擅长的内容，则既可以给对方发挥长处的机会，调动其交谈的积极性，也可以向对方表达谦恭之意。

4. 回避忌讳的话题　每个人都有自己忌讳的话题，因此在交谈时务必注意回避对方的忌讳，以免引起误会。例如不干涉对方的私生活，不询问对方单位的机密事宜等。

（四）适时发问

交谈中除注意选择话题时，还应该学会适时发问。发问可以引导交谈按照预期目的进行，调整交谈的气氛。由于人的知识水平、所处的社会环境不同，交谈中必须仔细观察，了解对方的身份，把问题提得得体，不唐突、不莽撞。精妙的提问能够使你获得所需要的信息、知识和利益，并且能够证明你十分重视对方的谈话，激起对方的兴趣，向你提供更多的信息。

（五）自己少讲

交谈中最忌讳的就是一方滔滔不绝地高谈阔论，一味地说教，借题发挥地炫耀自己。交谈时要注意以平等的态度礼貌待人，应设法使在座的每一个人都有机会参与谈话，这是对人的一种理解和尊重，因为无论在座者的身份地位如何，性格爱好如何，都希望别人不要忽视他。

（六）注意反应

交谈时要注意察言观色。有时提出的一些问题使对方避而不答，或怒而不睬，遇到这样的情况，应及时将话题引到对方感兴趣的事情上来，缓和一下气氛。等对方心情舒畅时，再选择新的角度提出问题，这样才容易得到和谐的谈话氛围。

第三节　护理工作中的言谈礼仪

护理人员在临床实践的全过程中，都离不开同病人交谈，只要交谈，凡语言的刺激就会作用于病人，不起治疗作用，便起致病作用。通过言谈，给病人以启发、开导、劝说、鼓励，用科学的解说解除病人的精神负担和顾虑，便是发挥了语言的“治疗”作用，收到药物不能及的效果。反之，言谈不当，则可能“导致”疾病或加重疾病。因此，护理人员应掌握语言艺术，自觉地运用言谈技巧愉悦病人的身心，以利于病人疾病的康复，保证护理质量的提高。

一、护士言谈礼仪的原则

现代护理模式要求护士对病人实施全方位的整体护理服务，善于根据病人不同的心理特点，自然、适度地与病人进行交流，给予病人安慰、鼓励，增强战胜疾病的信心和勇气。语言上要注意科学性、艺术性、保密性相统一的原则，灵活使用语言，在病人心目中树立护士亲切、文明的美好形象，减轻病人的心理压力，建立起友好、合作型的护患关系，以获得理想的护理效果。

（一）神态认真专注

对病人说话或听病人说话时，要注视对方的眼睛或面部，表示真诚地倾听病人的说话，同时，这也是尊重对方的表现。交谈中不同的神态往往表示不同的意义，如不敢直视对方，是羞怯的表现；有意不注视对方，是冷淡的表现；面无悦色的斜瞅，是鄙视对方的表现；凝眸对方而眉飞色舞的微笑，是轻浮的表现；只注意手中活不看对方说话，是怠慢的表现；看完病人后突然一笑，是讥讽的表现；当病人伤感时突然皱眉，是同情对方的表现；伴随病人一起微笑，是会意的表现。总之，护理人员应用期待、善意、友好的目光注视病人，营造一种融洽、和谐的交谈氛围。

（二）适时反馈

听病人说话时，不要随意发笑，也不要频频点头赞同，因为这些行为是轻浮与虚伪的表现。当然，稍加赞同与附和病人的讲话内容，微微点头表示同意也是可以的。

病人正在说话时，护理人员不要随意穿插打断病人谈话，无意中插话或有意出言制止病人说话，都是极不礼貌的举动，极易损伤病人的自尊心。一定要听完病人的话后，再讲话，才显得稳重有礼。当病人有不满时，要向他解释；当病人担忧时，要出言劝慰；当病人诉说苦衷时，要表示同情；当病人悲痛欲绝时，要好言安抚；当病人受挫折时，要婉言疏导。总之，病人能够把话说出来并且说完，心里才舒畅。护理人员应根据情况对病人说一些宽慰性的话，使病人得到最大的心理满足。

(三)灵活应对

遇到交谈困难的人,要灵活对待。对听力差的病人,说话时可以靠近病人耳朵或说话声音大一些,而对一般病人就没有必要咬耳贴腮、高声疾呼了;对说话困难的病人,要耐心、细心倾听,切不可表示不耐烦或反问他(如说:"你说什么?"),更不可讥笑病人,或重复学病人口吃的发音;对过于羞怯的女人,不要哗众取笑,强迫与你交谈;对胆小的小孩,要用童腔与他谈话;对有口鼻疾患、说话困难而又有恶臭气味的病人,护理人员不要回避,也不得表现出厌烦情绪。

(四)目的明确

护理人员在同病人谈话时,要注意观察病情、寻查病因、了解心态、接受建议、征询需求等,要有目的性地谈话,不要单纯地闲聊,交谈中随时注意病人的反应。急病人所急,想病人所想,从病人的角度去感受和理解,取得病人的信任,以获得完整的第一手资料。

(五)一视同仁

在选择谈话对象时,要不分性别、不分年龄、不分美丑地同样对待,要同样亲切、热情。切不可对异性青年、穿着华丽、长相漂亮、能说会道的病人就亲近;而对年老体弱、穿戴朴实、长相丑陋、生性寡言的病人就疏远。对病人一视同仁、平等相待是高尚医德的具体表现。

二、护士言谈礼仪的要求

语言交流是护士与病人进行交往最基本、最广泛的沟通方式,也是护士与病人之间思想、情感沟通的桥梁。因此,在护理实践中护士的言谈除了遵守言谈礼仪的基本要求外,还应注意以下两点:

(一)语言表达科学

护理人员的语言一方面要表现出对病人善意的关怀与同情,另一方面还要注意语言的规范性及科学性。要从语音、语意、语法三方面加以训练。

1. 语音清晰,声调优美　说话的目的是要让对方听清楚、听明白,才能达到交流的目的。因此护理人员在工作中,要使用普通话,并做到发音准确清晰、音调柔和适中。同时还要努力掌握当地方言,以排除交谈中的障碍,体现对病人的关心体贴,使病人产生信赖感。

2. 语意准确,内容精炼　在交谈时最基本的一点就是要让对方准确无误地听懂自己的发言。护理人员在向病人解释、交代问题或进行卫生宣教时,尽量用通俗易懂的语言,表达要准确,语句要精炼,避免使用医学术语,以免引起病人心理不安,甚至误解。

3. 语法正确,合乎逻辑　护理人员在交接班、汇报工作或向病人交代问题时,要把事情发生的时间、地点、过程、变化、因果关系等叙述清楚,概念层次清晰,合乎语法逻辑。避免使用容易混淆、模棱两可或产生歧义的词语,以免发生误会。

(二)注重交谈艺术

护理人员在同病人交谈时,要根据不同对象、不同情境、不同问题选择谈话的内容与方法,不能漫无目的地滥说。谈话内容要充满教育性,主要围绕安心住院、服从治疗、配合医护、遵守院规等方面交谈。

1. 谈话开头的艺术　年轻的护士或实习护士初次接触病人时,不知说什么好,显得尴尬与腼腆。怎样开口同病人说话呢？当见到病人时，话未出口，先要微笑；然后，可从询问姓名、入院时间、有何自觉不适等开始。随情境找话题，说一些使病人感到宽慰的话。交给病人新到的信件、报纸，告知电影消息等，都是交谈的机会；也可从询问病情的转归、饮食的好坏、服药的效果与反应等开始交谈。总之，开头说话要随机应变，不可千篇一律、生搬硬套，像背台词一样。

2. 诱导交谈的艺术　诱导病人说话，既是一种语言艺术，又是掌握心理规律的艺术。护理人员的心境必须是冷静而积极的，态度必须是诚恳而和蔼的，注意力必须集中于病人的面部和讲话内容上，表示你很愿意听他讲话。当病人讲到一个段落时，可用“唔！”来反应，表示听到或听清了他的讲话；可用“嗷”来回答，表示探究与期待；还可以在说话间歇中作简短的提问，病人会觉得你喜欢听他讲话，并可把话题引向预定的方向。要注意，期待不是催促，探究不是猎奇。有的病人说话口干，及时地送给他一杯水，可以鼓励他继续交谈。有的病人说话过于激动（如哭泣），适时给予安慰，可引导他继续说话。

3. 谈话结束的艺术　要想结束谈话，应在病人的话题告一段落时，说一些安慰体贴的话，如劝病人“该休息一会儿了，以后有机会再继续谈吧。”或者说“好吧！这次就谈到这里，以后再说好吗？”也可把话题引向较短的内容，作简短交谈后，再结束谈话。不应突然中断谈话，更不应在冷场之后，无缘无故地离开病人。

三、行为模拟训练

在护理实验室或教室设计一个模拟病区，让学生进行角色扮演，分别扮演病人、护士、陪护等角色，模拟在各种复杂多变的工作场景中，展开言谈交流。让学生通过言谈礼仪的模拟训练来学习言谈的方法，掌握言谈的技巧，学会如何礼貌地善待病人，如何轻松自如地与病人交流沟通，如何融洽友善地与同事交往相处，争取成为一位合格的现代文明护士。

【附】礼貌用语的“四有四避”

在交际中，人们使用礼貌用语通常要做到“四有四避”，即有分寸、有礼节、有教养、有学识，要避隐私、避浅薄、避粗鄙、避忌讳。

“四有”

第一是有分寸。这是语言得体、有礼貌的首要问题。要做到语言有分寸，必须配合非语言要素，要在背景知识方面知己知彼。要明确交际的目的，要选择好交际的方式，同时，要注意如何用言辞行动恰当表现。当然，分寸也包括具体的言辞分寸。

第二是有礼节。语言的礼节就是寒暄。有五个最常见的礼节语言的惯用形式，它表达了人们交际中的问候、致谢、致歉、告别、回敬这五种礼貌。问候是“您好”，告别是“再见”，致谢是“谢谢”，致歉是“对不起”，回敬是对致谢、致歉的回答，如“没关系”、“不要紧”、“不碍事”之类。

第三是有教养。说话有分寸、讲礼节，内容富于学识，词语雅致，是言语有教养的表现。尊重和谅解别人，是有教养的人的重要表现。尊重别人符合道德和法规的私生活、穿着、摆设、爱好，在别人的确有了缺点时委婉而善意地指出。谅解别人就是在别人不讲礼貌时视情况妥善处理。

第四是有学识。在高度文明的社会里，必然十分重视知识，十分尊重人才。富有学识的人将会受到社会和他人的敬重，而知识浅薄、不学无术的人将会受到社会和他人的鄙视。

“四避”

第一是避隐私。隐私就是不可公开或不必公开的某些情况，有些是缺陷，有些是秘密。在高度文明的社会中，隐私除少数必须知道的有关人员应当知道外，不必让一般人员都知道。因此，在言谈交流中避谈避问隐私，是有礼貌的重要方面。欧美人一般不询问对方的年龄、职业、婚姻、收入之类，否则会被认为是十分不礼貌的。

第二是避浅薄。浅薄，是指不懂装懂、“教诲别人”，或讲外行话，或言不及义；言辞单调，词汇贫乏，语句不通。如果是浅薄者相遇，彼此不觉浅薄，但有教养、有知识的人听他们谈话，则无疑感到不快。社会自然是知识的海洋，我们每个人都不可能做万能博士或百事通，我们应当学有专攻且知识渊博，但总有不如他人之处，总有不懂某种知识之处，要谦虚谨慎，不可妄发议论。

第三是避粗鄙。粗鄙指言语粗野，甚至污秽，满口粗话、丑话、脏话，上溯祖宗、旁及姐妹、下连子孙等不堪入耳。言语粗鄙是最不礼貌的表现，粗言是对一个民族语言的污染。

第四是避忌讳。忌讳是人类视为禁忌的现象、事物和行为。避忌讳的语言同其替代的词语有约定俗成的对应关系。社会通用的避讳语也是社会文明程度的体现，它往往顾念对方的感情，避免触犯忌讳。下面是一些重要避讳语的类型：

首先是对表示恐惧事物的词的避讳。比如关于“死”的避讳语相当多，就是与“死”有关的事物也要避讳，如“棺材”说“寿材”、“长生板”等。

其次是对谈话对方及有关人员生理缺陷的避讳。比如现在对各种有严重生理缺陷者通称为“残疾人”，是比较文雅的避讳语。

最后是对道德、习俗不可公开的事物行为的词的避讳。比如把去厕所称“去洗手间”等。

复习思考题

1. 在日常生活中，如何使用敬语、谦语、雅语？
2. 经常使用的礼貌用语有哪些？
3. 言谈技巧包括哪些方面？
4. 交谈时常用的态势语有哪几种形式？
5. 言谈交流中要注意哪些问题？
6. 护理工作中与病人谈话时要掌握哪些原则？
7. 礼貌用语的“四有四避”应如何理解？

（陈　芬）

第四章 护士的举止礼仪

举止是人们在交往活动过程中所表现出的各种姿态，也称动作、仪态。拥有礼仪的举止是现代人文明形象的重要标志。当你与人交往时，未张口之前留给对方的第一印象就是举止或仪态，也就是说身体的姿势、手势以及其他部位的某种活动具有一定的信息传递作用，能表达人类思想感情的变化及对外界的反应。举止是无声语言中重要的一种，并且在表露人的心理活动和内在气质方面，比有声语言更真实可靠。因此，科学家们又将举止称为体势语言，简称体势语，也称第二语言。

一个人举止得体与否，直接反映出其内在素养，也影响着他人对自己的印象和评价。因此，在人际交往中，尤其是正式场合，人们的举止要符合约定俗成的行为规范。本章系统地叙述了站姿、坐姿、行姿、蹲姿、手姿、行礼和护士工作时的举止礼仪，以及与护理职业密切相关的举止礼仪知识，以便培养和塑造她们成为形象高雅、举止文明、友善礼让的合格护士。

第一节 站 姿

站姿，又称立姿、站相，是人在站立时所呈现的姿态，是人最基本的姿势，同时也是其他一切姿势的基础。人们常形容男性站姿美为“站如松”，就是指站姿的挺拔与稳定，由此表现出男性特有的坚定沉着的性格与信心；女性站立时，讲究挺直、舒展，古人常用“亭亭玉立”来形容女性站姿的优美，这样会给人以庄重大方、精力充沛、举止高雅的印象。

一、基本站姿

人们的站姿通常呈现三种基本形态，即立正、稍息与跨立。站姿的基本要求是：从正面观看，其头正、颈直、两肩相平、身躯和双腿应与地面垂直，两膝相碰，脚跟并拢，两臂和手在身体两侧自然下垂，手指微弯、掌心相内；从侧面观看，下颌应微收，眼平视前方，胸部稍挺，腹部收拢，背部拔伸，立腰提臀，整个形体显得庄重、平稳（图 4－1）。

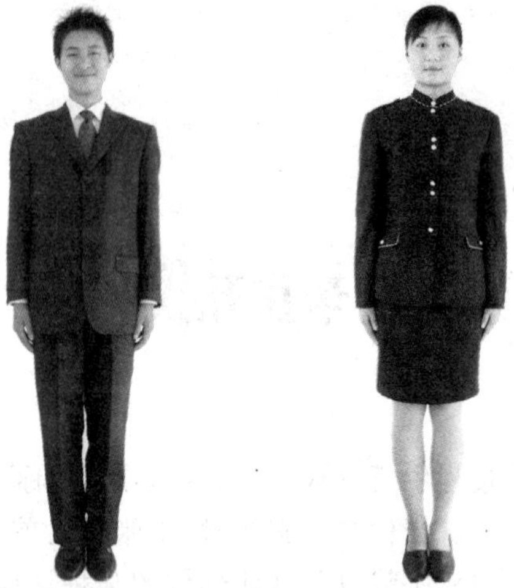

图 4-1　基本站姿

二、人际交往中常见的规范站姿

由于性别方面的差异，男女的站姿要求不尽相同。男士站姿应体现出刚毅洒脱、挺拔向上、舒展稳健、精力充沛；女性站姿应体现出精神饱满、亭亭玉立、舒展优雅、庄重、安静之美。

（一）男士常见的规范站姿

1. 平行式站姿　在基本站姿的基础上，左脚向左横迈半步，两脚平行不超过肩宽，以20cm为宜，两手在腹前相握，身体重心放于两腿上（图 4-2）。

2. "V"字步站姿 在基本站姿的基础上，两脚跟并拢，两脚尖展开 60°～70°，两手在背后交叉，下颌微收，双目平视，挺胸、立腰、提臀（图 4-3）。

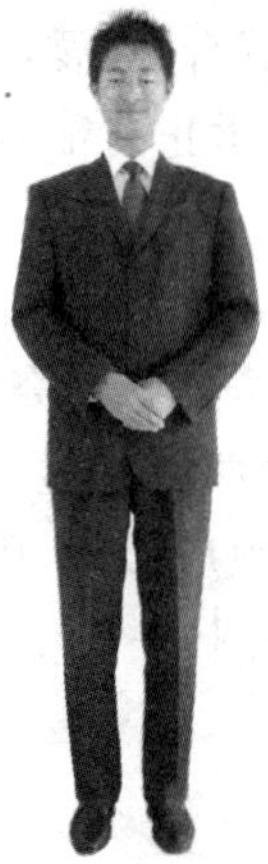

图 4-2　平行式站姿

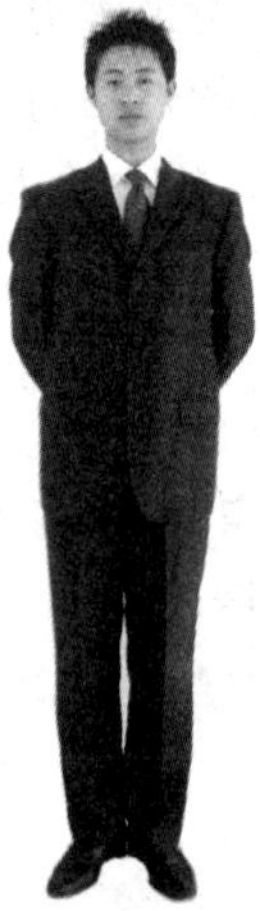

图 4-3　"V"字步站姿

3. 丁字步站姿

(1)单手后背式：上身直立，在"V"字步站姿的基础上，两脚尖展开，其张角为 90°，左脚向前将脚跟靠在右脚内侧中间位置，成左丁字步（也可站成右丁字步），左手后背，右手臂下垂，身体重心在两脚上(图 4-4A)。

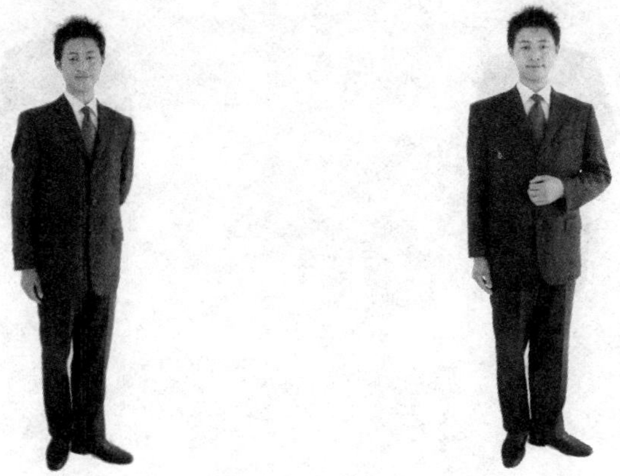

A　　B

图 4-4　丁字步站姿

(2)单手前置式：上身直立，两脚如上法站成左丁字步(也可站成右丁字步)，左肘关节屈曲，前臂抬至腰间，手心向内，手指自然弯曲，手不宜超过衣服中线，右手臂下垂(图4-4B)。

(二)女士常见的规范站姿

1. "V"字步站姿　在基本站姿的基础上，两脚跟并拢，脚尖分开，展开的脚尖相距10cm，张角约为45°，成"V"字形，右手握住左手，放在腹前脐下1寸或脐上1寸处(图4-5)。

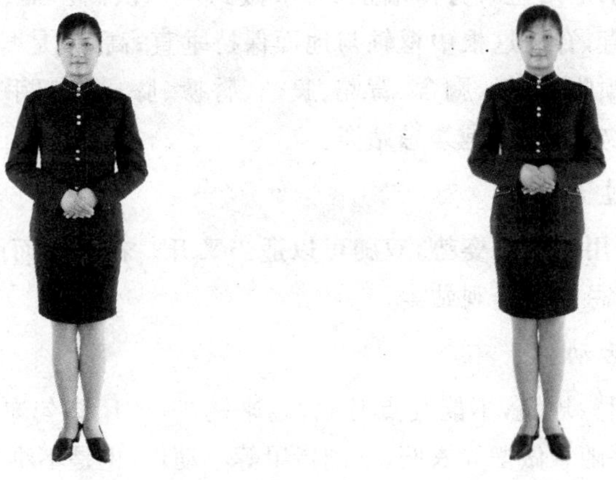

图 4-5　"V"字步站姿

2. 丁字步站姿

(1)双手相握式：在"V"字步的基础上，两脚尖展开90°，右脚向前将脚跟靠在左脚中间位置，成右"丁"字步(也可站成左"丁"字步)，两手在体前相握，身体重心放于两脚上或左(右)脚上(图 4-6A)。

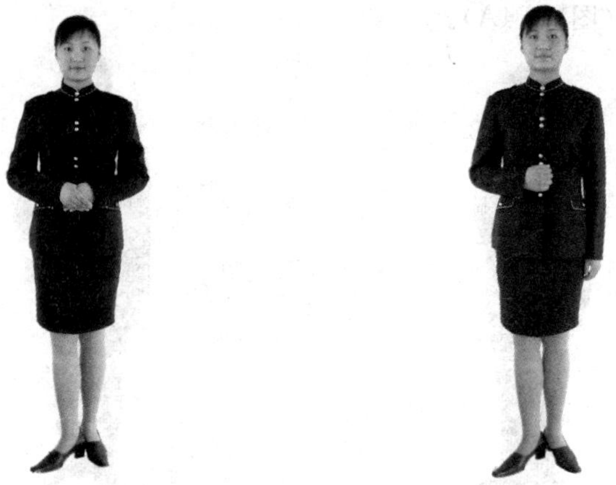

A　　　　B

图 4－6　“丁”字步站姿

(2)单臂屈肘式：身体直立，双脚站成右(或左)“丁”字步，右(或左)前臂屈曲肘关节，前臂抬至腰间，右(或左)手心相内，半握拳，手不可超过衣服中线，左(或右)臂自然下垂(图 4－6B)。

三、禁忌站姿

(一) 全身不够端正

对站姿的基本要求是站立时身体端正，力求做到挺、直、高。挺、直，就是在站立时身体各主要部位要舒展正直，脊柱这根中枢轴与地面保持垂直；高，就是身体重心尽量上提。

若站立时，头歪、颈曲、肩斜、胸含、背驼、腹凸、臀撅、膝屈或双手放在口袋里，蜷缩萎靡地倚靠墙或其他支撑物上等，均是禁忌站姿。

(二)双腿叉开过大

站立过久时，可采用稍息的姿势，双腿可以适当叉开。在他人面前叉开过大(尤其女性)或双腿交叉，均是须禁忌的不美观站姿。

(三)手脚随意活动

站立时，双脚应安稳、规矩，不能乱点乱画，踢来踢去，或用脚勾东西，脱鞋或趿拉着鞋子等。此外，站立时，双手随意做摆弄衣服、抠刮指甲等小动作，也是不雅行为，须禁忌。

(四)表现自由散漫

若站立太久，只要条件允许，可坐下休息。但不要出现站立时随意扶、拉、靠、倚、趴、踩、蹬、跨等自由散漫的禁忌站姿。

四、站姿训练

(一) 站姿训练

两臂自然下垂，手指并拢，双眼平视前方，嘴唇微闭，下颌微收，双肩放松，气往下沉，呼吸自然，面带笑容。背靠着墙，两腿并拢，两膝相碰，两脚平行或脚跟靠拢、脚间夹角 45 度，尽量使后脑、肩部、臀部、腿及足跟与墙壁紧密接触，此时腰背并未靠在墙上，应尽量让腰背接触墙。这时，你会自然把腹部往后收，腰部挺直，臀部夹紧，这样就可纠正站立时挺腹、塌腰现象，使人的整个重心上提。背墙而立，从侧面观察，除脚跟、腓肠肌肌腹、臀部、背、后脑触及墙壁外，其余部分均不触及。如此按实训要求保持 5～10 分钟，反复训练，直至站姿正确。

(二)平衡感训练

1. 靠背训练　身高相近者两人一组，背靠背紧密相贴，按上述站立要求进行站姿训练。强化训练时还可在各接触点夹上纸板，练习平衡感和挺拔感。

2. 顶书训练　在靠墙训练站姿的基础上，然后在头顶上放上一本书，让书的一边靠墙，离开墙，出于本能反应，把颈挺直，下颌后收，挺胸收腹，保持头与躯体的自然平衡，不使头顶的书掉下。

(三)照镜训练

经常通过镜子检查自己的站姿和整体形象，努力使自己的站姿自然、协调、挺拔。

(四)听乐助练

训练站姿时，最好配上轻松愉快的音乐，用于调整心境，避免枯燥乏味和单调，这样既可减轻疲劳，又可提高练习兴趣。

第二节　坐　姿

坐姿是指人在就座后所呈现的一种静态姿势。在社交应酬中，坐姿是人们应用最多的一种姿势。

一、基本坐姿

通常，规范坐姿应力求做到"坐如钟"，即坐得端正、稳重、温文尔雅。落座后，应头部端正，双目平视，嘴唇微闭，面带微笑；挺胸收腹，腰部挺起，重心垂直向下；双肩平正放松；上身挺直，上身与大腿，大腿与小腿之间均应成直角。女性两膝并拢，双手相叠，自然放于一侧大腿上；男性膝部可稍分开，但不宜过大，两手掌心向下分别放于大腿上。落座时不应坐满座位，也不可身靠座位的靠背，应坐在椅子的前 2/3 位置(图 4－7)。

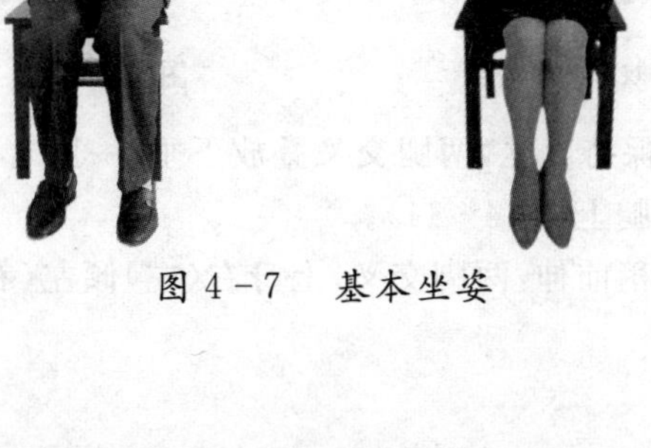

图 4－7　基本坐姿

二、人际交往中常见的规范坐姿

由于性别不同，男女坐姿也稍有一些差别。除基本坐姿外，人际交往中还有以下几种常见的规范坐姿：

（一）男士常见的规范坐姿

1. 并膝分手式　坐正立腰，双膝双腿并拢，小腿略向前，两手臂扶于椅子或沙发两侧的扶手上（图4-8）。

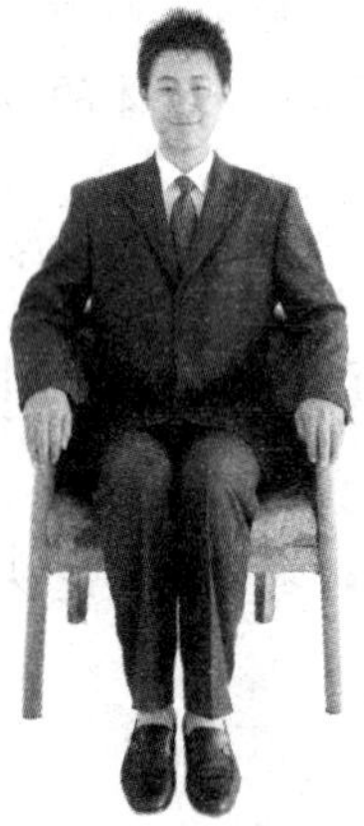

图4-8　并膝分手式

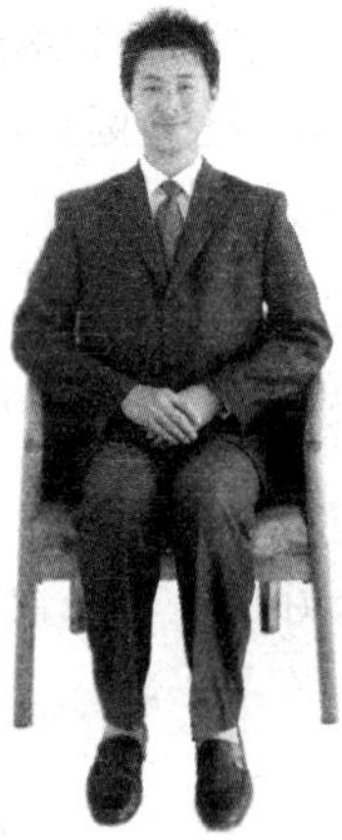

图4-9　开膝合手式

2. 开膝合手式　上身直立，两膝部展开不超过肩宽，小腿垂直于地面，两手合握于腹前（图4-9）。

3. 双脚交叉式　上身直立，两小腿稍前伸，双脚在踝关节处交叉，两手分别扶于椅子扶手上（图4-10）。

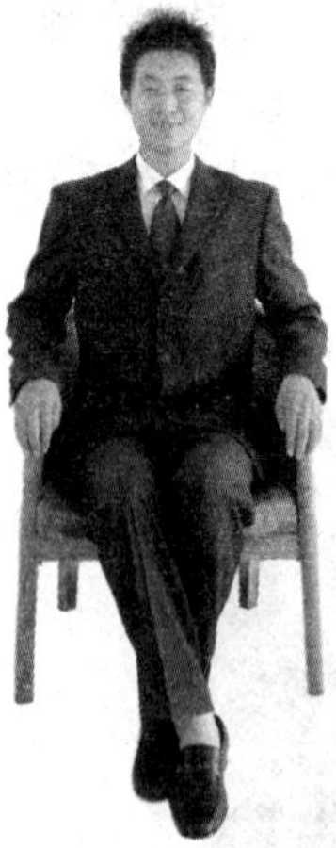

图4-10　双脚交叉式

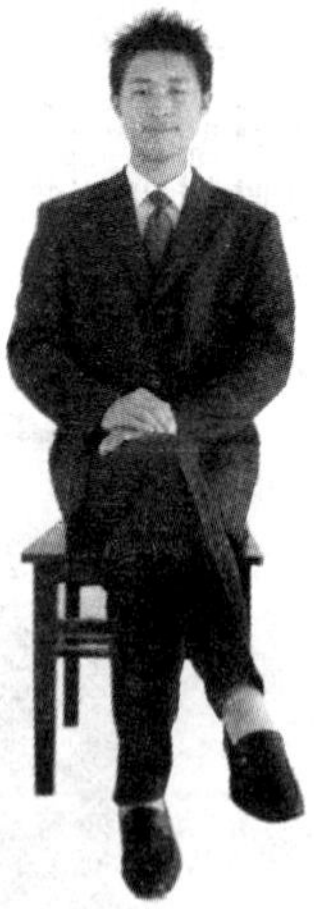

图4-11　双腿叠放式

4. 双腿叠放式　上身保持直立，两腿交叉叠放下垂，一脚着地，一脚悬空，并使悬空的脚尖向下，两手相叠放于大腿上（图4-11）。

5. 转体交叉式　双腿稍前伸，两脚交叉，上身右（左）倾左（右）转，头面向主人或客人，左(右)前臂支撑于扶手上,右(左)手于右(左)侧扶手上,目视左(右)侧(图4-12)。

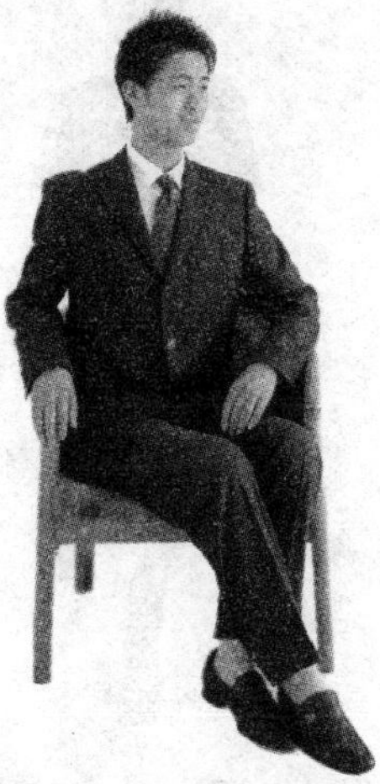

图4-12　转体交叉式

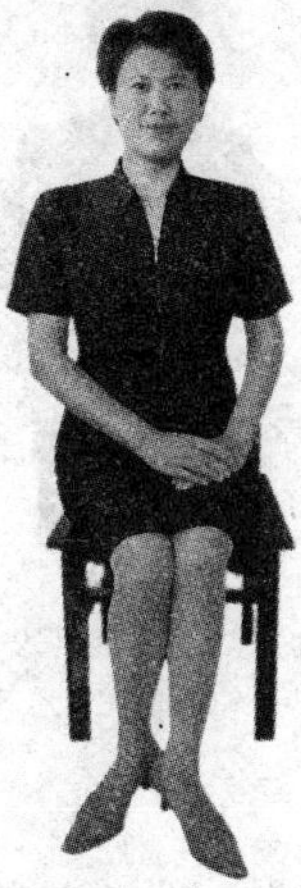

图4-13　双脚丁字式

（二）女士常见的规范坐姿

1. 双脚丁字式　坐下后,在基本坐姿的基础上,两脚着地成“丁”字形,两手相叠自然放于一侧大腿上(图4-13)。

2. 双腿叠放式　上身直立,左小腿垂直于地面,全脚支撑,右腿重叠于左腿上,小腿内收,脚尖向里收,两手相叠放于大腿上(图4-14)。

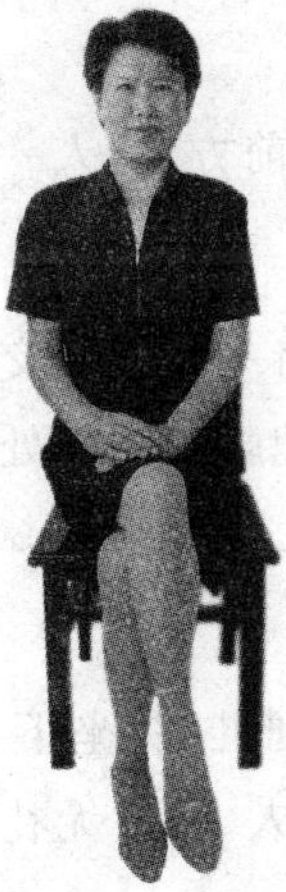

图4-14　双腿叠放式

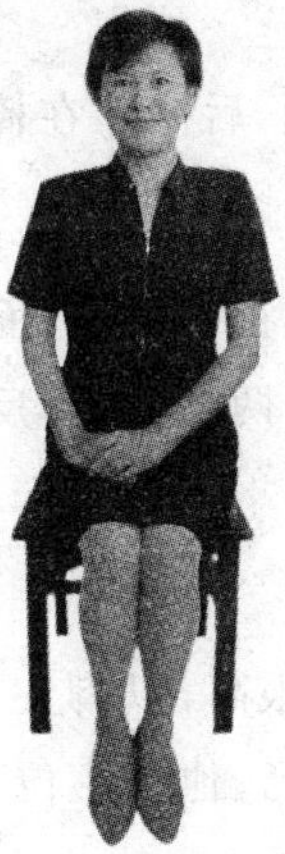

图4-15　双腿屈回式

3. 双腿屈回式　在身体保持坐姿的基础上,两小腿并拢向后屈回,脚掌着地,脚跟提起,两膝并紧,两手相叠放于大腿上(图4-15)。

4. 双腿斜放式　适用于较低的座位。两腿并拢,并向一侧斜放,使其与地面夹角约成40度,双手在左腿或右腿上叠放(图4-16)。

5. 脚尖点放式　在基本坐姿的基础上,左腿前伸,全脚着地,右小腿屈回,脚尖着地,大腿夹紧,两脚前后在一条线上,双手在一侧大腿上叠放(图4-17)。

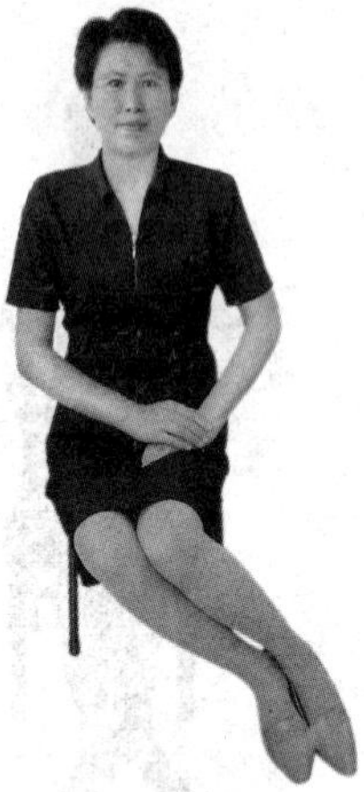

图 4-16　双腿斜放式

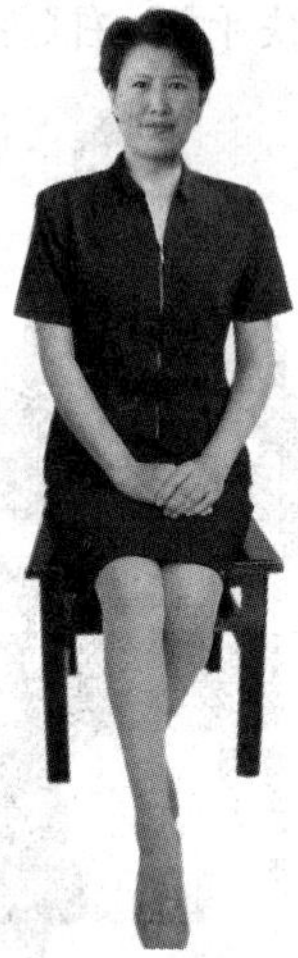

图 4-17　脚尖点放式

三、禁忌坐姿

在工作和交往场所，要随时体现出良好的礼仪修养，尽量避免以下一些不良坐姿。

（一）头部

坐定后，仰头靠在座位背上或用手托着脑袋，低头注视地面，左顾右盼、闭目养神、摇头晃脑等，都显得无精打采。

（二）上身

坐定后，上身前倾、后仰靠在椅背上，歪向一侧或趴向前方，给人一种懒惰感。

（三）腿部

坐下后，双腿分得很开；在人面前摆成“4”字形腿（即将一条小腿交叉叠放在另一条大腿上）；把脚藏在椅子下；两腿直伸；反复抖动或躺在椅子上把脚架在高处。这几种姿势均太随便，不雅观。

（四）脚部

坐定后将脚抬得很高，以脚尖指向他人，或使对方看到鞋底；坐下后脱鞋、脱袜子，将脚架在桌面上或翘到自己、他人座位上。这都会显得目中无人、非常无礼。

四、入座与离座

入座是指走向座位直到坐下的过程。离座是指从座位上起身离开座位的过程。这是由一系列环节所构成，社交礼仪对其中各个环节均有规范要求。

（一）讲究顺序

若与他人一起入座，就座时一定要讲究先后顺序。做到：一是优先尊长、客人和女士，先让他人入座，自己再坐下，不能擅占尊位；二是同时就座，它适用于平辈、亲友、同事之间。无论如何，抢先入座都是失礼的表现。

（二）注意方位

不论从正面、侧面还是背面走向座位，都应讲究从左侧走入，并从左侧离开自己的座位，这种入座和离座的方式简称“左进左出”，正式场合一定要遵守。

（三）落座无声

在就座过程中，无论是身体坐下还是移动座位、调整姿势，都不应发出过响的声音。

（四）入座得法

就座时应转身背对座位，如距离座位较远，可以右脚后移半步，待腿部接触座位边缘后，再轻轻坐下。着裙装的女士入座时，通常应先用双手捋平裙摆，随后坐下。

（五）离座谨慎

离座时应悄悄起身，由左侧离席。要注意不要猛地起身，惊吓他人，也不要弄出声响或把身边东西碰翻。

五、坐姿训练

优美的坐姿让人觉得舒适安详，给人以端庄稳重之感。要按照上述所讲的各种坐姿的规范要求反复练习，方能达到如此效果。

坐姿训练时，除达到规范要求外，还需注意：

1. 保持腿部姿势优美。

2. 一般采用正位坐，端坐时间较长而感觉疲劳时，可变换为侧位坐。

3. 对女性而言，不论采取何种坐姿，都忌两膝分开，两脚成八字形，尤其是内八字（即脚尖朝内，脚跟朝外），这种坐法显得很俗气、不雅观。

4. 与人交谈时，勿将上身前倾，或用手撑着下巴；坐下后应安稳，臀部不要在椅子或沙发上来回挪动。

5. 坐下时，一般只坐椅子的前2/3，尤其女性，不可满坐，更不能将头及身子靠在椅背或沙发上。

6. 女子入座时，应注意动作优雅；离座时，应动作轻稳。

练习坐姿时，最好在形体房内进行，坐在镜子前对着镜子检查自己的坐姿；也可在教室或宿舍内进行，同学之间相互指导纠正；训练时可配上音乐，减少疲劳，反复练习。

第三节 行 姿

行姿，亦称走姿，是指人在行走过程中所形成的动态姿势。它始终处于动态之中，体现着一个人的动态美和精神风貌。行姿属于人的全身性协调活动，但重点在行进中的脚步上，因此行姿也称为步态。通常，对行姿的总体要求是：矫健、优美、轻盈、敏捷、富有节奏感。

一、规范行姿

行走时，应以正确的站姿为基础，兼顾以下几个方面。

（一）全身伸直，昂头挺胸

行走时，要头部端正，面向前方，下颌微收，双眼平视，挺胸收腹，直背立腰，膝部不要弯曲，给人以挺拔之感。

(二)起步前倾，重心在前

起步行走时，身体应稍向前倾，身体的重心应落在反复交替移动的前脚的脚掌上，这样身体就会随之向前移动。当前脚落地、后脚离地时，膝盖一定要伸直，踏下脚时再稍微放松，并立即使重心前移。

(三)脚尖前伸，步幅适中

行走时，向前伸出的脚应保持脚尖向前，不要向内或向外(即外八字或内八字步)。同时注意步幅大小适中。步幅是行进中一步之间的长度。一般情况下，行走时前脚脚跟与后脚脚尖之间的距离为一脚之长。

(四)直线行进，自始至终

在行进时，由于性别不同，男女步线也有一定的区别。男子走平行线，即左右两脚踏出的应是平行线；女子则走直线，即左右两脚应走在一条直线上。与此同时，要克服身体在行进中的左右摇摆，并使身体始终都保持以直线的形态进行移动。

(五)双肩平稳，两臂摆动

行进时，双肩应平稳，两臂自然的、前后有节奏地摆动。在摆动时，手要协调配合，掌心向内，手指自然弯曲。手臂前后摆动的夹角以 30 度为宜，双手不能横摆或同向摆动。

(六)全身协调，匀速前进

行走时，要保持速度均匀，富有节奏感。全身各部分的动作要相互协调、配合，显得自然轻松。

总之，行姿是外在美与内在美的统一。男士的行姿要走出阳刚之气、坚毅之美，女士行姿要走出女性的端庄、灵秀、轻盈之美(图 4－18)。

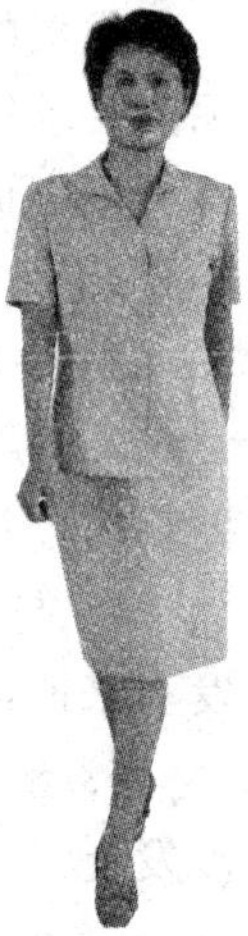

图 4－18

二、禁忌行姿

(一)身不正直

行走时，应当避免头颈不正、肩斜摇晃、双手后背、手插裤袋、含胸挺腹等姿势，这样会给人拘谨、懒散或傲慢、呆板之感。

(二)瞻前顾后

行走时，不应左顾右盼、反复后看或身体晃动，给人一种心不在焉、多疑的印象。

(三)声响过大

行走时应步态轻稳，如果行走时落脚太重、声响过大，不仅会妨碍他人，也会给人留下缺乏教养和举止粗鲁的感觉。

(四)八字步态

行走时，两脚脚尖向内侧伸，形成内八字步，或两脚脚尖向外侧伸，形成外八字步，都是不雅的步态。

(五)勾肩搭背

行走时与人勾肩搭背，或边走边吃东西、边抽烟等，不仅会影响他人，也会给人一种没有修养的印象。

三、行走中的礼仪

根据社交礼仪要求，行走时必须以礼待人，自尊自爱。针对不同的行走条件，严格遵守有关礼仪规范。

(一)基本要求

1. 严格要求自己　行走时应始终自律，严格约束个人的行为，做到不违反交通规则；不随地吐痰、乱扔废物；不吃零食、不吸烟；不过分亲密；不毁坏公物；不尾随围观、不窥视私宅。

2. 帮助礼让他人　助人是中华民族的传统美德。在行路时，即使素昧平生，也应相互关心，相互帮助，礼让在先，友好相待。

(1)礼让行人：年轻人应主动给长者让路，健康人给老弱病残者让路，一般行人遇到负重者、孕妇、儿童及行路困难者，要让他们先行。在狭窄路段，尤其要注意请他人先行，或有次序地通过，不要争先恐后，要礼让他人。

(2)热情问候：路遇熟人，应主动打招呼问候对方，不应视而不见。如若交谈，应靠边站立，以免妨碍交通。对于其他不相识者，如正面发生接触时，也应先向对方问好，以示礼貌。

(3)文明问路：向他人问路时，应先用尊称，事后应道谢。如遇他人向自己问路时，应尽力相助，热情指示，必要时可以带路。

(4)帮助老幼：遇到老弱病残者，应主动上前关心、帮助，不要视而不见，甚至嫌弃或对其呵斥。

(5)维护正义：碰到偷窃、抢劫、打架或其他破坏公共秩序者，应挺身而出，视情况给予严加制止或报警。不能事不关己，一走了之。

3. 保持适当距离　在公共场合行走，应注意随时与他人保持适当距离。因为人际距离作为一种无声语言，真实地反映了人们彼此之间的关系现状，而且也体现了保持一定距离的主动者对另一方的态度与看法。

通常人与人之间的距离可分为以下四种类型：

(1)私人距离：两人相距在 0.5 m 之内时，即为私人距离，又称亲密距离。此距离适用于家人、恋人、亲密朋友和亲戚等。与一般关系者、陌生人及异性相处时，应避免使用这种距离。

(2)社交距离：两人相距 0.5～1.5 m 时，即为社交距离。这一距离主要适用于交际应酬。

(3)礼仪距离：当两人相距 1.5～3 m 时，即为礼仪距离，有时也称敬人距离。此距离主要适用于对交往对象表示特有的敬重，或用于举行会议、庆典仪式等活动。

(4)公众距离：两人相距在 3 m 以外时，即为公众距离。此距离主要适用于和自己不相识的人相处，有时也用于上课、讲演、大型会议等。在公众场合行路时，与陌生人之间，应尽量采用这种距离。

(二)不同场所行走的礼仪

人们行走时,往往会置身于不同的场所、面临各种不同的情况,不管在何种情况下,除应遵循上述基本礼仪要求外,还应依据不同情况灵活应对。

1. 散步　它是一种休息和锻炼的方式。其表现形式是随意行走,一般不受时间、速度等方面的限制,但地点应须注意,不宜在快车道或人多拥挤的道路上散步。这样既对自己不安全,也会因妨碍他人行走而失礼。

2. 上下楼梯　上下楼梯需注意以下几方面:

(1)上下楼梯均应靠右侧单人行走,不宜多人并排而行。

(2)上下楼梯若为人带路,应走在被带路者的前面,不应居其后。

(3)上下楼梯大家不宜进行交谈,要留心脚下,以防脚下踏空。

(4)与尊者、异性一起下楼梯,若楼梯过陡,应主动行走在前,以防身后之人有闪失。

(5)上下楼梯时,除需注意上下楼梯的速度外,还应与他人保持一定的距离,避免推挤他人,发生不测。

3. 进出电梯

(1)讲究出入顺序:与不相识者同乘电梯,进入时讲究先来后到,出来时则应由外向里依次而出,不可争先恐后。与熟人同乘电梯,尤其是与尊者、女士、客人同乘电梯时,应视电梯类别而定。进入无人管理的电梯时,为了控制电梯门,应先进后出,为人服务;进入有人管理的电梯,应主动后进后出。

(2)注意安全:当电梯关门时,不要扒门或强行挤入;电梯人数超载时,应主动走出;当电梯在升降途中,因故暂停时,要耐心等候或设法求救,不要冒险攀援而出。

4. 通过走廊

(1)单排行进:一般在走廊内行走时,应单排行走,以防走廊狭窄影响行进速度。

(2)右侧通行:遵守右侧通行规矩,这样即使有人从对面走来也互不干扰。

(3)缓步轻行:因为走廊多连接房间,切勿快速奔走,大声喧哗。

5. 出入房间　个人出入房间,若无人在场,不必过分拘束。若有他人在场,尤其是正式场合,应做到:

(1)注意房门的开关:无论进出房门,都应用手轻推、轻拉、轻关,不能用肘推门、用臀拱门、用膝顶门、用脚踢门等,也不能听任房门自由开关,以免声响过大或损坏房门。

(2)注意顺序:一般请尊长、女士、来宾先进出房门,并主动替对方开门或关门。若出入房间时,恰逢他人与自己方向相反,则应主动礼让,一般房内之人先出,房外之人后入。倘若对方是尊长、女士、来宾可例外,应优先对方。

6. 自觉排队

(1)养成排队的习惯:凡需排队时,应保持耐心,自觉排队等候,不要起哄、拥挤或插队。

(2)遵守排队顺序:排队的基本顺序是先来后到,依次而行,要遵守并维护排队秩序,不仅自己不插队,也不帮熟人插队。

(3)保持适当距离:排队时,应缓步而行,人与人之间最好保持 0.5～1 m 的间隔,这样不仅让人感觉舒服,也不妨碍他人所办之事(如打电话、到银行取款等)。

四、行姿训练

行走的姿势属于动态美，是全身的协调性运动。正确、富有魅力的行姿像一首动人的抒情诗，吟诵着健康而优美的体形、迷人的风姿。因此，要求认真练习，达到行得正确、优雅、轻盈、有节奏感。

练习时，要按照行姿的基本要求进行，具体做法是：

第一步　练习腰部力量。双手固定腰部，正步出脚，脚背绷直，踮脚行走。

第二步　练习颈背挺直。头顶着书，按上述要求出步，但不踮脚行走。

第三步　修正脚步。刚开始练习时，先在地上用粉笔画一条约 5 cm 宽的直线，作为两脚行走的轨迹，行走时，两脚内缘的落点力求在直线的两侧。随着练习的深入，直线宽度越来越细，最后成一条直线。

第四步　训练全身的协调运动，轻步行走，达到柔步无声。

行姿的综合训练，可在健身房或操场上，单人或几人一组进行练习。最好配上节奏感较强的音乐，既激发练习的兴趣，减轻疲劳，又容易掌握行走的速度和节拍，保持身体动作的协调。

【附】蹲　姿

蹲姿是指人下蹲的姿势，多用于取低处物或落地物品、帮助别人或照顾自己等，在下蹲时应讲究礼仪规范，使蹲姿典雅、优美。

一、基本蹲姿

以站姿为基础，下蹲时一脚在前、一脚在后，并住膝盖，两腿靠紧，同时向下蹲（如着裙装，左手应先从身后向下捋平裙摆，再下蹲）；前脚全脚着地，小腿基本垂直于地面；后脚脚跟提起，脚掌着地，后腿膝部低于前腿膝部，后膝的内侧靠于前小腿内侧，形成前膝高后膝低的姿势，上身直立，臀部向下，以后腿为主，支撑身体（图 4－19）。

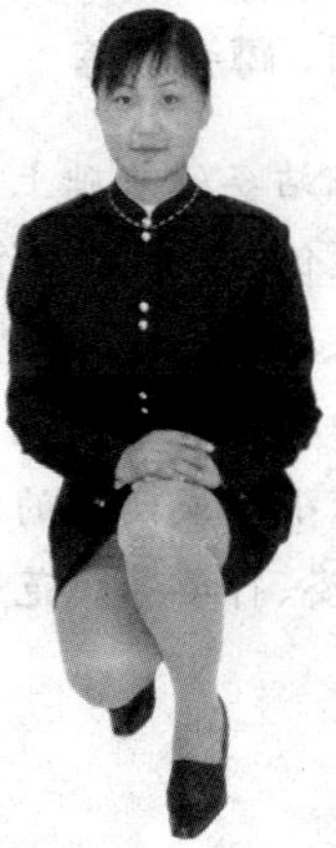
图 4－19　基本蹲姿

二、规范蹲姿

（一）交叉式蹲姿

下蹲时右脚在前、左脚在后，右小腿垂直于地面，全脚着地，左腿在后，与右腿交叉重叠，左脚跟抬起，脚掌着地，两腿前后靠紧，合力支撑身体。臀部向下，上身稍前倾，这种蹲姿最适合于着裙装的女性（图4－20）。

（二）单膝点地式

单膝点地式蹲姿，又叫单跪式蹲姿。多用于下蹲时间较长，或为了用力方便时。在下蹲之后，一腿膝盖点地，臀部坐在点地腿的脚上，点地腿用脚尖着地，另一条腿应全脚掌着地，小腿垂直于地面，双腿应尽量靠拢（图 4－21）。

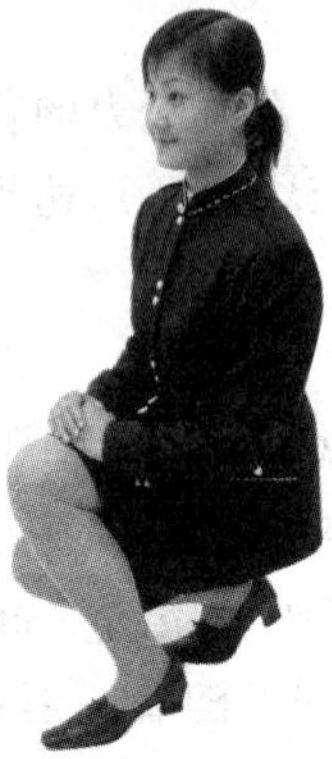

图 4-20　交叉式蹲姿

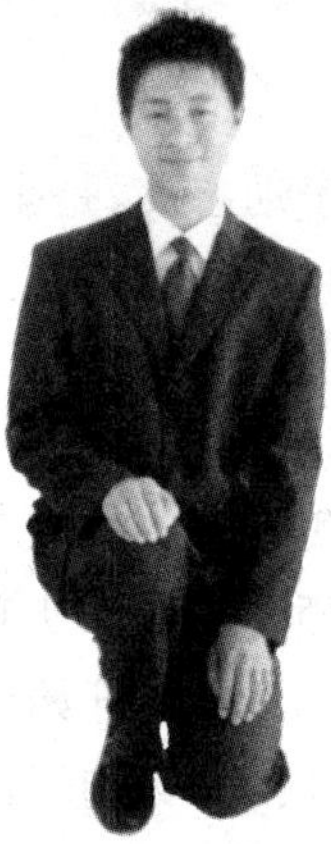

图 4-21　单膝点地式蹲姿

三、禁忌蹲姿

公共场所下蹲有以下禁忌：

1. 面对他人下蹲，这样会使他人不便。
2. 背对他人下蹲，这种蹲姿对别人缺乏尊重。
3. 双腿平行叉开的蹲姿，这种蹲姿非常不雅。
4. 弯腰翘臀的蹲姿，既费力，又不雅观。

四、蹲姿训练

在站姿的基础上，右脚稍后退半步，两腿靠紧下蹲，左手从身后向下捋平衣裙，同时头略偏向左侧，努力使动作协调、自然优美。

采取蹲姿拾物，将左手放在左膝上，右手或双手拾物站起，右腿向前半步，然后再行走，这样的姿势较为雅观。

以小组或两人的方式，相互学习、彼此矫正、互促规范，学会蹲姿。结合前面所学的站姿、坐姿、行姿等规范进行连贯训练。

第四节　手　姿

手姿，也叫手势，是人的两只手及手臂所做的动作。由于人的身体最灵活自如的部位是手，所以手姿是体语中最丰富和最有表现力的动作。正因为如此，人们借助手势动作，可辅助你解释问题，或支持你的观点，甚至可以代替有声语言单独使用，形成手势语言。正确认识、理解手姿是护士举止礼仪实践中必不可少的基本环节。

一、基本手姿

（一）垂放

垂放是最基本的手姿。做法是两手自然下垂，掌心向内，分别放于大腿两侧。多用于站立之时。

(二)相握或叠放

女性在社交中应用较多。做法是两掌心相内，两手自然相握于腹前或两掌心向下自然叠放于一侧大腿上。多用于站姿或坐姿中。

(三)背手

背手，多见于站立、行走时，即可显示权威，又可镇定自己。做法是两臂伸到身后，两手相握，同时昂首挺胸。多适宜于男性。

二、人际交往中常用的手势语

(一)握手

握手是由交际双方在见面或告辞时，互伸右手，彼此相握，传递信息、感情的无声语言。握手通常表示见面致意、问候、告辞和祝愿。与不同的人握手，意义不同。如与成功者握手表示祝贺；与失败者握手，表示理解与安慰；与长者握手，表示尊敬；与年幼者握手，表示激励等。

(二)鼓掌

鼓掌是表示欢迎、祝贺、支持的一种手势，多用于会议、演出、比赛或迎候嘉宾。具体做法是，以右手掌心向下，有节奏的拍击掌心向上的左掌。鼓掌一般要有响声，也可以无声做出鼓掌的样子，不过应让对方直接看到。鼓掌还要与眼神、微笑配合，有时还可配上一两句有声语言。在鼓掌时，若有必要，可起身站立，但不允许喝倒彩、鼓倒掌。

(三)指示

这是用以引导来宾、指示方向的手势。即以右手或左手五指并拢，掌心向上，屈肘由身前抬至一定高度，朝向目标伸出手臂(图 4-22)。给来宾或客人引导方向时，忌用一个手指，指指点点。掌心向上有表示诚恳、谦逊之意。

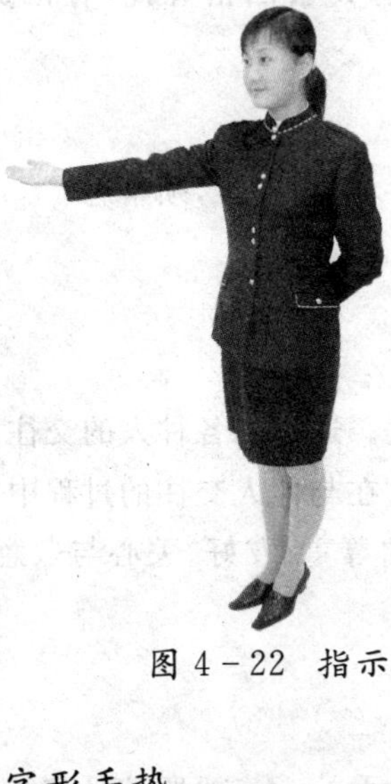

图 4-22 指示

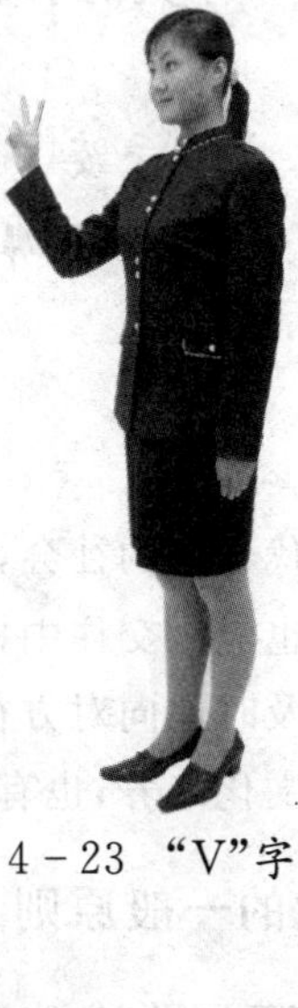

图 4-23 “V”字形手势

(四)“V”字形手势

伸出食指和中指，做“V”字形手势，手掌向外，这在全球几乎都可示意为“胜利”或者“和平”(图 4-23)。

（五）夸奖

这种手势主要用于表扬、赞赏他人。做法是伸出右手，翘起拇指，指尖向上，指腹面向被表扬者。交谈中，不应将右手拇指竖起来反向指向其他人，因为这意味着自大或藐视；也不宜自指鼻尖，因有自高自大、不可一世之意。

（六）"请"的手势

在人际交往中，表示"请"的手势通常是将右手五指并拢，掌心向上，手从腹前抬起至横膈处；然后，以肘关节为轴向右摆动，到身体右侧稍前的地方停住，肘关节微屈，腕关节要低于肘关节。同时脚站成右丁字步，左手下垂或后背，目视来宾，面带微笑。如请客人入座时，先要用双手将椅子向后拉开，然后，右手手臂由前抬起，以肘关节为轴，前臂由上向下摆动，使手臂成一斜线，脚站成右丁字步，左手后背，并微笑点头示意客人。

三、禁忌手姿

（一）易被人误解的手姿

常见的有两种：一种是因个人习惯而不为他人理解的不通用的手姿；另一种是因为文化背景不同被赋予不同含义的手姿（如伸起右臂，右手掌心向外，拇指与食指合成圆圈，其余手指伸直这一手姿，在英美表示"OK"，在拉美表示"下流"等）。

（二）不稳重的手姿

在众人面前，双手乱动乱举、乱摸乱扶、折叠衣角、摸脑袋、抱大腿等手姿，均须禁止。

（三）失敬于人的手姿

掌心向下挥动手臂、用手指指点他人、勾动食指或勾动除拇指外的其余四指招呼人等，都是不礼貌、失敬于人的手姿。尤其食指指向他人，其余四指握拢，有指责训斥之意，应禁止。

（四）不卫生的手姿

在他人面前掏耳朵、抠鼻孔、挠头皮等，既不卫生，也不文雅，须禁忌。

第五节　行　礼

置身于现代开放的社会，人交往的范围不断扩大。通过与各种人的交往，既可以开阔视野、获得信息，也能从交往中把握更多的机会。所以，在与他人交往的过程中，要按照社交礼仪规范，恰当、及时地向对方行礼，表示自己对对方的尊重、友好、关心与敬意。这样既可体现出一个人的文化修养，也有利于人们今后的交往。

一、行礼的一般原则

升国旗、演奏国歌时，应就地驻足行注目礼或举手礼。一般职位低者应向职位高者敬礼，年幼者应向年长者敬礼，而资历、年龄相当者，可不分先后，互相敬礼。敬礼时要仪容端庄、大方。

二、行礼的形式及要求

在不同的时期，不同的国家和民族，由于文化背景的不同，人们所采用的会面礼也是各种各样的。下面介绍几种较常用的会面礼。

(一)握手礼

握手礼是当今世界上最通用的礼节。无论是正式场合，还是非正式场合，无论是认识的，还是初识的，不论是上级、尊长，还是客人、朋友，见面时人们都习惯相互握手问候。除此之外，握手在不同场合、不同情景中，还表示一些特殊的含义。握手是沟通心灵、交流感情的一种重要方式。

1. 握手的场合与时机　握手作为一种交际礼节，何时行握手礼是一个十分微妙的问题，通常取决于交往双方的关系、现场气氛以及当事人的心情等多种因素。握手时，如能把握好时机，既可使自己显得彬彬有礼，又易被对方接受。

(1)应当握手的场合：当双方被介绍认识时，通常用握手礼互相致意；当熟人、朋友久别重逢时，握手以示喜悦心情；在告别或送别时，双方也会握手，以示自己的离别之意和希望对方珍重之心；向他人祝贺生日、结婚、生子、升学、事业成功或获得荣誉时，可以用握手来致意，以示贺喜之诚意；当别人遭受挫折、失败或亲人亡故时，应与其握手，表示慰问；应邀参加社交活动，如宴会、舞会结束时，应与主人握别，以示谢意等。

(2)不必握手的场合：对方手部受伤或负重；正忙于其他事，如打电话；距离较远；所处环境不适合握手，如在厕所、浴室、水灾、火灾现场、医疗救护现场等。

2. 握手时伸手的先后次序　在正式场合，行握手礼是要讲究伸手的先后次序的，也就是握手的双方应由谁“发起”握手。握手者应注意这个礼仪细节，使握手得体、恰当。

一般情况下应遵循由职位高者、女士、年长者、主人优先的原则。在交往中，见面的双方身份有时可能会出现复杂的交叉，如一方是主人但又是年轻人，另一方是客人又是年长者，或者一方是女士但又是身份低者，另一方是男士又是身份高者等，这时应遵循以主要关系为先的原则。当主要关系是主客关系，应由主人先伸手；西方人在人际交往中，比较重视性别关系，女士优先是最通行的社交原则，因此，女士总是拥有握手的主动权；而中国人比较注重年龄关系，长者拥有握手的主动权。

此外，在公务场合握手时，伸手的先后次序主要决定于职位、身份。而在社交、休闲场所，则主要取决于年龄、性别与婚否。事实上，在很多场所，双方往往是同时伸手的，应当强调的是，上述握手时的先后次序可用以律己，却不必苛求于人，即使是正式场合，握手主动权也并非是神圣不可侵犯的。如果对方没有主动权，但他已向你伸手了，你应马上伸手回应，否则是无礼的。

3. 握手的方式　握手的正确方式是：行至距握手对象约 1 m 处，双腿立正，上身略向前倾，伸出右手，四指并拢，手指略微内屈，拇指张开，手掌垂直，掌心凹陷与对方相握。握手时，用力要适度，上下晃动三、四次，随后松开，恢复原状。具体来说，握手时应注意以下问题：

(1)姿势：与他人握手时，应起身站立。除非你是年老体弱、长辈、女士或是病残者，否则，坐着与他人握手是不合适的。握手时最好是双方的手各从侧下方伸出，伸直相握。

(2)神态：握手时，一定要神态专注，热情、友好、自然。通常要面带笑容，眼睛注视对方并口道问候。切忌：一边握手一边向别处张望，漫不经心，傲慢冷淡，也不能一边握手一边与其他人打招呼或同时与两个人握手，这都是不尊重对方的表现，也显得缺乏交往的诚意。

(3)手位：握手时，手的位置很重要。不同的手位表达的情感不同。一般情况下，是单手相握，即以右手与他人相握。手掌垂直地面最适当，这种方式是亲切、友好和热情的表示。如与他人握手时，掌心向上，表示自己谦恭谨慎；掌心向下，则表示自己感觉良好，自高自大。另外，在某些情况下也可伸出双手与对方相握，即用右手握住对方右手后，再将自己的左手握上去，这种握手方式表现出更多的热情与真挚，适用于亲朋故交之间。但这种握手方式不适用于初识者或异性，以免引起别人的误解。

(4) 力度：握手本身是一种表示友好的礼节，所以，握手时一定要根据不同的对象把握好分寸，用力要适当。如与亲朋、故交握手时，所用的力量可稍大些，而在与异性以及初次相识者握手时，则千万不能用力过猛。

(5)时间：握手时间长短要适宜。一般握手全部时间应控制在 3 秒之内。老朋友之间为了表示真诚和热情，时间可长些，甚至可以一边握手一边寒暄，但一般也不超过 20 秒。如对方是初识者，尤其是异性，若握住对方的手长时间不放，则显得有些失礼，甚至会被误解。

4. 握手的禁忌　在人际交往中，行握手礼应努力做到合乎规范，避免下列禁忌。

(1)不要用左手与他人握手，即使是左撇子，也要伸出右手。尤其是与阿拉伯人、印度人打交道时应牢记此点，因为他们认为左手是不洁的。

(2)握手时，禁戴手套。只有女士在社交场合戴着薄纱手套与人握手才被允许。

(3)握手时，勿争先恐后，应遵守秩序，依次而行。

(4)握手时，不能面无表情，好像无视对方的存在，纯粹为了应付。也不要在握手时滥用热情、过分客套。

(5)不要用肮脏不洁的手或患有传染病的手与他人相握。

(6)在任何情况下，都不要拒绝与他人握手。

(二)其他会面礼节

1. 点头礼　点头礼，又叫颔首礼。它多用于路遇熟人；在会场、剧院、歌厅、舞厅等不宜交谈之处；在同一场合碰上已多次见面者；只有一面之交者在社交场合相逢时；遇上多人而无法一一问候时。行点头礼时，一般应不戴帽子，头部向下轻轻一点，同时面带微笑。注意点头的幅度不宜过大，也不能点头不止。

2. 举手礼　行举手礼的场合与行点头礼大致相似，它最适宜向较远的熟人打招呼。行礼时，右臂向前上方伸出，手掌心向着对方，其他四指并拢，拇指叉开，轻轻向左右摆动一两下。既不要将手上下摆动，也不要用手背朝向对方摆动。

3. 注目礼　注目礼多在升国旗、游行检阅、剪彩揭幕、开业挂牌等情况下使用。行注目礼时，应起身立正，抬头挺胸，双手自然下垂或贴放在身体的两侧，面容庄重严肃，双目正视于被行礼的对象，或随之缓缓移动。行注目礼时，不可衣冠不整、身体歪斜、嬉笑打闹、大声喧哗等。

4. 脱帽礼　戴着帽子的人，在进入他人居所、路遇熟人、与人交谈、握手或行其他会面礼、升挂国旗、演奏国歌等情况下，应自觉主动地摘下帽子并放在适当之处，这就是脱帽礼。女士在社交场所可以不脱帽子。

5. 鞠躬礼　鞠躬礼是人们用来表示友好、礼貌、恭敬的一种人体语言。这种礼节在我国适用于多种场合:如向他人表示感谢、道歉、道别、上台领奖、讲演之后或参加追悼活动等。受礼者一般应以同样的姿势还礼,但如果受礼者是长者、领导,也可以点头致意或握手答礼。

行鞠躬礼时应脱帽立正,目光注视受礼对象,然后弯腰使上身前倾,随即恢复原状。男士两手应贴放于身体两侧裤线处,女士的两手则应下垂相叠或握放于腹前。身子下弯的幅度因场合、对象不同而有所区别。如日常交往中的初次见面要互致问候时,面带微笑,轻轻点头,上身前倾弯至15度,并作打招呼状即可;表示对对方敬意、感谢(如晚辈对长辈、学生对老师等)、道歉,鞠躬弯曲30度,以表示诚恳;特殊情况下(悔过、志哀),行90°的大鞠躬。一般来说,下弯的幅度越大,所表示的敬重程度就越大。鞠躬次数视具体情况而定,除追悼活动采用三鞠躬外,一般鞠躬一次即可。鞠躬礼在日本、韩国、朝鲜等国应用也十分广泛。

6. 拱手礼　拱手礼是我国民间传统的会面礼,主要用于过年时举行团拜活动,向长辈祝寿,向友人恭喜结婚、生子、乔迁、晋升,向亲朋好友表示感谢等。

行拱手礼时应起身站立,上身挺直,两臂前伸,双手在胸前高举抱拳,左手握空拳,右手抱左手,自上而下或自内向外,有节奏地晃动两三下。

7. 合十礼　合十礼,又称合掌礼,即双手十指相合为礼。原为印度的一种礼节,后为各国佛教徒沿用并发展为日常普通礼节。

行合十礼时,双掌十指在胸前对合,手指并拢向上,指尖与鼻尖基本持平,手掌略向外倾斜,双腿并拢站立,上身微欠低头。一般来说,行此礼时双手举得越高,越体现对对方的尊重,但原则上不可高于额头。行合十礼时,可以口颂祝词或问候对方,亦可面含微笑,但不能手舞足蹈,反复点头。在东南亚、南亚信奉佛教的地区以及我国傣族聚居区,合十礼最为通用。

8. 拥抱礼　在西方,特别是在欧美国家,拥抱礼是十分常见的见面与道别的礼节。在日常交往中,好友久别重逢、高兴激动时,表示慰问、祝贺时或者是悲伤痛苦时,也有用拥抱的方式加以表达的。

正规的拥抱礼,讲究两人正面相对而立,各自举起右臂将右手搭在对方左肩后面;左臂下垂,左手扶住对方右腰后侧。首先,各向对方左侧拥抱,然后各向对方右侧拥抱,最后再一次各向对方左侧拥抱,一共拥抱三次。在普通场合行此礼,不必如此讲究,次数也不必如此严格。在我国,拥抱礼主要用于外事活动或亲近人之间。

三、行礼训练

(一)鞠躬礼

取站立姿势,双眼平视,身体上部向前倾斜15°～30°,随即恢复原状(图4-24)。

训练方法:行礼时,首先要立正站好,背部挺直,保持身体端正,注意以髋为轴,上身随轴心运动向前倾斜,目光落在自己前方1～2 m处,双手在体前交叠或相握,随身体的前倾而自然下垂(男士两手也可贴放于身体两侧裤线处)。注意纠正行礼时低头含胸,弯腰驼背或仰首观望,目光游移等不良姿态,并注意双手不要按在腹部或扶住双腿,否则,有损行礼者的风度与形象。

练习时,可在教室或宿舍内进行,小组内成员相互行礼,或集体训练行礼。

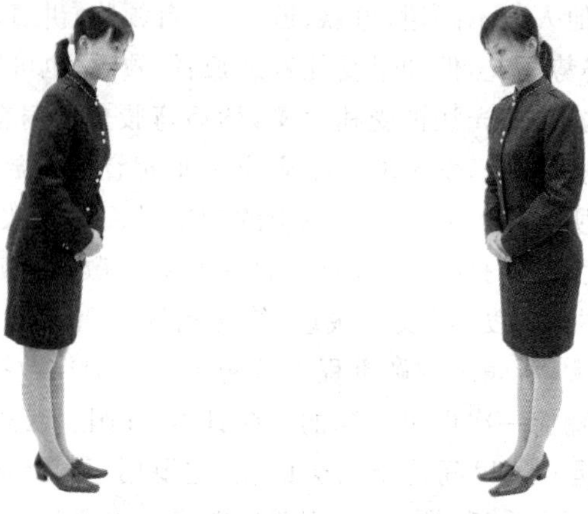

图 4－24　鞠躬礼

（二）握手礼和点头礼

按照上面介绍的行礼的正确方法，把握好握手的姿势、神态、手位、力度、时间的具体要求进行练习。两人一组，相互注视对方，面带微笑，练习施礼；设定情境，以小组为单位，进行握手礼与点头礼的角色扮演（图 4－25）。

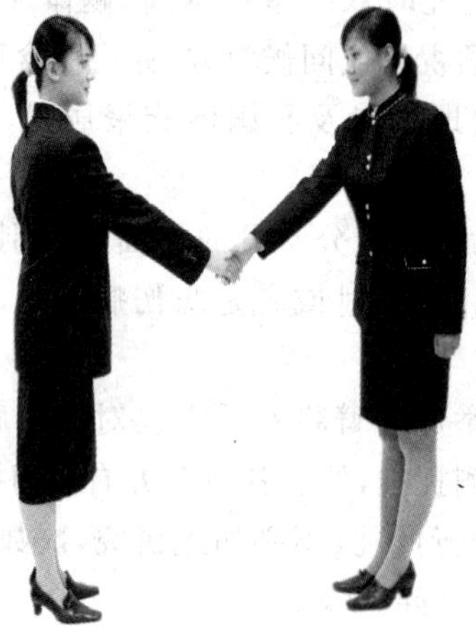

图 4－25A　握手礼

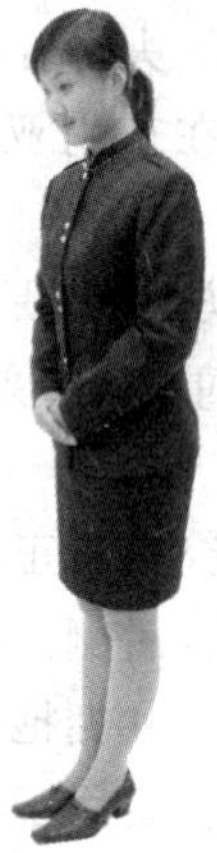

图 4－25B　点头礼

第六节　护理工作中的举止礼仪

举止在护患思想和感情交流中，起着重要的作用。当护士与服务对象沟通时，神态安详、举止得当，将有助于病人放心地沟通交流；如果神态匆忙、举止急切，病人往往会感觉护士没有充裕的时间而不愿表述内心的感受。因此，护士在工作中应注意保持规范优雅的举止，自觉尊重和维护服务对象的利益，尊重习俗，遵守约定俗成的礼仪规范，并与具体环境相结合。做到站姿挺拔自然、坐姿优雅端庄、行走轻盈敏捷、举手彬彬有礼。

一、站姿挺拔自然

护士在工作中，应始终保持规范稳重、健康礼貌、诚恳谦逊、充满朝气的体态。站立时，做到头正颈直，下颌微收，双目平视，面带微笑，表情自然；挺胸收腹，两肩平行、外展放松，立腰提臀；双臂自然下垂，两手相握于腹前，两腿并拢。身体各个部位尽量舒展、直立、不弯曲，给人以挺拔自然之感。护士一般采用“V”字形、“丁”字形站姿。

二、坐姿优雅端庄

护士在工作中要表现出服务意识，不随意就座，不流露出倦怠、疲劳、懒散情绪或姿态。需就座时，动作要轻缓、从容、大方。要求是先取站立姿态，右脚后移半步，单手或双手将护士服下摆收好轻稳落座在椅子的前 2/3 处。落座后，要颈直目平，挺胸抬头，上身直立，两腿自然弯曲并拢，两手重叠放于一侧大腿上。坐姿要端庄、优雅，显示出一个人的风度与修养。工作中常采用基本坐姿、“丁”字式、双腿屈回式及脚尖点放式等几种规范坐姿。

三、行姿轻盈敏捷

行姿属于动态美，最能反映一个人的精神面貌和气质。护士在工作岗位上的行姿应轻盈敏捷，宛如春风吹过，给人以轻巧、美观、柔和之感，显示护士的端庄、优雅、健美与朝气。

（一）正常行走

护士行走时应精神饱满，身体直立，两眼平视，脚尖朝向正前方，收腹挺胸，双肩平行后展，做到步态轻盈自然，步幅恰到好处，步速稳健快捷，步位落点适宜，两臂在身体两侧自然摆动，摆动手臂的夹角不超过 30 度，或两臂稳妥持物在胸前。

（二）快步行

快步行是护士抢救病人、处理急诊、应答病人呼叫时，为赶速度、抢时间而表现出短暂的快步，达到以行代跑的目的。快步行时，应保持上身平稳，步态自然、肌肉放松，舒展自如，步履轻快有序，步幅减小，快而稳健，给人一种轻快、从容的动态美。这样会使病人感到护理工作既争分夺秒又忙而不乱，从而增加了安全感。

四、举手彬彬有礼

护理工作场所，实质上就是一个小“社会”，在这个“社会”环境中，护士要面对各种人际关系，与多方面的人交往。护士若想与其工作环境相协调，就必须以“礼”为桥梁，以优质的服务为纽带，同样遵循着公共场合的礼仪要求，举止有度、举手有礼。既显示着护士良好的素质修养，也有利于创造一个文明、和谐、舒适、适宜于病人休养的良好环境和医护工作的氛围。

在护理工作中，护士应根据具体情况适时地行礼，如鞠躬礼、点头礼、握手礼和举手礼等，表示自己对来宾、病人、同事、上级和尊长的尊重、友好、关心与敬意。其中，鞠躬礼、点头礼在护士的行礼中使用较多，适合于多种场合，握手礼、举手礼应用相对较少。

在护理工作中，除了行礼以外，举手有礼还包括护士持物姿势的优美，技术操作动作的协调，这就需要在平时及工作中加以培养和训练，做到姿势美观、大方，动作娴熟、优雅。

五、行为模拟训练

（一）站姿训练

站姿是人的最基本姿势，训练得当的站姿是一种静态美，也是发展不同动态美的基础和起点。

护士常用的规范站姿有“V”字形站姿和“丁”字形站姿两种。

训练方法与第一节的站姿训练同(不再赘述)。

(二)坐姿训练

优美的坐姿让人觉得舒适安详,给人以端庄稳重之感。坐姿美是体态美的重要内容。

护士常用的规范坐姿有基本坐姿、“丁”字式、双腿屈回式、脚尖点放式几种。训练方法详见第二节的坐姿训练。

(三)行姿训练

行走的姿势极为重要,因为在护理工作中行走的时间比站立的时间多。护士优美的行姿对服务对象来说是一道亮丽的风景。

行姿训练方法详见第三节的行姿训练。

(四)行礼训练

护士常用的行礼有鞠躬礼、点头礼、握手礼、举手礼等,训练方法同第五节的行礼训练。

(五)护理工作中的常见姿态训练

1. 持治疗盘　在护理工作中,几乎每天都要涉及对病人进行各种治疗和护理,护士持治疗盘是常见的一种工作姿势。持治疗盘的正确方法是:在站姿或走姿的基础上,双手握住治疗盘底两侧边缘的中部,掌指托盘,拇指不可放进盘内;两手持盘平腰的位置,双肘必须靠在两侧腋中线,肘关节呈 90 度;治疗盘内缘不可触及护士服,取、放、行时平稳(图 4-26)。开门时,不可用脚踢门,而应用肩部轻轻推开。

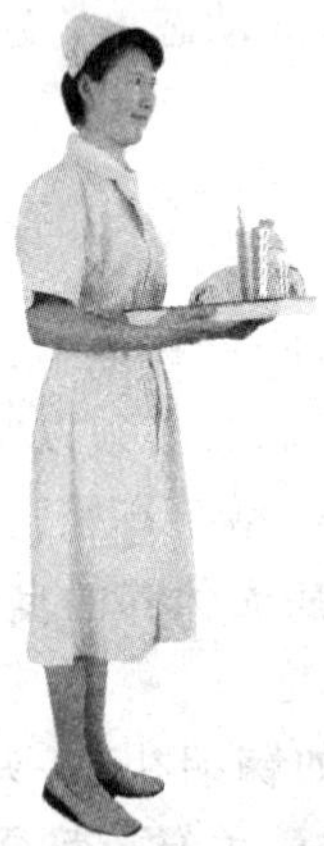

图 4-26

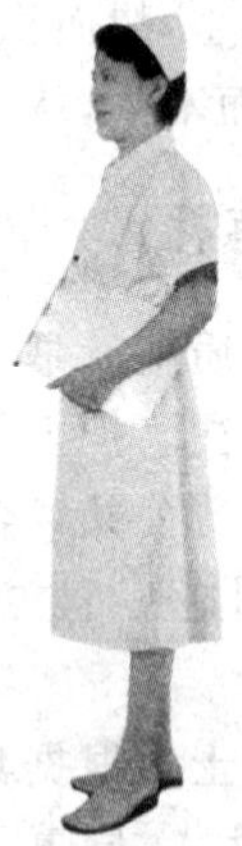

图 4-27

2. 持病历夹　随着护理工作的科学化、规范化,护理病历的书写已成为护理工作中的一个重要组成部分,因此,手持病历夹及书写护理病历的姿势也是护士常用的工作姿势。其中手持病历夹的正确姿势是:在站立或行姿的基础上,用左手掌握住病历夹边缘中部,放在前臂内侧,持物手臂靠近腰部;或左手握病历夹右缘上段,夹在肘关节与腰部之间,病历前缘略上翘,右手自然下垂或摆动。站立记录各种护理记录时,左前臂托住病历夹在胸前,右手打开病历夹并开始记录,注意保持上身直立,头略下低,目光注视记录内容。切忌的姿势是:

手臂下垂，手持病历夹一角或一端，病历夹朝下，不但姿势不雅，还会给人以工作随意、涣散、不认真之感，也易造成病历单从病历夹中掉出或丢失(图 4－27)。

3. 推治疗车　护士在给服务对象做治疗、护理操作时经常要用治疗车。推车时，护士位于车后，双手扶住把手，把稳方向，双臂均匀用力，重心集中于前臂，要注意抬头、挺胸、收腹、直背，躯干略向前倾；推车时既要注意一定的速度，又要保持轻、稳，防止双臂用力不匀造成推车不稳，左右摇晃。入室前须停车，用手轻推开门后，方能推车入室，不可用车将门撞开，入室后应先关上门，再推车至病床前。另外，为保持推车时既省力又姿势优美，要经常对车各部位进行检查、维修，车轮处经常使用润滑油，以防推车时发出响声，影响病人的休息与睡眠(图 4－28)。

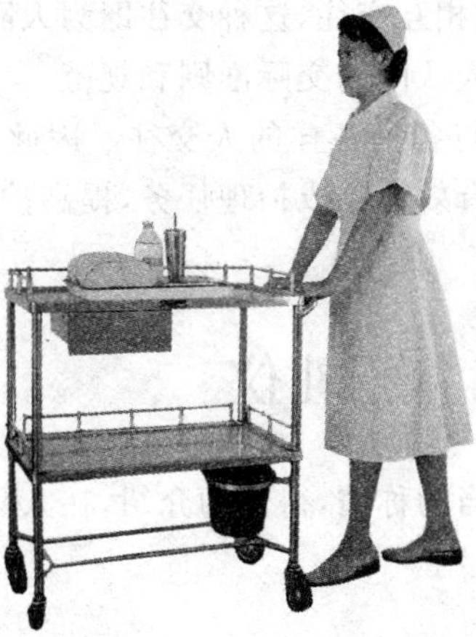

图 4－28

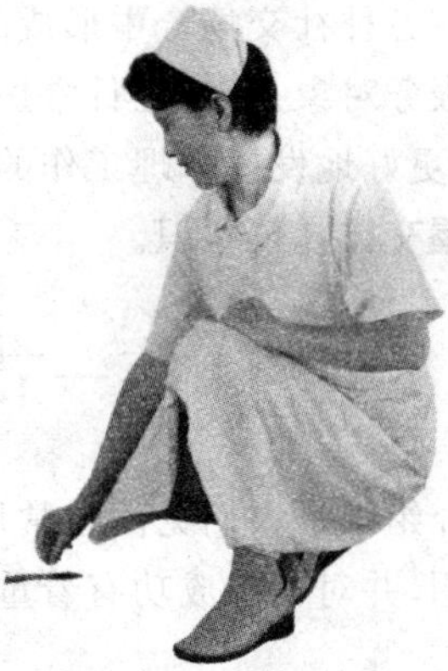

图 4－29

4. 拾捡物品　在工作中拾捡掉在地上的笔、纸等物时，常采用蹲姿。其基本要求是：站在需要拾起的物品一侧，采用基本蹲姿或交叉式蹲姿下蹲，臀部向下，上身稍向前倾，不要弯腰和翘臀部(特别是女性穿裙子时)，这样既遵循节力原则，又姿势雅观(图 4－29)。拾物品时切忌：两脚平行，两腿左右分开，弯腰或半蹲姿势。

复习思考题

1. 社交礼仪中对基本站姿、坐姿、行姿的规范要求是什么？
2. 认真练习礼仪中常见的规范站姿、坐姿、行姿。
3. 礼仪中常用的手势语有哪些？应当避免哪些手姿？
4. 在社交礼仪中，通常采用哪些行礼的形式？
5. 如何正确实施握手礼、鞠躬礼，行礼时应避免哪些禁忌？
6. 反复进行护理工作中常见姿态练习。

(刘经彩)

第五章 护士的交往礼仪

在人类社会中，人们之间会以各种不同的形式相互交往，这种交往即为人际交往。交往礼仪是人们在各种社交场合中形成的并被大多数人认同的交际准则和规范。

护士的服务对象是人，在日常护理工作中，要与各种各样的人交往。因此，要建立良好的人际关系，更好地发挥护理工作的能动作用，更有效地完成护理任务，提高护理质量，护理人员必须掌握交往礼仪常识。

第一节　称谓与介绍礼仪

称谓与介绍都是人们见面时常用的礼节。恰当的称谓，得体的介绍，在人际交往中可起到积极的作用，并对交往成功有着重要的影响。

一、称谓礼仪

称谓，是人们在交往应酬中，彼此之间所采用的、约定俗成的称呼语。在人际交往中，选择正确、亲切、恰当的称呼，既反映着自身的文化素质，体现对对方的尊敬程度，还体现着双方关系发展达到的程度和社会风尚。称谓多种多样，要做到选择恰当，使用得体，除了掌握称谓的有关知识外，还要树立尊人谦己的理念，这是人际交往过程中的基本原则。

（一）称谓的原则

每个人都希望被他人尊重，合乎礼仪的称谓正是表达对他人尊重和表现自己修养的一种方式。恰当的称谓应当合乎常规，要照顾被称呼者的个人爱好和风俗习惯，以下原则在我们日常交往中应当自觉遵守：

1. 礼貌原则　它是人际交往的基本原则之一。一个礼貌的称谓往往是交往成功的前奏，而不礼貌的称谓可能是交往失败的开始。所以交际时要用尊称，如“您”—您好、您早；“老”一老李、李老等；并且借助声调、笑容和谦恭的体态以表示对交往对象的尊敬。

2. 尊崇原则　中国人自古有从大、从老、从高的心态。同龄者之间可称对方为哥、姐；相当于父辈者，可称“叔叔”、“伯伯”；副职管理者，可免去“副”字相称。随着社会的发展，中国传统的习惯也在逐渐改变，如人们对自己的年龄也不再认为越“老”越值得骄傲了。

3. 适度原则　依据交往对象、场合、身份、双方关系等选择恰当的称谓也是称谓礼仪的重要原则之一。如对工人可以称师傅，而对医生、教师应该以对方的职业、职称等给予恰当的称呼。在人多的场合，要注意亲疏远近及主次关系，一般先长后幼、先高后低、先女后男、先亲后疏等。

4. 习俗原则　根据交往对象的风俗习惯或地区、国别的差异等选择恰当的称谓。如在我国，不论对何种职业、年龄、地位的人都可称作“同志”，但是港、澳、台地区的朋友见面时一般不用此称呼。对来自君主国家的贵宾，则可按其国内的习惯称呼，如××国王、×××王子或亲王殿下、公主殿下等。

(二)称谓的方式

在日常生活中，称谓多种多样，合适的称谓语，是成功交往的前提，它能给人良好的第一印象，使人产生继续交往的愿望。因此，在人际交往中有必要学会恰当的称谓，掌握称谓的种类与方式。

1. 职务称谓　根据交往对象的职务相称，以示身份有别、敬意有加，这是一种最常见的称谓。有三种情况：称职务、在职务前加上姓氏、在职务前加上姓名（适用于正式的场合）。例如“李处长”、“王宇总经理”等。

2. 职称称谓　对于有职称者，尤其是具有高级、中级职称者，在工作中直接以其职称相称。称职称时可以只称职称、在职称前加上姓氏、在职称前加上姓名（适用于正式的场合）。例如“吴博士”、“刘华教授”等。

3. 职业称谓　在工作中，有时可按职业称呼。对于从事某些特定行业的人，可直接称呼对方的职业，如老师、医生、会计、律师等，也可以在职业前加上姓氏、姓名。

4. 性别称谓　对于从事商业、服务性行业的人，一般约定俗成地按性别的不同分别称呼“小姐”、“女士”（一般“小姐”是指未婚女性，“女士”是指已婚女性）。男子不论婚否，可统称为“先生”。

5. 姓名称谓　在工作岗位上称呼姓名，一般限于同事、熟人之间。只呼其姓时，要在姓前加上“老、大、小”等前缀；只呼其名，不称其姓，通常限于同性之间，尤其是上司称呼下级、长辈称呼晚辈。在亲友、同学、邻里之间，也可使用这种称呼。

6. 亲属称谓　对外人称自己的亲属，一般要用谦称。称自己长辈和年龄大于自己的亲属，可加“家”字，如“家父”、“家母”、“家兄”等。称辈分低的或年龄小于自己的亲属，可加“舍”字，如“舍弟”、“舍妹”、“舍侄”等。称自己的子女，可称“小儿”、“小女”等。称呼他人的亲属，要根据不同的情况采用敬称。一般可在称呼前加“令”字，如“令尊”、“令堂”、“令郎”、“令爱”等；对其长辈，也可加“尊”字，如“尊叔”、“尊祖父”等。

7. 陌生者称谓　对不相识者，一般均可称“同志”、“老师”。在教育界、文艺界新相识的人都可敬称为“老师”。在非正式场合或向陌生的年长的人问讯时，为表示亲近，可以亲属的称谓称呼对方，如“叔叔”、“阿姨”等。

(三)称谓的注意事项

在人际交往中，要真诚地与他人交往，更好地体现一个人的文化素质和修养，反映一个国家、民族的文明程度，使用称谓一定要注意以下几点：

1. 读错姓名不礼貌　不管男女老少长幼尊卑，每个人都有一个姓名。这个识别符号在社会交往中起着重要作用。对于人的姓名应该读准，不能读错。

2. “您”字称谓最常用　在社交中对长辈及平辈最常用的尊敬词语是“您”。现在，“您”成为礼仪中最通用的称谓。

3. “的”字称谓避免用　“的”字称谓在日常生活中经常会听到，“卖菜的”、“开车的”等等。凡后缀"的"字的称谓一般具有贬义，应该避免使用。

4. 量词称谓别用错　量词称谓分为个体量词称谓和集合量词称谓。个体量词称谓有个、位、名等；集合量词称谓有些、群、帮、伙等。一般"个"字的称谓是不礼貌的，不宜使用；"位"字则不同，是一个含有敬意、用于人的量词，它有特定的修辞色彩，被称呼者有受尊敬的感觉。"些"字只表示数量，态度上比较中性；"群"字有点不太尊重；而"帮"、"伙"则含有贬义的成分。

在人际交往中，称呼的态度要诚恳，声音不必太高，只要对方能够听清即可。语气、语调应平和、沉稳，给人一种亲切、自然的感觉。还要根据不同的对象、地域、特定场合等采用适当的称呼，避免误会、失礼或失态。

二、介绍礼仪

介绍，是人际交往中与他人增进了解、进行沟通、建立联系的一种最基本、最常用的方式，是通过自己主动沟通或者第三者沟通，使交往对象认识自己的一种社交方法。介绍礼仪在人际交往中应用较多，其内容丰富，形式多样。掌握介绍礼仪，不仅有利于人际间互动和沟通，有助于进行必要的自我展示、自我宣传，而且还可替自己在人际交往中消除误会，减少麻烦，提高生活质量和工作效率。

（一）介绍的要求

在社交场合，正确地利用介绍礼仪，既可以扩大自己的交际圈、广交朋友，还可以建立必要的了解和信任。具体有：

1. 当为别人作介绍时，不要用手指点对方，应该有礼貌地平举右手掌示意，目光要随手势投向被介绍者。

2. 在介绍别人时，除长者、尊者可以就座微笑或略欠身致意外，一般都要起立、微笑致意，并配以"认识您很高兴！"之类的话语。

3. 在宴会桌、会议桌前也可以不起立，被介绍者只需要略微欠身微笑、点头有所表示即可。

4. 作为介绍者，介绍时应熟悉被介绍双方的情况。万一遗忘，被介绍者要主动把自己的情况告诉对方。

（二）介绍的方式

在社交场合中，介绍的方式多种多样，常见的有自我介绍、他人介绍、名片介绍等。

1. 自我介绍　在社交活动中，如果想结识某个人或某些人，又没有人引见，可以自己充当介绍人，把自己介绍给对方。自我介绍的具体内容，要兼顾实际需要、所处场景，具有鲜明的针对性，不要"千篇一律"。

（1）自我介绍的形式

1）应酬式自我介绍：适用于某些公共场合和一般性的社交场合，如宴会厅里、舞场上等。它主要是针对一般的交往对象，因此介绍内容要少而精，往往只包括姓名一项即可，如"您好！我叫刘萍。"

2）工作式自我介绍：主要用于工作场合。介绍内容包括本人姓名、供职的单位及部门、担负的职务或从事的具体工作等。如："您好！我叫杨利，是××省××医院的护理部主任。”

3)交流式自我介绍:适用于在社交活动中,是刻意寻求与交往对象进一步交流与沟通,希望对方认识自己、了解自己、与自己建立联系的自我介绍。交流式自我介绍的内容包括介绍者的姓名、工作、籍贯、学历、兴趣以及与交往对象的某些熟人关系等。如:“我叫田红,现在××省××医院工作,我是你姐姐的大学同学。”

4)礼仪式自我介绍:适用于讲座、报告、演出、庆典仪式等一些正规而隆重的场合。它是一种意在表示对交往对象友好、敬意的自我介绍。礼仪式自我介绍的内容,包括姓名、单位、职务等,还应多加一些适宜的谦辞、敬语,以示自己礼待交往对象。如:“各位来宾,大家好!我叫王强,是××公司的副总经理,我代表本公司对大家能够光临我们的开业庆典,表示热烈的欢迎和衷心的感谢!”

5)问答式自我介绍:一般适用于应试、应聘、公务交往等。问答式自我介绍的内容,讲究问什么答什么,有问必答。如,招聘方:“你好!请你介绍一下你的基本情况。”应聘者:“各位老师好!我叫吴刚,安徽××人,今年21岁,党员,2005年毕业于××大学药学院,获医学学士学位。”

(2)自我介绍的注意事项

1)态度:自我介绍时态度要自然、友善、亲切、真实,不可自吹自擂、畏首畏尾、矫揉造作。

2)时间:自我介绍的时间以半分钟左右为佳,一般不超过1分钟。

3)时机:应选择对方有兴趣、空闲、心情好、干扰少或对方有要求时,不宜选择对方休息、用餐或正忙于私人交往时。

4)主动招呼:自我介绍时,可主动打招呼说声“您好!”,引起对方的注意,然后说出自己的姓名、身份;也可一边伸手跟对方握手,一边作自我介绍。但如果有介绍人在场,自我介绍会被认为是不礼貌的。

2. 介绍他人　在为他人做介绍时,要审时度势,熟悉双方的情况。如果可能的话,在为他人介绍之前,最好先征求双方的意见,以免为原本相识或关系不佳者介绍。此外,介绍时还要把握以下几个方面:

(1)介绍的顺序:把年轻的介绍给年长的;把职务低的介绍给职务高的;把男士介绍给女士。如果介绍对象双方的年龄、职务相当,也可以由近及远地进行介绍。

(2)介绍的内容:根据实际需要不同,为他人介绍的内容也会有所不同,常见的有以下几种形式:

1)标准式介绍:适用于正式场合,内容以双方的姓名、单位、职务等为主。如:“我来介绍一下,这位是××医院的×院长,这位是××卫校的×校长。”

2)简介式介绍:适用于一般的社交场合,内容往往只有双方的姓名一项,也可只提到双方的姓氏。如:“我来介绍两位认识一下,这位是老×,这位是小×。”

3)强调式介绍:适用于各种社交场合,内容除被介绍者的姓名外,往往还要刻意强调一下某位被介绍者与介绍者之间的特殊关系,以便引起另一位被介绍者的重视。如:“这位是省卫生厅科教处的×处长,这位是××,是我的侄女,在市卫生局工作,请×处长多多关照。”

4)引见式介绍:适用于普通的社交场合,作这种介绍时,介绍者所要做的就是将被介绍者引导到一起,而不需要表达任何具有实质性的内容。如:“两位以前不认识,其实大家都是同行,现在认识一下如何?请你们自报家门吧!”

5)推荐式介绍:适用于比较正规的场合,多是介绍者有备而来,有意将一方介绍给另一方,因此在内容方面,通常会对前者的优点重点介绍。如:“×院长,这位是人民医院护理部的×主任,×主任是一位护理管理方面的专家,在整体护理方面有很深的造诣。”

6)礼仪式介绍:适用于正式场合,是一种最正规的为他人介绍的方式,内容略同于标准式,但在语气、表达、称呼上更礼貌、谦恭。如:“×局长,您好!请允许我把我们医院的×院长介绍给您。×院长,这位就是市卫生局的×局长。”

(3)介绍的结束:通常介绍别人认识后介绍者不宜立即走开。特别是介绍完男女相识,应稍停片刻,以引导双方交谈后,再托词离开:“你们先谈着,我有点事,先走了。”当然,在某种场合,该离开时迟迟不走,也是不合适的。

当介绍者介绍完毕后,被介绍者双方应依照合乎礼仪的顺序握手,彼此问候一下对方,也可以互递名片,作为联络方式。

3. 名片介绍　名片是当今社会个人身份、工作单位、联络方式的备忘录,在人际交往中是介绍自己或了解别人的最简便实用的方法,是你交际的伙伴和助手。当你希望认识对方,表示自己重视对方,想把自己介绍给对方时,便可以用名片完成这一任务。

(1)递交名片的礼仪:向对方递名片时,应面带微笑,注视对方,将名片正面对着对方,用双手的拇指和食指分别持握名片上端的两角送给对方。如果是坐着的,应当起立或欠身递送,递送时可以说:“我叫×××,这是我的名片,请笑纳。”

递送名片时要注意:地位低的人应先向地位高的人递名片;男士先向女士递名片;当面对许多人时,先将名片递给职务较高或年龄较大者。不能用左手递名片,不能将名片举得高于胸部,不能用手指夹着名片递给对方。若对方是外宾,最好将印有外文的那一面递给对方。

(2)接收名片的礼仪:接收他人名片时,应尽快起身,面带微笑,目视对方,用双手拇指和食指接住名片下方的两角,并表示感谢。接过名片后要将名片上的内容看一遍,如有疑问,可当场请教,意在重视对方。名片接到后不能随便乱放,应小心收好,以示敬意。

若需要当场将自己的名片递过去,最好在收好对方名片后再做,不要一来一往地同时进行交换。如果自己没有名片或没带名片,应当向对方表示歉意,说明理由。

(3)索要名片的礼仪:需要向对方索取名片时,可采用下列方法:主动递上自己的名片,同时说:“我们可以交换一下名片吗?”询问对方:“今后如何向您请教?”这种方法适用于向位尊者索要名片;或者说“以后怎样与您联系?”此法适用于向平辈或晚辈索要名片。

如果没有必要,最好不要强索他人名片。当他人索取本人名片,而自己又不想给对方时,应当用委婉的方式拒绝,可以说:“对不起,我忘了带名片。”或者说“抱歉,我的名片用完了。”等。

第二节　通讯与文书礼仪

现代社会是一个信息社会,在人们进行社会交往中,信息就是资源,信息就是财富。目前多种多样的现代化通讯工具层出不穷,它们的出现,为各界人士获取信息、传递信息、利用信息,提供了越来越多的选择。考虑到实际需求,下面重点介绍通讯与文书礼仪。

一、通讯礼仪

人们交际往来，离不开通讯工具，在所有电子通讯手段中，电话出现得最早，也是应用最广的。因此，电话礼仪是现代人要掌握的重点。

(一)电话礼仪

现代社会，电话不仅仅是一种传递信息、获取信息、保持联络的平常工具，而且还可为通话者所在的单位及通话者本人绘制一幅电话形象。所谓电话形象，即人们在通话的整个过程中的语言、声调、内容、态度、时间等的集合。电话形象在现代社会生活中无处不在，它能真实地体现出个人的素质、待人接物的态度以及通话人所在单位的整体水平。因此，在使用电话时务必自觉地维护自己的“电话形象”。

1. 打电话的礼仪

(1)注意时间：打电话的时间最好是双方预约的时间，或是对方方便的时间。除有要事必须立即通告外，一般不要在他人休息时间打电话，如早晨 7 点之前、晚上 22 点以后及午休时间；也不要在他人进餐时间打电话。

给海外人士打电话，要先了解一下时差，否则可能会骚扰他人。打公务电话最好在工作时间，不要占用对方的私人时间，尽量避开对方的通话高峰时间。每次通话的时间应有意识地控制在 3 分钟以内。

(2)内容简洁：打电话人讲话必须简洁明了，问候完毕即应直言主题，不要讲废话，更不要吞吞吐吐、含糊不清。作为发话人，还应自觉控制讲话的长度，一旦需要表达的内容说完后，应由发话人及时地终止通话。

(3)表现文明：通话时，发话人应做到态度谦恭平和，语言文明规范。打电话时必须使用“电话基本文明用语”。首先恭敬地问候一句“您好！”，然后自报家门，以便对方明确发话人的身份；如果准备终止通话，应先说声“再见！”，再轻轻地放下电话，使自己始终表现得有礼有节。

2. 接电话的礼仪

(1)及时接听：电话铃响了，要及时去接，在电话礼仪中有“铃响不过三”的原则，即接听电话以铃响三次左右拿起最适宜。不可接了电话就说“请稍等”，放下电话便置之不理；如果确实很忙，可表示歉意地说：“对不起，请过 10 分钟再打过来，好吗？”

(2)应对谦和：接电话时应当先向发话者问好并自报家门。在私人寓所接听电话时，为了自我保护，有时可以用电话号码作为自报家门的内容，或者不报家门。接电话时应当认真听对方说话，而且不时地有所表示，如“是”、“对”等，或用语气词“唔”、“嗯”等，让对方感到你在认真听。如果一边听一边同身边的人讲话，则是非常失礼的行为。

(3)主次分明：在电话中传达有关事宜，应重复要点，对于号码、数字、日期、时间等，应再次确认，以免出错。通话时，如果另一个电话打了进来，可先向通话者说明原因，嘱其不要挂断电话，稍等片刻，然后立即去接另一个电话，分清两个电话的轻重缓急，再做妥善处理。

(4)接电话的注意事项：在办公室接电话声音不要太大，以免影响其他人工作；替他人接电话时，要询问清楚对方的姓名、电话、单位名称，以便在接转电话时为受话人提供便利；在不了解对方的动机、目的时，请不要随便说出指定受话人的行踪和其他个人信息，比如手机号等；接电话时，如果对方打错了电话，应当及时告之，口气要和善，不要冲撞，更不能表示出恼怒之意;如果对方所找非己,也不要口出不快,应热情代找,或者认真记录,然后再传达。当通话因故被中断时,通常中断电话的人应当再次打电话过来,说明情况。

(二)移动通讯

使用移动通讯工具,既方便了自己,也方便他人,它加快了现代人的交往速度,提高了人们的生活质量。人们在享受现代物质文明的同时,更注重精神文明的建设。现代通讯工具使用的礼仪规范是精神文明的具体体现,因此,在使用通讯工具时必须遵守以下要求。

1. 使用规范　使用手机等通讯工具时,要严格遵守约定俗成的使用规则,否则会影响自己的形象。

(1)注意场合:不应该在公共场合,尤其是楼道、电梯、路口、人行道等地方,旁若无人地使用手机。不应当众喧哗,影响他人。不应在音乐厅、美术馆、影剧院等表演场合下使用手机,这是对演员、观众最起码的尊重。在开会、会见、上课时也应自觉关闭手机,或设定至震动状态,以体现自己对会议主持人、老师、听众的礼貌。

(2)注意安全:不要在驾驶汽车时接听手机、电话或发短信,以防止发生车祸。不要在病房、加油站等地方使用手机,以免所发信号干扰治疗仪器,有碍治疗效果或引发油库火灾、爆炸。不要在飞机飞行期间使用手机,否则会干扰仪器运行,影响飞行安全。雷雨季节不可在室外接打手机。

(3)保证畅通:应当牢记手机交费日期,并自觉按时交纳费用,以免因欠费停机,影响与外界的联系。更换手机号码,应及时告诉自己的主要交往对象。看到熟悉的未接电话,要及时回复。

(4)尊重隐私:手机号码属于个人专有,不应随便打听他人的手机号码。如果主人不同意,不可将主人手机号码告诉他人,也不应随便借用他人的手机。

2. 放置位置　使用移动通讯工具,应将其放在适当的位置,既方便使用,又合乎礼仪。

正式场合,移动通讯工具可放置在常规位置,即放在随身携带的公文包内或口袋里。在与人交谈时,可放在手边、身旁、背后,也可以放在手袋内不取出来,不可立于桌上。

(三)电子邮件

电子邮件,又称电子函件或电子信函。它是利用电子计算机组成的互联网络,向交往对象发出的一种电子信件。使用电子邮件进行对外联络,不仅安全保密,节省时间,不受篇幅的限制,清晰度极高,而且还可以大大地降低通讯费用。在使用电子邮件对外进行联络时,必须遵守礼仪规范。

1. 认真撰写　向他人发送的电子邮件,一定要精心构思,认真撰写。若是随意书写,既不尊重对方,也不尊重自己。在撰写电子邮件时,必须注意以下几点:

(1)主题明确:一个电子邮件,大都只有一个主题,并且往往需要在前注明。撰写时要突出主题,让收件人对整个电子邮件一目了然。

(2)文字流畅:电子邮件为便于阅读,文字要流畅。尽量不写生僻字、异体字。引用数据、资料时,则最好标明出处,以便收件人核对。

(3)内容简洁:网上的时间极为宝贵,所以电子邮件的内容应当简明扼要,愈短愈好。

(4)用语文明:书写电子邮件,要注意礼貌,特别是称谓、祝辞部分要使用相应的礼貌用语。

(5)格式完整:按照书信的格式撰写,“不要有头无尾”,或者“无头无尾”。

2. 避免滥用　在信息社会时间是很宝贵的。一般不要向他人乱发电子邮件,更不要向别人的信箱发送“垃圾邮件”。不要以电子邮件的方式与他人谈天说地,无事闲聊。一般收到电子邮件后,要及时回复。

3. 注意编码　编码问题是每一位电子邮件的使用者都应掌握的。由于各个国家、地区的中文编码系统不同,因此,向其他国家和地区的华人发送电子邮件时,必须同时用英文注明自己使用的中文编码系统,保证对方可以收到自己的邮件。

二、文书礼仪

现代社会,随着科技的进步,出现了多种多样的新型联络方式,如电话、可视电话、语音信箱、电子函件、图文电视等。与它们相比,书信虽然既普通又原始,但在传递信息、互通情报、交流思想、表达情感等方面,书信发挥着其他新型联络方式不能替代的特殊作用,具有可视性、易藏性,可以反复阅读、细心体味,又便于保存、收藏留念。由于是发信人亲笔所写,可使收信人“见字如面”,顿生亲切之感。一个人的礼仪修养往往在文书中就能体现出来,因此我们有必要加强文书礼仪方面的修养。

(一)传统书信礼仪

书信是一种向特定对象传递信息、交流思想感情的应用文书。学习中国传统书信礼仪,可以使我们在不能见面的时候,从字里行间体现出揖让进退。掌握基本的书信礼仪不仅有助于提高个人的文化礼仪素养,而且还有助于增进交流。

1. 书信的构成　书信由笺文及封文两部分构成。

笺文即写在信笺上的文字,也就是寄信人对收信人的招呼、问候、对话、祝颂等。笺文是书信内容的主体,书信的繁简、俗雅及其他方面的风格特征,几乎都由内容主体决定的。

封文即写在信封上的文字,也就是收信人的地址、姓名和寄信人的地址、姓名等。封文也是写给邮递人员看的,使邮递人员知道信从哪里来,寄往哪里;万一投递找不到收信人,还能将信退给寄信人。完整的书信应该是笺文、封文俱全,并且将笺文装入写好封文的信封内,封好付寄费寄出。

2. 通信的技巧　书信是一种个人性很强的应用文,写法上比较灵活。在通信时,除了发信人在写信时要遵守书信格式外,通信双方还要遵循一定的要求。

(1)合乎规范:书信写作规范突出地表现在两个方面,一是书写格式规范,一封完整的信文应包括台头、台词、正文、祝辞、署名、日期等。二是书信语言规范。

(2)语言文明:尽量多用敬语、谦语、雅语等礼貌用语,给收信人一种亲切感和尊重感。

(3)字迹工整:文字书写要端正、清晰、工整,给人以美观大方的感觉。

(4)真实合理:“信”字本身含有信任之义,这要求书信不论写给谁看,所述的事情都要实在,所表达的感情都要率真,所讲的道理都要公正、公平。

(5)及时回复:因故推迟回复他人的来信时,应向对方解释致歉。一般情况下,收到他人的来信后,应尽快回复,不仅是对对方的尊重,也是做人的基本原则。

(二)短信礼仪

人与人之间交往的方式除了直接见面、电话、电子邮件、传真、书信外,短信交往日趋增多。在使用短信交往的过程中,必须遵守一定的礼仪规范。

1. 发短信一定要署名　短信署名既是对对方的尊重,也是为达到短信目的的必要手段。如果发短信不署名,不但会引起对方的困惑,而且会耽误正事。

2. 收到短信及时答复　现在每逢节假日,人们都会发短信祝福,“来而不往非礼也”,接到别人发来的短信后,应及时回复。

3. 必要时短信预约　有时要给某位尊者或重要的人打电话,知道对方很忙,可以先发短信:“有事找,是否方便给您打电话?”如果对方没有回短信,一定是不方便,可以在较久的时间以后再拨打电话。

4. 及时删除不必要的短信　一些人经常把手机放在桌上,如果出办公室或者去卫生间,有人会顺手翻看短信,可能会引起麻烦。如果传播出去,可能就会引起不必要的误会,因此经不起推敲的短信一定要及时删除。

5. 发短信要注意时间　上班时间一般不发短信,否则会打扰对方工作,甚至可能让对方违纪。发短信不能太晚,以免影响对方休息。

6. 恰当使用短信　如果事先已经与对方约好参加某个会议或活动,为了怕对方忘记,最好事先再提醒一下。提醒时适宜用短信而不要直接打电话,打电话可能有不信任的感觉,而短信就显得非常亲切,短信提醒时语气应当委婉,不可生硬。

第三节　迎送与馈赠礼仪

迎送与馈赠是社交活动中的基本形式和重要环节,是人们表达友情、敬重和感激的方式。正确地运用迎送与馈赠礼仪,可以加深双方的理解,增进双方的友谊,体现双方的礼仪修养,提高工作质量。

一、迎送礼仪

迎来送往是社会交往中一项经常性的活动,迎宾或送宾礼仪不仅关系到自己的形象,还关系到单位的整体形象,尤其是迎宾,给对方留下良好的第一印象,会为下一步的深入接触打下良好的基础。

(一)迎宾礼仪

对于远道而来的客人,首先要做好迎接工作。掌握客人到达的时间,准备好交通工具,提前恭候客人的到来。对不相识的客人,要制作迎接牌,写上客人的名字,举牌迎候;接到客人后,应首先问候并表示欢迎;然后向对方作自我介绍,如果有名片,可送予对方。同时还要注意以下几个方面:

1. 对特殊的客人　凡遇老、弱、病、残、幼的客人,要主动搀扶,倍加小心。

2. 对异地、异国客人　对前来访问、洽谈业务、参加会议的外国客人或外地客人,应首先了解对方到达的车次、航班,安排与客人身份、职务相当的人员前去迎接。若因某种原因,相应身份的主人不能前往,前去迎接的主人应向客人作出礼貌的解释。

3. 热情有度　接到客人后,要主动热情地帮助宾客提携行李物品,但也应尊重宾客的意愿。凡宾客自己要提的物品,不要过分热情地去强行要求帮助提携。

4. 妥善安顿　主人迎接客人时,应提前为客人安排好住宿,帮助客人办理好一切手续。

将客人送到住地后，主人不要立即离去，应陪客人稍作停留，热情交谈，同时向客人介绍住处的服务、设施等，并将活动的计划、日程安排告知客人。考虑到客人旅途劳累，主人不宜久留，让客人早些休息。分手时将下次联系的时间、地点、方式等告诉客人。

（二）接待礼仪

接待人员要仪容端庄，谈吐文雅，举止大方，具有一定的文化素养。女性应避免佩戴过于夸张或有碍工作的饰物，化妆应尽量淡雅。对来访的客人，应一视同仁，微笑相迎，礼貌称呼，热情问好。同时接待客人还应注意以下几点：

1. 按规格接待　如果来访者是预先约定好的重要客人，则应根据来访者的地位、身份等确定相关的接待规格和程序。

2. 引导客人通过走廊　接待人员应在客人二三步之前，配合步调，让客人走在走廊的内侧。

3. 引导客人上楼　应该让客人走在前面，接待人员走在后面。若是下楼时，应该由接待人员走在前面，客人在后面。上下楼梯时，接待人员应该注意客人的安全。

4. 客人走入客厅　接待人员应用手指示，请客人坐下，看到客人坐下后，才能行点头礼后离开。正在接待来访者时，有电话打来或有新的来访者，应让助理或他人接待，以避免中断正在进行的接待。

（三）送宾礼仪

当客人准备告辞时，要等客人起身后，主人再起身热情相送，并根据客人的身份不同送至不同的位置。一般的客人，要送到室外或电梯门口；重要的客人要送到大门口、楼下或其乘车驶离之处；远方的客人，还要送到其住宿的宾馆或机场、车站，等客人乘坐的交通工具启动后再离去。

同客人告别时，要与之握手，面带笑容，施礼感谢光顾和致告别语："祝您旅途愉快，欢迎下次再来"等。车辆启动时，应向客人挥手告别，目送离去。

二、馈赠礼仪

馈赠即赠送礼品。馈赠的目的在于沟通感情和保持联系，赠送礼品时，要注意礼品的选择、赠送与受赠过程都必须遵守礼仪规范，它们既是交往礼仪的基本要求，又是馈赠成功的重要环节。

（一）赠送礼仪

任何人在赠送礼品时，都要精心挑选、准备所赠礼物。礼品的选择，既要考虑到对方的实际需要，又要符合受礼者的性别、身份、性格、爱好、习惯等。

1. 选择合适的礼品　俗话说"千里送鹅毛，礼轻情意重"，这就告诉人们，赠送礼品不在多少，而在双方之间的情义。馈赠除了要挑选具有鲜明特色、非常实用、时尚性的礼品外，还要有纪念意义。

2. 选择恰当的时机　赠送礼品须选择合适的时机。人们往往选择这样的时机：如道喜、祝贺、鼓励、慰问及纪念之时。送礼时，还应避免外人在场时赠送。

3. 选择精美的包装　选购一件合适的礼品后，还需进行精美的包装，显得正式、高档，而且还能使受赠者感到自己备受重视。

此外，赠送礼品还要表现大方、自然得体、态度诚恳，如果送的礼品比较新颖，还有必要向受赠者说明其用途。

（二）受赠礼仪

收到礼品后，应立即表示感谢，即便收到的礼品不合心意，也应当像接受自己所喜欢的礼品一样，说上几句感激对方的话。中国人收礼后一般要等客人走后才打开。受赠者在接受礼品时应做到：

1. 欣然接受　受赠者接受礼品时，应起身站立，面带微笑，注视对方；在对方取出礼品准备赠送时，要保持风度，既要神态专注、认真，又要稳重大方。在赠送者递上礼品时，尽可能地用双手迎接，不要一只手去接礼品。并将礼品收好，不要随手乱放。

2. 依礼还礼　中国人崇尚"礼尚往来"。接受馈赠后，应想办法回礼才合乎礼貌。尽管在接受馈赠时无法马上回礼，也应在日后适当的时候，以适当的方式，向对方回赠礼品。

3. 拒绝有方　有的时候，出于某种原因，不能接受他人赠送的礼品。在拒绝时，要讲究方式、方法，依礼而行，给对方留有退路，不能令人尴尬。

（三）馈赠的注意事项

在选择礼品时，首先自己要喜欢。另外，还要自觉、主动回避对方受礼的禁忌，如：不能对身体、工作、学习、生活有影响，与对方所在地的风俗习惯相矛盾，避免几年送给同一个人同样的礼物等。

第四节　护理工作中的交往礼仪

护士是医院里人数最多，与病人接触最密切，接触时间最长的群体，因此护理人员在工作中的交往礼仪尤为重要。护士的礼仪可从护士的容貌、服饰、言谈、举止等方面展现出来，并融于职业行为和服务内容之中。护理工作中的交往礼仪包括护患交往礼仪、医护交往礼仪、护际交往礼仪等。

一、护患交往礼仪

护患交往是护理人际交往的主体，是护士职业生活中最经常的人际交往。护士要想做好护理工作，提高护理质量，首先就应该掌握护患交往礼仪。

（一）仪表端庄，服饰得体

与病人初次见面，要留下良好的第一印象，首先注意的是护士的仪表。在护患交往中，护士应做到仪表端庄大方、服饰整洁得体、燕帽要戴得端正，精神要饱满，给病人一种做事利落、整洁俊美的感觉，并由此赢得病人的尊重和信任，这是建立良好护患关系的开端。

（二）语言文明，举止大方

俗话说，"良言一句三冬暖，恶语伤人六月寒。"护士在护理工作中熟练掌握和使用文明用语是非常重要的。工作中应该"请"字当头，"谢"字结尾。接待病人或进行各项护理操作时，应根据病人的病情、年龄、性别、职业、地位、文化背景等礼貌地称呼病人。

举止能反映出护理人员对病人的态度和自身的心理状态。护士在工作中要求举止稳重大方、动作轻柔敏捷，给病人一种安全和信任感，不能举止轻浮、动作散漫粗暴。

(三)态度谦和,主动热情

诚实谦和的态度,能增进病人对护理人员的信任与亲切感。在护理工作中,护士要主动热情地为病人服务,多与病人沟通、交流,同时要善于控制自己的情绪,不因个人心情不快而迁怒病人。只有这样才能缩短护患之间的距离,减少病人的心理压力,消除护患之间的陌生感和恐惧感,提高护理工作质量。

(四)尊重病人,以礼相待

护士在与服务对象交往的过程中,必须尊重对方的人格,不论其职务高低、年龄大小、病情轻重、关系亲疏等,都应一视同仁、以礼相待。以貌取人,以贫富、贵贱分高低,是有悖于护理人际关系最基本的伦理道德原则的。

良好的护患关系是护理工作顺利进行的最基本、最重要的保证。护理人员只有不断地提高自身素质,正确地运用护患交往礼仪,才能建立融洽、和谐的护患关系。

二、医护交往礼仪

在健康服务群体中,护士与医生的关系最为密切,两者既分工明确又相互合作,各自发挥自己专业的功能,不能互相替代。建立良好的医护关系是完成医疗护理活动,解除病人病痛,促进病人康复的重要保证。

(一)相互尊重,互相理解

在医疗护理活动中,医护双方都要理解对方的工作特点,分清双方的责任,尊重对方的人格,信赖对方的能力。任何一方都不能轻视、贬低另一方。虽然专业不同,职责分工不同,但都是为了一个共同的目标,在工作中应该相互尊重和理解。只有这样才能营造出融洽、和谐的工作氛围,最大限度地发挥自己的角色功能,保证整个医疗护理工作的正常运行。

(二)团结协作,互相配合

医生和护士的工作不仅各有特点,也各有难处,医护之间的团结协作是医疗护理工作顺利开展的基础。在为病人提供健康服务的过程中,医生和护士是良好的合作伙伴。当医护之间出现协调配合欠妥时,护士要主动谅解对方,分析产生矛盾的原因,善意地提出合理的意见或建议,协商解决。切忌在病人面前与医生发生争执,更不能在病人面前议论医生的是非长短。

(三)互帮互学,共同提高

由于医疗和护理是两个不同的专业,知识范围、重点和深度各有不同。作为医生,应随时了解护理专业的特点和学科发展情况,主动关心护士的成长进步和业务水平的提高;作为护士,不仅要掌握本专业的理论知识和技能,还应虚心向医生求教,从更深的理论角度把握疾病的诊疗过程,医护双方相互学习,取长补短,从而达到医疗和护理互相渗透,互相启迪,共同提高。

三、护际交往礼仪

护际交往是指护士与护士之间的交往。护理工作的协作性很强,不同级别、不同年龄的护士之间保持良好的交往关系,团结协作,密切配合,使护理工作形成一个有机的整体,才能保证护理工作井然有序地进行，并不断提高护理质量。

(一)尊重同仁，举止文明

同事间往来，应互相尊重、互相支持，文明相处、礼貌相待，这既是为人处世的基本道德，也是最基本的职业要求。

(二)严于律己，宽以待人

与同事相处，要处处为别人着想，以礼相待。别人礼仪礼节如有不周之处，自己不要耿耿于怀，更不要形成私怨。

(三)谦虚谨慎，戒骄戒躁

一个人的能力大小、水平高低是客观存在的，但每个人的人格都是平等的，不可因个人资质的高低对别人“另眼相看”。谦虚谨慎、平等待人更能体现个人的高尚品德。

(四)努力学习，积极进取

护士之间要互帮互助，互尊互学，形成比、学、赶、帮的良好氛围。工作中要讲奉献、比成绩，不计个人得失、个人利益，不断提高自身修养。

四、行为模拟训练

在护理实验室或教室设计一个模拟病区，让学生进行角色扮演，分别演示护士、病人、医生等角色，假设各种复杂多变的工作场景展开交往，让学生在模拟训练中学会工作中的交往技巧，学会礼貌地善待别人，友好地与人交往，营造一种融洽和谐的工作氛围，利于各项工作的顺利进行。

【附】人际交往中常见的礼仪“禁忌”

现代社会，与人交往既要有技巧，又要有原则，这样的社交，才能取胜，才能获得真诚的朋友、永久的合作伙伴。

现代礼仪，讲究规范很重要，但知道忌讳更重要。因为，只有避免犯忌，才是和别人友好交往的前提。一旦犯了忌，就会影响交往。因此在交往中，要注意以下几点：

一忌强硬交往。

这种人是最令人难以接受的，自以为是，以老大自居、唯我独尊，和人交往态度冷漠傲慢。在市场经济越来越发达、竞争越来越激烈的今天，这类人往往最不受欢迎。

二忌盈利交往。

俗话说多一个朋友，多一条路。就商务合作而言，任何人很难一开始就成为你的客户，总会从准客户向实际客户过渡，你很难说谁是你的准客户。所以，就当你所交往的人都是准客户，以满腔的激情、热情、诚意和他交往，总会收到较好的效果。

三忌一次交往。

具体表现有两种。一种是谈判的时候，为了达到自己的目的，有求必应，达到目的后就无视对方的要求了。另外一种是一次交往目的达到成功后，就不再和对方联系了，认为“以后反正也不用他了”。这种短期行为，势必给人以“势利”、“功利”主义的感觉，使自己的朋友越来越少。

四忌高层交往。

这种人的交往策略是逼迫对方就范。这样做一是不可能得到对方心悦诚服地、长久地帮助;二是这种关系是人情网,在市场经济下,竞争越来越透明的今天,容易受各种因素影响,以致自食苦果。

五忌江湖交往。

把社交信誉押在江湖义气上,以感情取代原则和理性,结果往往让别有心机的人钻了空子,使自己蒙受损失。这类事件生活中太多了。

六忌媚求交往。

社交并不能通过获得别人的同情而获得交情,任何一个上进的人、有身份的人,都不会和逢迎拍马屁的人进行平等地交往。

所以,在交往中,只有讲究交往礼仪,掌握堂堂正正的交往技巧和方法,才能获得交际场上的胜利。

复习思考题

1. 何谓“称谓”?称谓有哪些方式?
2. 介绍的方式有哪些?自我介绍的基本要求是什么?
3. 接听电话时应遵循哪些礼仪?
4. 接待礼仪的常识主要有哪些?
5. 馈赠礼仪包括哪些内容?
6. 设置场景反复练习护理工作中的交往礼仪。

(陈　芬)

第六章 护士的工作礼仪

随着社会的进步，护理工作的内涵也在不断地发展变化着。“护理是爱心与艺术的结合”，在此基础上，护理礼仪增添了许多新的规范要求，从而开辟了现代护理职业的新天地。因此，护理人员必须不断地充实自我，既要掌握过硬的护理技术，又要学习人文科学知识，以良好的礼仪修养和精湛的护理服务技术，及时为病人提供全方位的优质护理服务，成为高素质的社会主义精神文明建设的推动者、维护者和创新者。

第一节 门诊护士工作礼仪

门诊是医院面向社会的窗口，是病人与医护人员接触的第一关。一般情况下，门诊护士特别是分诊、接诊、导诊、咨询的护士更是医院的形象使者，肩负着沟通护患关系、展现医院形象的重任，因此，加强门诊护士的礼仪培训，自然就成为护理礼仪修养工作的重点。

一、接诊礼仪

病人到医院就医，客观上就存在一种被动、祈求的自卑心理，加上疾病的折磨，又面对医院陌生的环境，难免产生孤独感和恐惧感，很自然地加重了他们的依赖心理。此时他们急于想见医生，希望得到年资高的医生诊治，希望被重视，希望得到医护人员的理解、同情和关心。因而他们对医护人员的言行，甚至面部表情都非常敏感。护理人员礼貌、周到的服务态度，文明、端庄的仪表等，就成了抚慰病人心灵的良方，成为解除病人心理恐惧的镇静剂。因此，要求门诊护理人员在接待病人时应具体做到：

（一）仪表

护士的仪表应文明端庄，做到衣冠整齐。正如前面章节介绍，护士上岗着装要合适得体，工作服必须清洁平整，所有扣子应钉牢扣紧，长短适宜，腰部宽松适度，腰带平整，内衣、裙边、领边不应露在护士服外；不化浓妆，不戴首饰，佩带胸牌清晰、端正；梳妆整齐，戴燕帽时，短发则要求前不遮眉，后不搭肩，侧不掩耳，如系长发，则要梳理整齐后束起或盘于脑后，发饰素雅端庄。这样可给病人以文明、大方的感觉，留下良好的第一印象。

面部表情的变化能动态地反映内心情感。护士与病人接触时，应面带笑容，热情真诚，由衷地表达出对病人的关爱之情，从而使病人倍感温暖，树立战胜疾病、恢复健康的信心。

（二）语言

护理人员和病人接触时，必须做到语言规范、文明，态度诚恳、热情、礼貌谦虚，语气和蔼亲切，声调柔和、悦耳，这是门诊护士最基本的礼仪要求。这有利于融洽护患关系，增加病人对自己的亲切感。如门诊护士导诊时，见到病人应主动热情迎上，说“您好，我是门诊的导诊护士小×，您要看病吗？您哪儿不舒服？”“请先到挂号处挂××科号，然后到诊室看病。”病人挂号后到候诊室，护士应温和地告诉病人：“您好，请将病历放在这儿，在候诊椅子上稍等一会。”这时，你送上一杯水，递上一本书，和蔼地说：“请您先喝杯水，这是我院的《防病保健手册》，您先看看，等医生看到您时我再告诉您。”这样，可使病人倍感安慰和温暖。

（三）眼神

眼睛是心灵的“窗口”，护士可通过这个窗口向病人传递语言所不能充分表达的信息。门诊护士在工作中流露的眼神，应与语言、表情、动作协调一致。通常，热情、亲切、和蔼的眼神，可使病人精神振奋，增加信任感和安全感，增强抗病能力；反之，责备、冷淡、漠视的眼神，则会使病人不知所措、猜疑多虑、心灰意冷，失去战胜疾病的信心。

（四）动作

指护士身体的动作，包括站、坐、行的姿态，操作的动作和头、手及身体各部位的体势语，是护患之间非语言沟通的重要内容。接诊病人时，护士的姿态务必端正、规范；进行护理操作时，动作应熟练、轻稳、协调、准确；身体各部分的体势语要表达确切，表里如一；真正使病人感到护士的真诚、关爱和帮助。

二、护理治疗工作中的礼仪

到医院就医的病人中，有相当一部分是在门诊接受治疗的，在为病人进行护理治疗的过程中，除了规范、娴熟的操作外，还应注意工作中的礼仪规范。

首先，进行治疗或护理前，应礼貌、和蔼地对病人做一些关于治疗护理措施的科学解释，要充分尊重病人的知情权，让病人了解治疗、护理措施的意义。例如，给一感染病人输液，输入的是氨苄青霉素。做过敏试验时，操作前应向病人说明：“您好，您发热是由感染引起的，需要马上给您输液，输的是氨苄青霉素，这药抗感染一般很有效，但会引起极个别人过敏，用这药之前要先做过敏试验，看您能否使用。”“做的时候，在手臂上打一针，可能有点儿疼，您不要害怕，我会很小心的，希望您能配合。”注意在整个治疗操作过程中要求病人配合时，一定要“请”字当头，不可以命令式的口气对病人说话。

其次，进行治疗护理操作时，既要严格执行操作规程，又要做到动作轻柔，神情专注，态度和蔼。在治疗或护理时，还要指导病人：“您现在把手臂伸出来，不要乱动。”注射后，还应嘱咐病人：“不要按揉，等到20分钟时我来看结果，在这期间，您有哪儿不舒服，如胸口闷、心里发慌、头晕、嘴唇发麻或手臂注射处痒、火辣辣的感觉等，这儿有信号铃，要及时告诉我，谢谢您的合作。”整个过程中都应注意保持举止有度，言谈有礼。即使遇到某些病人挑剔、为难，也要保持冷静、耐心，以礼相待。工作中始终要有服务意识，自觉维护病人的尊严。

最后，病人在门诊治疗护理结束离去前，除了必要的医嘱交代外，还应礼貌关心地嘱咐病人注意保重身体，注意饮食、锻炼的适当调整，给病人留下急需帮助时的联系办法；把病人送到诊室门外，说上几句祝福、送别的礼貌语，如“您请走好，注意按时服药，保重身体，有哪儿不舒服请随时与我们联系或来院就诊，祝您早日康复”等，让病人痛苦、焦虑而来，愉快、满意而归。

第二节　急诊护士工作礼仪

急诊服务的对象是一个特殊群体，来这里就诊的病人，大多数是一些发病急、病情重、需要紧急抢救者。病人多由家属、亲人或者同事护送，有的是医院120急救车接来。当危重病人推进急诊室时，病人和家属焦虑恐慌、忐忑不安的心情交织在一起，他们把每一线生的希望都寄托在医务人员身上。急救护士是首先与病人接触的，她们的工作不仅直接关系到病人及家属对医院的信心，也关系到病人的生命安危与疾病转归。所以，作为一名优秀的急诊护士，除应具备高尚的思想品德，良好的心理、身体素质，掌握精湛、娴熟的抢救护理技术外，还应具备良好的礼仪修养。这一方面有利于急诊护理工作的完成，另一方面也有助于防范医疗纠纷的发生。

一、接待急诊病人礼仪

急诊护士面对的都是发病急、病情重，甚至是生命垂危的病人，此时此刻，病人和家属对医疗要求很高。急诊护士只有树立更科学的服务理念，并将这种理念体现在具体的护理服务工作中，提供及时、快捷的医疗急救服务，才能满足社会高标准的要求，在激烈的服务竞争中，赢得社会的尊敬和承认。

(一)掌握急诊病人的心理

近些年来，随着急症医学和护理的发展，人们越来越认识到急症病人不仅要面临可能失去生命的威胁，遭受躯体伤残的危险，同时，心理上也处于高度应激状态。为此，急诊护士要掌握急诊病人的心理特点，做到以人为本，进行礼仪周到的服务，缓解急诊病人的紧张状态，有助于病人转危为安，避免因心理处于高度的应激状态而加重病情，甚至造成严重后果。急诊病人常见的心理特点有：

1. 紧张焦虑心理　急症病人因起病急、病情重、发展迅速，多缺乏思想准备，心理承受力差，易产生紧张焦虑心理。如高热病人、休克病人常有此心理反应。

2. 极度恐惧心理　对于意外的突发事件如车祸、房屋倒塌、水灾、火灾、地震等突如其来的伤害和打击(造成各种外伤、大出血、剧烈疼痛等)，受伤者往往缺乏心理准备，心理处于惊恐状态。惧怕死亡，惧怕由于伤害而失去原有的正常生活，害怕诊断不准确被贻误等。另外，抢救室特定的环境和气氛，也会加重病人的恐惧心理。

3. 应激异常心理　突然的伤病造成病人理智丧失、行为退化、情感幼稚。因为瞬间袭来的天灾人祸造成的超常紧张刺激，可以摧毁一个人的自我应对机制，出现心理应激障碍，导致异常心理。如有的病人因突然遭受巨大的躯体和心理创伤，大脑皮层出现超限抑制，产生“情绪休克”状态，表现为表情淡漠，呼之不应。也有的病人一向自认为身体健康，突然患了重病，也会因过分恐惧而失去理智，出现反常的不合情理的态度和言行。还有的慢性病突然恶化的病人，易产生濒死感、悲哀、无助、绝望等消极情绪。

4. 依赖心理　无论是瞬间袭来的恶性事故，还是突然患了急症或是慢性病的突然恶化，此时病人的求生欲望都非常强烈。如果病人意识清楚，从他的声音、表情、目光中都会显露出求生的愿望，他把一切生的希望都托付给医护人员，产生很强的依赖心理。这时，病人能积极配合医护人员的各种抢救，对治疗有一定的积极作用。

5. 听天由命心理　有些病人患急病后，尤其慢性病的突然恶化，觉得事已至此，只能听天由命，听任医务人员的处理，对病情和治疗结果持无可奈何及无所谓态度。

(二)接待急诊病人礼仪

针对病人不同的心理状态和实际情况，急诊护士接诊时应采取适当的救护措施和恰当的礼仪接待方式。

1. 稳定情绪，陈述利弊　急诊护士应针对急症病人极度紧张、惊慌和恐惧等实际情况，一方面全力配合医生按急救程序进行抢救，另一方面抓住时机，及时向病人及家属进行必要的解释和合乎情理的安慰。通过陈述利害，晓以利弊，努力使病人及家属消除紧张恐惧心理，稳定情绪，以利于进一步对病情作出处理。

2. 抓紧时机，果断处理　急诊工作突出一个"急"字，时间就是生命，护士对急诊病人的病情有个大致了解后，应迅速对伤病员进行紧急的救治，如心脏复苏、吸氧、建立静脉通路、止血等。救治工作的方法要正确，决策要果断，措施要得力，充分体现护理人员处理问题的及时性、针对性和有效性，增强病人及家属对护理人员的信任。

3. 急不失礼，忙中守节　对急诊病人的接诊和处理虽紧张，但也应当做到急不失礼，忙中守节。急诊病人心理较为复杂，对医护人员的言谈举止非常敏感，急诊护士在接待病人时，要考虑病人的特殊心理，态度应和蔼热情，语气要柔和礼貌，举止有度，处理病情果断而及时，解释耐心而富有关爱之情，给予病人更强有力的支持、鼓励和协助，尽自己最大的努力来挽救病人的生命。

二、急诊救护礼仪

危重、急症病人一旦入院，就必须在最短的时间内，用最有效的措施进行救护，以缓解急性发作症状，为进一步治疗争取时间。所以，急诊护士应尽快运用所学知识，充分发挥积累的经验，争分夺秒地为救治病人铺设绿色通道，确保对病人的救治顺利实施。

(一)急而不慌，忙而有序

急诊护士必须有较强的应变能力，以适应急诊病人发病急，变化快的救治实际，在判断病情、选择措施、果断急救的基础上，始终做到急而不慌、忙而不乱、沉着施治、从容有序，以稳定病人及家属的情绪，消除顾虑，争取得到更好的支持与配合，以利于进一步的救护。

(二)团结协作，文明礼貌

急诊救护是一项涉及医疗、护理、化验、影像等多方面工作的系统工程。在涉及多个科室的病情救护时，各科救护人员要无条件服从抢救小组负责人的救护工作安排，密切配合，团结协作，文明礼貌，理解尊重，全力以赴地挽救病人的生命。

(三)减轻压力，增强信心

急症病人在意识清楚的情况下，心理比较复杂、压力大。为了帮助病人缓解心理压力，减轻精神痛苦，急诊护士要有针对性地对病人的具体情况做好心理疏导工作，用安慰、体贴、关心的语言缓解病人紧张恐惧心理；帮助病人尽快进入病人角色，接受医务人员对自己病情的诊断、治疗、护理和作息安排。同时，配合健康教育，对病情变化、护理治疗过程及效果给予适当的解释和预告，使病人有必要的心理准备，增强战胜疾病的信心。

（四）给予理解，获得支持

由于病人起病急骤，情况危急，护送病人抢救的家属或朋友没有思想准备，表现为焦虑、坐立不安，担心能否抢救成功。他们往往想更多地向医务人员询问有关病情及抢救情况，甚至想进急救室目睹抢救现场。此时，要对他们的这种焦急心情给予理解，耐心回答病人家属提出的各种问题；为了保证抢救秩序，要劝说家属及护送人员在急救室门外或家属休息室等待；及时向家属反馈病人的抢救情况；给家属适当的安慰和必要的心理指导；对个别家属的过激语言，要冷静对待，充分理解，妥善处理好与病人家属的关系，从而获得家属对医护工作的支持。

第三节　病房护士工作礼仪

当病人经医生初步诊断需住院检查或治疗时，病人便住进医院。此时疾病的折磨、环境的陌生和经济的压力等因素，往往给病人增添许多担心、恐惧和不安。病房护士如能热情礼貌地接待病人，给予宽慰、体贴，将使病人的心理压力得到缓解，消除焦虑紧张情绪，安心住院，配合治疗和护理，树立战胜疾病的信心。

一、病人入院护理礼仪

当病房护士以热情礼貌、体贴关怀、大方诚恳、善解人意的言行，接待每一位住院病人时，病人会倍感亲切，内心温暖，从而产生良好的第一印象，主动配合医护人员的诊治、护理工作，有利于融洽护患关系，提高医疗护理质量。

（一）协助病人办理入院手续

病人需住院治疗时，护士应热情地指导病人和家属到住院处办理入院手续，如填写登记表格，交纳住院押金等。对病人生病深表同情与关心，同时详细安排病人住院的其他事项，尽可能消除病人因初次住院人地两生的环境和不知自己生病的详情而产生的烦躁、焦急、郁闷等情绪，帮助他们树立安心住院、治愈疾病的信心。对病人绝不允许出现态度冷漠，脸色难看，甚至恶语斥责的行为。

（二）护送病人进入病区

病人办理好入院手续后，护士要视病人病情分别采取扶助步行、轮椅或推车等方式，热情地护送病人入病区。护送时，应主动与病人沟通，详细介绍病房情况，耐心解答病人或家属提出的问题，给病人关心、体贴与安慰，以消除病人的疑虑等，使病人能尽快地适应角色的转变。在护送病人的过程中，要根据病人病情安置合适的卧位，并密切观察病人情况，注意保暖，不能中断输液与给氧，确保病人安全。要求整个过程动作轻快敏捷、娴熟稳重。送入病区后，护送人员要礼貌、耐心、仔细地与值班护士就病人病情、物品进行交班，做到有始有终，环环相扣，护送有序，服务到位。

二、病人进入病区后的护理礼仪

凡是进入病区的病人及家属，都希望他所接触的医务人员有良好的职业道德修养。因此，护士应根据服务对象的希望与期盼，严格按礼仪规范的要求为病人提供高质量的整体护理服务。做到：待人热情、真诚，举止文明、端庄，言谈礼貌、亲切，技术精湛、轻稳。

（一）新入院病人的接待礼仪

1. 迎接入院病人的礼仪　当新病人来到病区时，护士应放下手中的工作，起身而立，微笑相迎，一边安排病人就座，一边予以亲切的问候和自我介绍："您好，欢迎您来我科住院，我是办公室护士小×，今天由我来接待您，请您先把门诊病历给我"，同时双手接过病历表示对病人的尊重。若在场的还有其他护士，这时也应抬起头来，面向病人，点头微笑，表示欢迎。

当带病人走到病房时，再说："这是您的床位，请坐！您的经治医生是×××，责任护士是×××。他们现在正忙着，您先休息一下，待会儿他们就会来看您，为您检查和介绍入院后的有关事项，请稍等片刻。"

2. 给入院病人介绍的礼仪　责任护士一接到通知，应立即带着必备的用物（如血压计、体温计、入院介绍资料等）来到病床前，向病人打招呼，并耐心细致地对病人说："您好，我是您的责任护士，我叫×××，您就叫我小×就行了，有什么要求可随时找我，我会尽可能帮您解决问题的。您的主治医生是×××，他有多年治疗这种病的经验，人又很负责任，希望您能积极配合治疗，安心养病，我们会尽可能地让您早日恢复健康。"随后，给病人测量生命体征并作好记录。询问病人有何需求和需要亟待帮助解决的问题；介绍病区环境；介绍病床单位情况，如呼叫器的使用方法；介绍住院的有关制度。讲述时注意语气和措辞，尽可能多用"请"、"谢谢"等文明、客气的语句，坚决杜绝使用"必须……"，"不准……"等命令式的祈使句，以消除病人紧张、恐惧心理，使病人在愉快的心境中接受护士的介绍，逐渐适应病人角色，学会主动配合，促进其早日恢复健康。

（二）病人住院中的护理礼仪

在病人住院接受治疗、护理的过程中，护士的言谈举止直接影响着病人的治疗效果，所以要求护士进行护理活动时必须做到：

1. 端庄自然，轻盈稳准　护士在工作中的站、坐、行及各种操作应姿态优美端庄，动作规范、舒展。如推车平稳，开、关门轻，操作熟练、轻快稳准；言谈镇静自若，这些都会使病人及其家属产生信任、安全的感觉。如给病人进行鼻饲法操作时，护士神态从容，操作前解释清楚，操作中指导恰当，动作熟练、轻稳、规范，步骤有条不紊，病人配合，整个过程顺利，病人痛苦小、满意度高。反之，如操作时动作粗暴，次序紊乱，语言解释不清，病人无所适从，无形中就会加重病人的恐惧心理，从而对医院的医疗护理水平产生怀疑。

2. 亲切温暖，关怀尊重　通常，新病人入院后，都存在一个适应新环境的过程，每个病人都希望得到医务人员的认识、接纳、重视和尊重，从而得到更好的治疗和关照。所以，病房护士应在查房、治疗和护理时先给病人道一声亲切的问候；在与病人交谈时，应看着病人说话，不时地有目光的接触，以示对病人的尊重；有时到病房中，哪怕只是倒杯水或一个搀扶动作，都会使病人产生一种亲近、信任和感激之情，这样可有效地缩短与病人之间的距离，融洽护患关系。同时，作为一名护士进入工作岗位，就要进入角色，要善于控制自己的情感，利用行为举止来表达感情，传递温暖和关怀，决不能把自己不愉快的情绪表露在病人面前。

3. 安全准确，快捷及时　快速及时、安全准确的服务，无疑会获得病人及家属的信赖与尊重。护士在临床实践中，面对病人时应做到，思维敏捷、判断准确、动作规范、处理及时。特别是在遇到病人病情紧急的情况下，如在消化科遇到食管、胃底静脉曲张破裂大出血的病人时，护士应处事不惊，根据病情果断地按抢救程序准备抢救用的双气囊三腔管、吸引器、止血药，并派人通知医生，置病人平卧位、头偏向一侧，禁食、吸氧，安慰病人，建立静脉通路，密切观察并做好记录等，对病情做出及时准确的判断与处理，为病人进一步的治疗赢得时间。

4. 知识丰富，技术娴熟　病人入院后往往有很多需要，其中安全感的需要表现得最为强烈，他们十分渴望能通过医务人员的正确诊断、治疗和护理来减轻病痛，恢复身心健康。而护士丰富的知识、娴熟的技术正是消除病人顾虑、赢得病人满意、使病人树立战胜疾病的信心和获得安全感的重要因素，同时也是护士完成护理任务和满足病人需要的关键。因此，作为一名合格的护士，要不断地钻研业务，努力学习广博的科学知识，熟练掌握操作技能，掌握现代护理的新理论、新技术，更好地为病人服务。

5. 坚持原则，满足需要　病人有许多不同的需要，在不违反原则的情况下，应尽量给予满足。例如，病人住院后，常想了解自己的病情及治疗护理情况、疾病的预后及需要注意的事项等问题，如果得不到满足，就会感到焦虑、不安，甚至恐惧，不利于治疗与康复。因此，责任护士应针对病人的具体情况进行健康指导，介绍有关疾病方面的知识，并就所采取的治疗、护理措施给予恰当的解释，以取得病人对护理工作的理解和配合，同时也满足了病人知情权的需要。

满足病人需要时，需坚持的原则是：不违反医院的规章制度；遵守社会公德；不侵犯他人的利益；不违反医疗、护理原则等。

三、病人出院护理礼仪

（一）出院前真心祝贺

病人经过积极的治疗和护理要康复出院了，护士应利用病人即将出院的时机，真诚地对病人的康复表示祝贺，并感谢病人在住院期间对医护工作的理解、支持和配合，谦虚地对自己工作的不足、对病人关照不周的地方表示歉意，同时表达对病人一如既往的关怀之情和随时都会为病人提供力所能及的帮助等。

（二）出院时细心指导

病人出院时，责任护士应对每位病人做好耐心、细致的出院指导。指导和帮助病人办理出院手续，告诉当时疾病的治疗情况，介绍回家后如何调整心态，如何服药、调整饮食和休息以及复查时间等，以利于病人更好地适应出院后的生活。

（三）出院送别时礼节

当病人办理好出院的所有手续，护士交代妥当必要的医嘱、健康指导，病人准备离开病区时，责任护士将病人送到门口、电梯口或车上，再次祝贺病人康复，嘱咐病人多保重身体，一路走好，并向病人行握手礼、挥手礼告别，直到病人离开。

第四节　手术室护士工作礼仪

手术室是全院进行手术的共同科室。手术室护士虽与病人接触时间短暂，但工作特殊，作用重要，任何差错事故都可能给手术带来不可挽回的影响。所以手术室护士必须严格要求自己，以最好的精神面貌、心理状态和工作态度，获得最优质的服务质量和最佳的效率。

一、术前工作礼仪

手术对躯体是一种创伤性的治疗手段，对病人心理也是一种严重的刺激，因而会产生不同程度的心理问题。这就要求护士不仅要协助医生进行手术治疗，而且要自觉地以文明礼貌的言行关心、尊重病人，尽可能减轻或消除因手术引起的焦虑、恐惧和紧张的心理反应，确保手术的顺利进行。

(一)对病人疏导的礼仪

手术无论大小，对病人和家属来说都是一次重要的人生经历，焦虑和恐惧是术前病人普遍存在的心理状态，如担心手术是否存在危险？手术能否成功？预后怎样？于是病人吃不下、睡不着，心神不宁，焦躁不安。病人术前的这种焦虑、恐惧心理，如果得不到缓解，将会影响术中的配合和术后的治疗效果。为此，护士要针对病人术前的心理特点，给病人做细致的疏导工作。为取得满意的效果，疏导中要注意做到：言行礼貌规范，态度和蔼可亲，措辞科学准确等。

1. 亲切交谈，加强沟通　如果是预期手术，手术室护士要提前到病房，用平等亲切的语言了解病人的病史、病情，与病人沟通，让病人首先认识你，给病人一种亲切感和安全感。可以说："您是××床××老师(先生、小姐)吗？我是你手术时的配合护士，我叫×××，很高兴能认识您。"随后与病人交谈，了解病人生活习惯、社会背景、性格、爱好，特别是了解病人对手术的认识、态度，是否对手术存在各种顾虑，启发病人说出自己的想法。通过交流，掌握病人的心理状态，对病人提出的问题给予耐心地解答，必要时可与病房护士一起进行心理疏导，给予病人激励与安慰。通过与病人接触和交谈，使病人感受到医院的护理工作对病人是负责任的，从而消除病人的不安心理，解除顾虑，让病人放心地接受手术治疗。

2. 讲究技巧，满足需要　护士与病人交谈时，应自始至终地按礼仪要求去做，注意选择适宜的时间，避开病人进食、治疗的不便时刻，交谈内容精练，交谈时间不宜过长，以不引起病人的紧张感和疲劳感为宜。交谈时语言应通俗易懂、温和亲切。护士对某些不知道或不明白的事情不要含糊回答，应有礼貌地对病人表示歉意，然后请医生或其他有权解释清楚的知情人回答。交谈中，避免一些病人忌讳的语句，如"癌症"、"死亡"等，以免引起病人的不安。对手术过程也不必介绍得太详细，以免增加病人的心理负担。总之，对手术病人的语言运用，既要讲究临床医学语言的科学性，还要充分发挥礼貌语言的艺术性，引导病人做好手术的心理准备，积极配合手术及术后的治疗与护理。

(二)接病人去手术室的礼仪

手术前，病人都是由手术室护士用平车接到手术室。虽然接病人的过程时间短，但它是病房护理工作向手术室护理工作过渡的重要阶段。为了保证病人接受护理服务的连续性，需要手术室护士用礼仪化的言行进行工作，使病人感到手术室护士和蔼可亲的态度、严谨可信的工作作风，有助于病人心理放松，配合手术。

1. 认真核对，防止差错　在手术前到病房接病人时，要用礼貌的语言认真核对科室、床号、病人姓名、性别、年龄、诊断及手术方式等，防止因接错病人造成医疗事故。如，普外科，3床，杨易，男，68岁，教师，胆囊炎、胆石症，可以这样核对："您是3床杨易老师吧，今天要给您做手术，知道吗？"，"您今年多大岁数，知不知道给您做什么手术？"等，护士根据病人的回答认真核对,这样做,既可以防止差错的发生,又能达到与病人有效沟通的目的。

2. 安慰鼓励,减轻压力　一般情况下,尽管手术前病房护士已为病人做好了各种术前准备(包括术前解释和宣传教育),但是病人仍会有紧张、恐惧、焦虑等心理问题,因此,手术室护士到病房接病人时,要态度温和,语言亲切,如“您好,您昨晚休息的好吗? 我来接您去手术室,手术时我会陪伴在您身边。”“您的手术医生很有经验,而且对病人非常负责,您就放心好了”等。使病人能有一个平静的心态面对手术,这不仅利于病人手术中的配合,也利于术后的康复。

二、术中工作礼仪

手术给病人带来的心理压力很大,医护人员的态度和行为对病人的心理影响也很微妙。所以在手术过程中,护士对待病人的态度、言谈和举止等都要遵守礼仪规范,容不得半点疏忽。

(一)礼待病人,视如亲人

护士对待每一位病人,无论贫富贵贱、地位高低、年龄长幼、亲疏远近等均应一视同仁,视病人如亲人,始终以高度的责任心细心地照顾手术病人。当病人被推着或扶着进入手术间时,护士应向病人介绍手术间的布局、设备,以消除病人对手术室的陌生感和恐惧感。进入手术间后,应将病人扶到手术床上,并轻稳地帮助病人摆好麻醉体位,同时要向病人介绍正确体位对手术、麻醉的作用以及减少并发症的意义。手术过程中,要细心观察病人的各种体势语言,如面部表情、手部动作等。护士应主动询问有何不适,多用亲切、鼓励性的语言安慰病人,如“请放心,我就在您身边,可随时为您服务”等等。当手术将要结束时,病人进入麻醉苏醒期,护士用手轻抚病人的面部,小声而亲切地呼唤病人的名字,“××先生,您醒醒,手术已经做完了,您感觉怎么样? 伤口疼吗?”促使病人早些苏醒过来。

(二)言谈谨慎,举止从容

手术中,由于麻醉的方式不同,病人的心理反应也不同。在非全身麻醉的情况下,病人对医护人员的言谈很留心,对医务人员的表情、行为举止和器械的撞击声非常敏感。所以,在手术期间,参加手术的人员要全神贯注,尽量减少交谈,更不要讲一些容易造成病人误会的话语,如“糟了”、“错了”等。另外还要做到神态安详、举止从容、动作轻稳,不要在病人面前露出惊讶、可惜、无可奈何的表情,即使手术不顺,出现异常,也不能表现得惊慌失措,以免病人受到不良的暗示,增加心理负担。

三、术后工作礼仪

手术完毕,并不是治疗的终结,许多病情变化都发生在术后。关心、重视术后病人的病情,及时发现问题,对保证病人的生命安全是十分重要的。

(一)和蔼可亲,鼓励安慰

手术结束后,由手术室护士和麻醉师把病人送回病房,当把病人推出手术室时,在门外等待的家属会十分焦急地围上来询问情况,护士要充分理解,耐心地给予解释。回到病房后,手术室护士要全面详细地向病房护士交代手术情况、生命体征、目前的用药、需注意的事项等,同时也应给予病人和家属一些嘱咐和鼓励,并向其告别。

有的医院，病人手术后被送进术后病房或术后监护室，在24小时内或病人麻醉未清醒前，完全由麻醉师及手术室护士或医护人员负责。护士应以和蔼可亲的态度告诉病人及家属，手术一切顺利，使病人及家属放心，鼓励他要树立信心，继续努力。术后病人身体虚弱，加之切口疼痛，往往心情不佳，情绪烦躁。护士要体谅病人的心情，除了使用药物和心理疗法来减轻病人的痛苦外，还应细心地照顾病人，满足病人的需要，使病人能积极地配合术后的治疗与护理。

（二）严密观察，正确指导

1. 勤于观察　手术后的病人病情变化快，护士要勤于观察病人的生命体征、手术切口有无渗血、询问病人有何不适、了解病人的心理状态和睡眠情况，与病人及家属进行沟通，及早发现问题，及时处理。

2. 科学解释　手术后的病人常会伴随一些不适症状，对此要礼貌、科学地给病人及家属讲清道理，争取得到病人及家属的理解和配合，让病人认识到术后恢复是有一个过程的，以增强病人的信心。

3. 正确指导　病人术后的适当活动对病人的康复是很重要的，护士应正确地给予指导。如鼓励并教会肺部手术后的病人有效地咳嗽、咳痰，保持呼吸道通畅；腹部手术后病人要适当活动，以加速血液循环，促进康复等。

第五节　护理操作礼仪

护理学是一门实践性很强的科学，护理操作是护理工作的重要内容。随着社会的发展，人们对健康的需求不断增加，自我保护的法律意识不断增强，因此，对护理工作者提出了更高的要求。严格要求护士按操作规程和礼仪规范进行护理操作，给病人提供礼貌周到的服务，处理好病人护理过程中的每个环节，不仅有利于病人的康复和医院整体护理服务质量的提高，也有利于维护护理工作者自身的权益。

一、护理操作礼仪要求

在临床实践中，护士在为病人进行任何护理操作时，都应用真诚的态度、礼貌的语言，做好操作前解释、操作中指导和操作后嘱咐，尊重病人的知情权，融洽护患关系，使病人主动配合，以便护理工作得以顺利进行。

（一）操作前的礼仪

1. 仪表端庄，举止得体　在给病人进行护理操作前，要注意保持衣帽整齐，清洁无污；行走时轻快敏捷，柔步无声；推治疗车（或持治疗盘）的动作规范，姿势美观；行至病房门口应先轻声敲门，再轻推门而入，并随手把门轻轻关好；走进病房应先向病人点头微笑、打招呼问好，然后再开始操作前的各项工作。

2. 言谈礼貌，解释合理　在操作前护士应用礼貌的语言认真核对病人的床号、姓名（如为药物治疗还须核对所用药物的名称、浓度、剂量、时间、方法等），并简单介绍本次操作的目的、病人的准备、操作的方法及病人在操作中可能产生的感觉，同时作出承诺，自己将用熟练的护理技术尽量减轻病人的不适。通过亲切、礼貌语言的合理解释，一方面争取赢得病人的理解、同意和配合，使护理操作得以顺利地进行，另一方面，操作前的解释也体现了对病人的尊重，满足了病人的知情权。

例如，对一住院病人，需要第二天清晨留尿化验，护士应以礼貌关切的方式给病人解释：

护士："阿姨，我叫王××，是明天的早班护士，您叫我小王就可以了，请问您就是住在15床的××老师吧？"

病人："小王，你好！我就是刘××。"

护士："为了帮您查明病情，根据您的情况，医生给您开了化验单，化验小便，明天早上请您不要喝水、吃东西，早晨一起床的第一次小便就留在这个塑料杯中，留半杯就行了。留好放在床下一稳妥地方，到时候有人来收取。"

病人："好的，留小便查什么呀？"

护士："医生想查一下您小便中有没有糖。留的时候注意不要把大便混入小便中，否则会影响检查结果的。"

病人："好的，我记住了。"

护士："那就谢谢了，您好好休息，有事请按床头呼唤器，我会随叫随到的。当然，我也会经常来看您的，再见！"

(二)操作中的礼仪

1. 态度和蔼，真诚关怀　在操作过程中，对待病人要态度和蔼、语言亲切、表情自然、姿态大方，真诚地表现出对病人的关心。操作过程中注意与病人沟通，耐心地解释操作的方法和意义，动态地询问病人的感受，并给予适当的安慰与鼓励，消除病人对操作治疗的恐惧感和神秘感，争取病人最大限度的理解与合作。

2. 操作娴熟，适时指导　过硬的基础知识、熟练的操作技术是作为一名护士最基本的职业要求，也是对病人的礼貌与尊重，所以在操作中护士要动作轻稳、技术娴熟，一边操作一边亲切地指导病人配合，并不时地用安慰性语言转移病人的注意力，使用鼓励性语言增强其信心，这样既可减轻病人的痛苦，又可降低操作难度，提高工作质量和效率。

例如，病人王某，女，68岁，农民，慢性支气管炎、肺气肿、咳痰困难，护士对病人进行排痰指导。其方法是：

护士："王大娘，您不要因有痰咳不出而着急，我来帮您排痰。您先坐好，我给您拍拍背，使痰液因受到震动容易咳出。您像我这样(护士做示范动作)先做5～6次深呼吸，嘴巴张开，连续咳嗽几次，使痰到嗓子附近，再用力咳嗽，好的……就是这样，请您把痰吐在痰杯内盖好，来，再咳一次。好，很好，是否感觉舒服一些？"

病人："是的，痰咳出后我感觉舒服多了，但我觉得有点累。"

护士："您先歇息一下，过一会我再来帮您排痰。"等病人休息一段时间后。"王大娘，来，我们再做一次。您侧着身子躺着，两腿弓着，像刚才给您讲的那样，试着再咳一次……好的，要经常换着姿势睡，有利于痰液咳出。"

病人："谢谢您！"

护士："不用谢，这是我应该做的。"

整个操作过程既要技术娴熟，又要礼貌体贴、关心爱护病人，并给予适时指导。这样，不仅能减轻病人的心理压力，又能取得病人的配合，使护理操作顺利地进行。

（三）操作后的礼仪

1. 诚恳致谢，尊重病人　一般护理操作完毕，护士应对病人的配合表示诚心的谢意，应当把病人的配合理解为对护理工作的支持、对护理人员的尊重。同时也让病人知道，他们的配合对其健康的恢复更具有重要的意义。对病人致谢一方面是护理人员对病人的尊重，另一方面也是护理人员良好礼仪修养和高尚职业道德的具体体现。

2. 亲切嘱咐，真诚安慰　护理操作后不但应对病人的配合致以诚挚的谢意，还要根据病情给予病人亲切的嘱咐和安慰，这不仅仅是出于礼貌的表现，也是护理操作的一项必要程序。嘱咐是指操作后再次进行核对，询问病人的感受，观察了解是否达到预期效果，交代相关的注意事项等；安慰则是对操作给病人造成的不适和顾虑给予合理解释、鼓励等。

例如，给一手术前病人输血，操作后可以这样嘱咐与安慰：

护士："您是章××先生吧？章先生，您哪儿不舒服？血已经输完了，我现在要给您拔针了。由于输血用的针头较粗，对血管损伤较大，拔出后需要多按压一会儿。"

病人："还好，没有什么不舒服，不过，我有点儿担心，听说输血弄不好还会传染疾病呢！"

护士："您不用担心，给你们输的血液都是经过严格检查的。如您感到哪儿不舒服，请立即按呼叫器，我会随时过来的。请您休息吧，明天还要给您复查血色素，再见！"

二、常用护理操作礼仪范例

护理操作礼仪规范的培养，不仅要通过勤奋学习和反复实践，逐步熟练掌握操作前、中、后每个环节的礼仪和注意事项，还要因操作的具体要求和操作对象的不同而灵活应用，不能千篇一律，要学会让每位需要帮助的病人都能享受到优质的护理服务。下面介绍一些常用护理操作礼仪范例，供大家学习时参考。

（一）体温、脉搏、呼吸、血压的测量

【病例】病人王某，女，45岁，工程师，因发热待查入院，护士为她测量体温、脉搏、呼吸、血压。

1. 操作前解释

护士："王工程师，上午好！我来为您测量一下体温、脉搏、呼吸、血压。这是入院的常规，作为一个资料存档的，您在这之前半小时内喝过热水吗？"

病人："没有，喝热水对测量有影响吗？"

护士："是的，这会使体温升高。好，现在我就先给您测量体温。"

病人："我自己来测吧。"

2. 操作中指导

护士："还是我来帮您吧，请您将衣服解开，我给您用纱布把腋窝的汗液擦干。"

病人："为什么要擦干腋窝呢？"（病人疑惑）

护士（微笑回答）："因为天气热，腋窝有汗会导致测量结果不准确。"

病人："噢，我明白了。"

护士："请您把手臂放在胸前将体温计夹紧，10分钟就可看到结果了。"

病人："原来测体温还这么讲究，我在家可没这么做。哎呀，我没戴手表怎么办，没法看时间?”

护士:“我这儿有表。您放心,这是我的职责。”“请您不要动,我来给您数脉搏、测呼吸。”“您的脉搏正常,每分钟 80 次,呼吸每分钟 22 次。”

病人:“我没看您测呼吸呀?”

护士:“我已测过了,在给您数脉搏之后,紧接着就测了,我没告诉您,这样您的呼吸会自然些,计数更准确。现在给您测血压,请您把这侧袖子脱下,并保持安静。”

病人:“听说测血压得先休息一会儿,是吧?”

护士:“是的,您的血压正常,高压是 120mmHg,低压是 82mmHg,时间到了,请您把体温表拿出来给我。”

病人:“好,我发烧吗?”

护士:“您的体温有点高,是 38.5 度。”

3. 操作后嘱咐

护士:“别着急,您先休息一下,我把这个结果给医生看,等会儿还要做其他检查,争取把发烧的原因查清楚。”

病人:“谢谢,通过测量,我还真学了不少知识。”

护士:“不客气,这是我应该做的,我还要谢谢您的配合呢!”

(二)卧床病人更换床单法

【病例】病人马某,男,60 岁,工人,因胆囊切除术后 3 天,目前生活不能完全自理,为其更换床单。

1. 操作前解释

护士携用物到病人床边。

护士:“马师傅,您好！昨晚休息得怎样？刀口还疼吗?”

病人:“小王上班啦,我昨晚睡得还好,夜里解一次小便,其余时间都睡着了,刀口不碰它已不疼了。”

护士:“您床上的被单脏了,我马上给您换一床干净的,好吗？这样对您的伤口有好处。我不会碰疼您的,请放心。”

病人:“要不要我下床来换?”

护士:“不用下床,您在床上躺着,我半边半边地换,我会告诉您怎样配合的。”

2. 操作中指导

护士移开床旁的桌、椅,关好门窗,将更换物按顺序放好。

护士:“马师傅,要不要先方便一下？我给您拿便壶。”

病人:“不用了,刚才解过了。”

护士:“马师傅,我扶您翻身侧过去睡,面向那边。来,小心点,枕头枕好,睡稳了。”“马师傅,这边铺好了,慢点儿,我扶您睡在铺好的这边,睡稳当了。”“您两只手抓住被头,我把被套给您向下拉好,拉平了睡得舒服。您头稍抬一下,我把枕头拿出来给您换枕套,再把枕芯拍一拍,这样枕上去才舒服。”

3. 操作后嘱咐

护士:“马师傅,被单已换好啦,怎么样,舒服吗?”

病人:“你们想得可真周到,谢谢您!”

护士:"不客气,这是我们应该做的,换被单弄疼您没有? 有哪儿不舒服?"

病人:"没有,没有,您客气了。"

护士:"那您休息吧,有事请按呼叫器,我也会经常来看您的。"

(三)口腔护理

【病例】病人吴某,女,65岁,退休干部,因上消化道出血昨晚急诊入院,目前禁食,生活不能自理,每日口腔护理两次。

1. 操作前解释

护士:"吴大妈,您是昨晚住院的吗? 晚上睡得好吗? 还感到头晕吗?"

病人:"昨晚休息得不大好,换一个新地方不太习惯,夜里睡不沉,头有点儿晕。"

护士:"听说您今天清晨有一次大便还发黑,是吗? 您身体较虚弱,起床刷牙不方便,现在我来帮您漱漱口、洗洗牙好吗? 这样可清除您口腔中的病菌和气味,预防口腔炎。"

病人:"是不是很麻烦? 怎样做?"

护士:"就像您平时刷牙一样,只不过不是用牙刷,是用血管钳夹盐水棉球擦拭,我保证动作很轻稳、小心,不会让您劳累,请您放心。"

2. 操作中指导

护士:"大妈,您躺好,头向我这边侧一点,给您垫上治疗巾,保护您的衣领和被头不被弄湿。""请您张开嘴,我检查一下好吗? 现在请您吸水漱漱口,漱口水请吐在弯盘内。""请您再张开嘴,我给您擦牙齿。""您配合得很好,感觉累吗? 如不舒服就告诉我,马上就要好啦。"(护士边操作边指导病人配合,并鼓励病人,观察病人反应)

3. 操作后嘱咐

护士:"您感觉怎样? 合作得很好,非常感谢! 下午我再为您做一次,好不好?"

病人:"好的,姑娘,您真好,谢谢你啦!"

护士:"别客气,这都是我应该做的,您满意就是我最大的心愿。有事请您按呼叫器,我也会经常来看您的,您安心休息!"

(四)肌内注射

【病例】病人张某,女,20岁,大学生,上呼吸道感染,发热,门诊治疗,复方柴胡注射液肌内注射。

1. 操作前解释

护士:"小张您好! 您现在体温较高,一定不舒服吧! 所以现在我要按医嘱给您注射退热药复方柴胡液。"

病人:"护士阿姨,打针疼不疼? 我长这么大还从未打过针呢!"

护士:"不用害怕,有一点点疼,有时您根本感觉不到,我会很小心的,保证不让您太痛苦,放心好啦!"

2. 操作中指导

护士:"来,小张,您坐在这高椅子上,把裤子往下拉一下,我来为您注射好吗? 打针这条腿稍伸直一些,对,就这样。""请您放松,别紧张,你们现在学校快放假了吧,假期有没有同学不回家呀?"

病人:“有的同学不回去,在这儿复习准备考研,或有的给人家做家教。”

护士:“这样好,做家教可以自食其力,减轻一点家庭负担,(护士一边聊天一边按规范操作注射,转移病人的注意力)好啦,起来吧!”

病人:“阿姨,您针打得真好,我一点都没感到疼,谢谢您!”

护士:“不客气,谢谢您的配合!”

3. 操作后嘱咐

护士:“小张,您不要太着急,药物起作用得有个过程,半小时后我再给您量一下体温,看一看降温的效果如何? 您还有哪儿不舒服,请告诉我好吗?”

病人:“我就是有点头晕、头疼,心跳得快。”

护士:“这是发热造成的,等高热退了,这些症状就会减轻的,您先喝点水,躺在那床上休息一会,马上还有其他治疗。”

病人:“好的,阿姨,您先忙去吧。”

(五)静脉输液法

【病例】病人任某,女,40 岁,小学教师,支气管感染,给予输液治疗。

1. 操作前解释

护士:“任老师,您好! 今天感觉怎么样,咳嗽好些了没有? 今天还要继续输液,您要不要先方便一下?”

2. 操作中指导

护士:“请您把手伸出来,(铺治疗巾,扎止血带,选择血管)看您手背上的血管很好,我会为您一针扎上的,不用担心。”

病人:“没事的,我不害怕,请放心扎好了。”

护士:“请您握紧拳头……好啦,穿刺成功了,疼吗?”

病人:“只是进针时有一点疼,您技术真好。”

3. 操作后嘱咐

护士:“好啦,谢谢您的配合。我现在用胶布给您固定好,因输液时间较长,您活动时要小心,否则针穿破血管还得重新扎一针,增加您的痛苦。”“液体点滴速度我已调节好了,每分钟 60 滴,请您不要自己随意调节。”

病人:“为啥要调节每分钟 60 滴呢,输液速度还有讲究吗?”

护士:“是的,输液滴速是根据病人的心脏功能、年龄大小和药物性质的不同来调节的,一般情况下,成年人每分钟 40～60 滴,输得太快,会加重心脏负担,尤其有心脏病的人,这样很危险;如输得太慢,又占用时间太长影响病人休息。您年轻,心脏功能又好,所以给您调节每分钟 60 滴,很合适。”

病人:“哦,我明白了,这护理也是有大学问的,怪不得,人讲‘三分治疗,七分护理’呢!”

护士:“谢谢您这样看待护理工作! 输液中如果觉得哪儿不舒服或有事请按这里的呼叫器,我也会经常来看您的,并会及时为您更换液体(或拔针),您安心休息吧。”

(六)氧气吸入疗法

【病例】病人李某,男,68 岁,干部,慢性阻塞性肺病、心衰,因呼吸困难而给予氧气吸入治疗。

1. 操作前解释

护士:“老先生,您现在喘得厉害,心里憋得难受吧!我现在给您吸点氧气,吸氧后您就会感觉舒服一些。您不用担心,现在用的是鼻塞法吸氧,就是把这鼻塞塞住鼻孔,后边有个固定带,套在头上就行了,很方便的,不会给您带来不适的。”

2. 操作中指导

护士:“您躺好,我用这湿棉签给您清洁一下鼻腔,以便氧气进入顺畅。……氧气流量调节好了,来,我帮您塞进去,头稍抬一下,套上固定带。固定带松紧合适吗?”“我再为您调节一下,现在可以吗?(病人点头)老先生,谢谢您的配合。”

3. 操作后嘱咐

护士:“您现在感觉怎样,好些了吗?”

病人:“吸上氧感到不闷得那么难受了,但就是感到鼻孔里有东西刺激,不舒服。”

护士:“是的,那是氧气气流的刺激,刚开始不适应,过一会就好了,等您感觉气喘好些,我把氧气流量再调小一点,会舒服些。”

“老先生,现在氧气给您吸上了,所以请家属们要自觉遵守医院的有关规定,注意用氧的安全,不能在这儿吸烟,也不能使用电炉、酒精炉烧饭、煮东西等;这氧气筒及氧气表上的开关也请您不要扭动,我会经常来看您的,安心休息吧。”

(七)女病人留置导尿术

【病例】病人杨某,女,38 岁,某商店营业员,子宫肌瘤,手术前留置导尿管。

1. 操作前解释

护士:“杨女士,早上好!今天上午 10 点您就要做手术了,手术前您需要留置导尿管,主要是为了排空膀胱便于手术操作,请您配合。”

病人:“那插导尿管疼不疼?我从没有插过。”

护士:“不疼,就是在插管时有一点儿胀的感觉,只要配合得好,就可减轻这种不适感,请您不要紧张,我保证动作很轻稳,不会让您痛苦的。”

2. 操作中指导

护士:“请您先清洗一下外阴,以减少会阴部的分泌物和细菌,防止感染的发生。”“请您平躺着,把左侧裤腿脱掉,两腿分开,对,就是这样……很好,您放松,不要用力,来做一下排尿动作,好一些吗?您配合得很好,已插管成功了。现在我把导尿管用胶布给您固定好,以免脱出来。我把尿袋也接好了,您可以把两腿放平啦,我帮您把被子盖好。谢谢您的合作,等候手术吧!”

3. 操作后嘱咐

护士:“杨女士,请您记住不要自己牵拉尿管,同时,您翻身时也要注意导尿管,不要压住或拽出。手术室护士一会儿就来接您去手术室。”

病人:“我还是很担心,不知手术会怎样?”

护士:“您放心,昨天我已给您讲了,这只是一个普通手术,很快就会恢复的,手术室的小张您也见过了,手术时她会一直守在您身边。手术后 24 小时导尿管就可拔掉,您就可下床解小便了。祝您手术顺利!”

(八)皮肤准备

【病例】病人孙某,男,50 岁,某公司职员,慢性胆囊炎、胆石症,手术前一日进行手术区的皮肤准备。

1. 操作前解释

护士:"孙先生,您好!明天您就要做手术了,请您随我到处置室来,为您做手术区的皮肤准备。"

病人(满脸疑惑):"手术还要做皮肤准备?"

护士:"是啊,皮肤准备就是要把您手术部位的皮肤给清洁一下,去除皮肤上的毛发、污物及微生物等,减少术后感染的机会,有利于伤口的愈合。您不用紧张,我会很小心的,不会让您痛苦。"

2. 操作中指导

护士:"孙先生,请您躺在这床上,我先用肥皂水把皮肤湿润好,您不要动,我现在给您把皮肤上的毛发剃去……再用热水把毛发、肥皂、污物洗干净。"

"孙先生,您手术要取腹部正中切口,所以我要对您肚脐内的污垢再处理一下(边解释边帮病人擦拭)。"

3. 操作后嘱咐

护士:"孙先生,皮肤准备工作做好啦,您可以起来了。请您回病房再洗个澡,换上干净衣服,并修剪指甲,注意不要受凉,防止感冒,洗澡时不要用力搓揉皮肤,以免损伤皮肤影响手术。好了,您可以回病房了,谢谢您的合作!"

(九)灌肠法

【病例】病人易某,女,62岁,家庭妇女,造影检查前的准备工作。

1. 操作前解释

护士:"易大娘,医生今天要给您做造影检查,检查前要先把您肠子内的东西都排出来,这样检查时才看得清楚。为了帮您把肠子内的东西排干净,我得给您进行灌肠。"

病人(满脸疑惑):"什么是灌肠?"

护士:"灌肠就是从解大便的地方插一根像小指头粗的管子,从管子内注一些肥皂水到您肠子里帮您解大便,反复解几次,肠子就干净了。灌肠时有一点儿胀的感觉,哈哈气就好了,您不用紧张,插管时我会很小心、很轻的,不会让您痛苦的,请您配合。"

2. 操作中指导

护士:"大娘,您侧过身子面向对面睡,我把您的裤子往下拉一点好吗?……来,像解大便一样用力,好了,插管成功了,现在正向里边灌肥皂水呢,有什么不舒服吗?"

病人:"就是肚子有点胀,想解大便。"

护士:"您老大口哈哈气,我再把液体放慢一些(边与病人交谈,边观察病人反应),这样好些没有?"……"液体流完了,我给您把管子拔出来。"

3. 操作后嘱咐

护士:"易大娘,液体灌进去您要尽量忍耐一会,使大便软化了再解出来,这样效果才好。现在有哪儿不舒服吗?我把便盆给您放好,草纸在这儿,等您解好了,请按呼叫器,我来帮您处理,谢谢您的配合!"

(十)胸腔穿刺术配合

【病例】病人赵某,男,64岁,农民,因胸膜炎、胸腔积液需进行胸腔穿刺术。

1. 操作前解释

护士:"赵大叔,您气喘得厉害,感到闷透不过气来,是吗?您这喘是因为胸腔积水压迫肺脏、心脏造成的,医生马上要给您抽胸水,抽过以后您就会舒服一些。您不要担心,穿刺之前都给您打麻药,不会使您很痛的。"

"穿刺时,您可以两臂趴在椅背倒坐椅子上,也可以躺在床上,在穿刺和抽水的时候,您不要动,也不能大口喘气和咳嗽,您老听明白了吗?请您配合。"

病人:"哦,记住了,我会好好配合的。"

2. 操作中指导

护士:"大叔,来,您反坐在这椅子上,双手平放在椅背上缘(边指导边示范),对,就是这样,您不要动,医生给您消毒、打麻药……好,穿刺成功了,现在开始给您抽水,大叔,现在感觉怎样?(护士边观察边询问病人)有没有哪儿不舒服?"

病人:"还好,没有哪儿不舒服,就是刚才打麻药时有点疼。"

3. 操作后嘱咐

护士:"大叔,胸水已抽好了,一次不能抽得太多,不然会不舒服的。来,我扶您上床休息吧,谢谢大叔的合作。如您还有哪儿不舒服,请按呼叫器,我会经常来看您的,您就放心休息吧!"

三、行为模拟训练

设计一个模拟病区,让学生进行角色扮演,分别演示病人、陪护、护士等角色,模拟假设一种或多种护理操作场景,开展护理操作模拟练习,工作中充分运用文明礼貌的言谈交流,以和蔼的态度、得体的举止,给"病人"亲人般的关怀,用熟练的操作技术为"病人"提供优质的护理服务。让学生在模拟训练中学习护理工作的礼仪技巧,学会怎样礼貌地善待病人,怎样争取得到病人的配合和理解,怎样成为一个受人欢迎和爱戴的"白衣天使",学习做一个合格的现代文明护士。

复习思考题

1. 门诊护士接诊时应注意哪些方面的礼仪?
2. 病人住院中护士应注意哪些礼仪事项?
3. 如何对手术病人进行术前疏导?
4. 手术工作中应注意哪些礼仪问题?
5. 护理操作的礼仪要求有哪些?
6. 病人出院时护士应注意哪些礼仪事项?
7. 反复进行常用护理操作礼仪练习。

(刘经彩)

第七章 护士的涉外礼仪

涉外礼仪，是涉外交际礼仪的简称。它是指在涉外交往中，用以维护自身形象、向交往对象表示尊重与友好的各种惯用形式，以及举行各种活动和庆典仪式的规范。在对外交往中，参加涉外活动者所代表的不仅仅是个人，还代表所在单位的形象，甚至代表整个国家的形象。在与外宾的交往中，一言一行、一举一动，都应符合涉外礼仪规范，以便更好地维护国家的尊严，维护单位及个人的形象和声誉，并促进中外双方关系的正常发展。

随着改革开放的不断深入，我国与世界各国在政治、经济、文化、科技等方面的交往越来越多。近些年来，医院的对外交往日益频繁，护理工作与国际间的交流不断增多，因此，要求我们的护理工作者应该学习和掌握一定的涉外礼仪常识，以适应涉外护理事业的发展和需要。

第一节　涉外交往的基本原则

涉外工作的政治性、政策性极强，任何单位和个人的涉外活动，都要遵循一定的涉外礼仪规范，这既是我国对外政策的要求，也是我国对外政策的体现。为此，在涉外活动中，每一位从事涉外工作的人员，都必须遵守以下几项基本原则：

一、维护形象

在国际交往中，人们普遍对交往对象的形象倍加关注，并且十分重视维护自己的个人形象。我们所说的个人形象，指的是一个人在人际交往中留给他人的总的印象，以及他人由此形成的对其个人的总体评价和总的看法。要维护个人形象，重点是要注意六个环节，即仪容、表情、举止、服饰、谈吐和待人接物。人们之所以十分重视个人形象，主要是因为：

1. 个人形象真实地体现个人教养和品位　当一名男子身穿深色西装时，依据国际惯例，其上衣左袖袖口上的商标必须拆掉，而且不能穿白色的袜子。如果他不谙此道，就会有损个人形象，并且会使人感到缺乏教养，品位不高。

2. 个人形象客观地反映了他的精神风貌和生活态度　在日常生活中，如果一个人总是蓬头垢面，衣冠不整，不修边幅，邋邋遢遢，人们很难认为他热爱生活。

3. 个人形象如实地展现了对待交往对象的重视程度　一般认为，一个人对自我形象的重视程度，应与对待交往对象的重视程度成正比。换言之，在涉外交往中，如果对自我形象毫不修饰，不仅是对交往对象的不尊重，而且还是很失礼的行为。

4. 个人形象是其所在单位的整体形象的有机组成部分　当人们不知道某个人的归属

时，其个人形象方面存在的缺陷，顶多会被视为其个人方面存在的问题，但是，如果当人们确知他属于某个单位，或是代表某个单位时，往往会将其个人形象与所在单位的形象联系在一起。

5. 个人形象在涉外交往中还代表着其所属国家和民族的形象　一名中国人在涉外交往中，如果不注意维护自身形象，不仅有损于其个人形象，甚至还会损害中国的国际形象和整个中华民族的形象。

二、不卑不亢

在参与国际交往时，每一个人都必须意识到，自己代表着国家、民族和自己的单位。正所谓“外事无小事”，每一个中国人在外国人面前的一言一行，一举一动，都和中华民族的形象联系在一起。因此，其言行应当从容得体、堂堂正正，既不能表现得畏惧自卑、低三下四，也不应该表现得狂妄自大、放肆嚣张。在对外交往中必须做到：

1. 热爱自己的祖国，忠于祖国和人民，时刻牢记祖国的利益高于一切。

2. 坚决维护国家的主权和民族的尊严，不做有损于国格、人格的任何事情。在原则问题上，不能有丝毫的含糊。

3. 虚心学习外国的一切长处，但不能盲目崇外，不能认为外国的一切都比自己国家的好，要体现出中华民族自立、自强的精神风貌，同时也不能盲目排外。

4. 对任何交往对象都要一视同仁，给予同等的尊重与友好，不能因国家的大小、强弱或贫富不同而亲疏有别。

三、入乡随俗

俗即习俗，也称风俗习惯。它指的是因地域、种族、文化、历史的不同，各国、各地区、各民族沿袭的特殊的精神文化方面的传承，主要涉及衣、食、住、行以及交往应酬等方面。在涉外交往中，对外国友人要表达尊敬、友好之意，首先就要尊重对方特有的习俗，这就是“入乡随俗”的原则。之所以要遵守这一原则，主要有以下两方面的原因：

其一，世界上各个国家、各个地区、各个民族，在其历史发展的过程中，形成了各自的宗教、语言、文化、风俗和习惯，相互之间存在着不同程度的差异。这种“十里不同风，百里不同俗”的局面，是不以人的主观意志为转移的，也是任何人都难以强求统一的。例如，在用餐时，东亚国家的人多用筷子，欧美国家的人多用刀叉，而阿拉伯人则大都直接以右手取用食物。

其二，尊重外国友人特有的习俗，能够增进彼此之间的理解和沟通，有助于更好地向外国友人表达我方的亲善、友好之意。在对外交往中，如果对交往对象特有的习俗了解不够，往往就会在无意之中做出一些被对方视为“伤风败俗”的事情来。比如，中国人喜欢菊花，每年秋季很多城市还要举办“菊展”，但如果将菊花送给西方国家的友人，则会让对方感到很不吉利。因为，在西方的不少国家，菊花寓意死亡，是只能在丧葬仪式中才能使用的“葬礼之花”。

因此，在涉外交往中，要做到“入乡随俗”，必须充分了解交往对象相关的习俗，同时还必须对交往对象特有的习俗加以尊重。

四、求同存异

求同，就是要遵守礼仪的国际惯例，即重视礼仪的“共性”；存异，即对他国的礼仪不可一概否定，忽略礼仪的“个性”，并且在必要的时候，要了解和尊重交往对象所在国的礼仪与习俗。比如，在世界各国，人们往往使用不同的见面礼节。常见的有：中国人的拱手礼，日本人的鞠躬礼，韩国人的跪礼，阿拉伯人的按胸礼，以及欧美人的吻面礼、吻手礼和拥抱礼等，它们各有讲究，都属于礼仪的“个性”。同时，握手这一见面礼节，是世界通行的。同任何国家的人士打交道，以握手这一“共性”礼仪作为见面礼节，都是适用的。

五、信守约定

信守约定，是指在一切正式的国际交往中，必须认真而严格地遵守自己的所有承诺，说话务必算数，承诺一定兑现，约会必须如期而至。遵守“信守约定”的原则，是取信于人的主要要求之一。讲究信誉，遵守承诺，言行一致，既是对交往对象的尊重，也是对自己的最大尊重。相反，在人际交往中，出尔反尔，言而无信，有约不守，或是守约不严，不仅仅是不尊重交往对象，而且也是不尊重自己的表现。不守约定，是世人公认的严重有损个人形象的一种行为。在涉外交往中，要做到“信守约定”就必须注意以下几点：

1. 许诺必须谨慎　不管是答应交往对象提出的要求，还是主动向对方作出的承诺，都一定要深思熟虑，量力而行，一切从自己的实际能力以及客观可能性出发，切勿草率从事。

2. 承诺必须兑现　承诺一旦作出，就必须兑现；约定一经作出，就必须如约而行。唯有如此，才会赢得交往对象的好感和信任。要真正地做到“言必信，行必果”，要让外国人确信：“中国人说话历来是算数的”。

3. 失约必须致歉　万一由于难以抗拒的因素，致使自己单方面失约，或者是有约难行，必须尽早地向有关方面进行通报、解释、致歉，千万不可得过且过，避而不谈，甚至拒绝为此向交往对象道歉。

六、尊重隐私

个人隐私，指的是个人出于某些方面的考虑，不愿公开、不希望外人知道的个人秘密和私人事宜。尊重隐私，是指在与国际友人打交道时，一定要充分尊重对方的个人隐私权，在言谈话语中，凡涉及对方个人隐私的一切问题，都应该有意识地予以回避。在国际交往中，以下几个方面均被外国友人视为个人隐私：

1. 收入支出　在国际社会里，人们普遍认为，一个人的实际收入，与其个人能力和地位存在着因果关系。所以，个人收入的多少，一向被外国人看作自己的脸面，十分忌讳他人进行直接或间接地打听。除工薪收入外，可以反映个人经济状况的其他方面，如纳税数额、银行存款、股票收益、私宅面积、汽车型号、服装品牌、娱乐方式等，因与个人收入密切相关，所以在与外国人交谈时，也不宜提及。

2. 年龄大小　国外，人们普遍将自己的实际年龄当作秘密，不会轻易告诉他人，特别是外国妇女，最不希望外人知道自己的实际年龄。因为，外国人一般都希望自己永远年轻，而对于“老”字则讳莫如深，中国人听起来非常顺耳的“老人家”、“老先生”、“老夫人”这一类尊称，在外国人听起来却如诅咒谩骂一般。

3. 恋爱婚姻　中国人的习惯是对亲友、晚辈的恋爱、婚姻、家庭生活时时牵挂在心，但是绝大多数外国人对此却不以为然。他们认为，让一个人面对自己交往不深的朋友，老老实实地交代自己，诸如“有没有恋人”、“结婚了没有”、“有没有孩子”、“为什么还不找对象”、“为什么还不结婚”、“为什么还不要孩子”等问题，不仅会令人不快，而且会让人难堪。在某些国家，跟异性谈论此类问题，极有可能被对方视为无聊之至，甚至还会因此被对方控告为“性骚扰”，吃上官司。

4. 身体健康　中国人见面打招呼时，经常会相互问候对方：“身体好吗？”如果已知交往对象的身体曾经一度欠安，见面时，为了表示对对方的关心，人们往往还会直接向对方打探：“吃的什么药？”“怎么治疗的？”或是向对方推荐名医、偏方。可是在有些国家，人们在闲聊时一般都是“讳疾忌医”，非常反感他人对自己的健康状况过多关注。因为，每个人的身体健康状况常常被看作是他的重要“资本”。

5. 家庭住址　在中国人的交往中，对于自家住址及电话号码通常是不保密的，人们一般都会有问必答，甚至还会主动告诉对方。不仅如此，中国人还喜欢串门，并且乐于请人上门做客。而在其他许多国家，通行的做法却恰好与我国相反，他们大都视自己的居所为私生活领地，非常忌讳他人无端干扰自己的宁静。除非知己或至交，一般情况下，他们不大可能邀请外人前往自己的居所做客。

6. 个人经历　初次会面时，中国人往往喜欢打听交往对象是“哪里人”、“哪所学校毕业的”、“做过什么工作”等，然而，外国人却大都将这些内容看作是“商业秘密”，反对询问交往对象的既往经历，反对擅自查对方的“户口”。在他们看来，如果一个人动辄就对初次交往对象诉说个人经历，并不见得是坦诚相见，相反可能是别有用心。

7. 信仰政见　在国际交往中，由于人们所处国家的社会制度、政治体系和意识形态多有不同，要真正实现交往顺利、合作成功，就不能以社会制度画线。要抛弃政治见解的不同，超越意识形态的差异，处处以友谊为重，以信任为重。如果动不动就对交往对象的宗教信仰、政治见解评头论足，甚至横加指责、非议，或是将自己的观点、见解强加于人，都是对交往对象不友好、不尊重的表现。最明智的做法，就是在涉外交往中对此避而不谈。

8. 所忙何事　在国内，熟人见面之际，免不了询问一下对方：“忙什么”、“从哪儿回来”、“上哪里去”、“怎么好久没见到你”等。但是，外国人对于这一类的问题却极为忌讳。他们认为，这些问题皆属个人私事，不足以让外人所知，向别人探听相关的问题，不是好奇心过盛，不懂得尊重别人，就是别有用心。

七、以右为尊

以右为尊，指的是在正式国际交往中，将多人进行排列时，最基本的规则是右高左低，即以右为上，以左为下；以右为尊，以左为卑。当我国的党和国家领导人，在国内以东道主的身份会晤国际友人时，通常会坐在对方的左侧，而请对方坐在右侧。这样做既是为了表示中国人民、中国政府对于国际惯例的认同，也是为了表达对国际友人的友好与尊重。

在各种类型的国际交往中，“以右为尊”都是普遍适用的。按照惯例，在并排站立、行走或者就座的时候，主人理应主动居左，而请客人居右；男士应当主动居左，而请女士居右；晚辈应当主动居左，而请长辈居右；未婚者应当主动居左，而请已婚者居右；职位、身份较低者应当主动居左，而请职位、身份较高者居右。

宴会桌上确定位次时，一般以面对宴会厅正门的位置为主位，由主人就座，主宾则大都就座于主位的右侧。其他人的位次，一般以距离主位的远近排列，距离主位越近，位次就越高；而在与主位距离相同时，位于主位右侧的位次高于主位左侧的位次。

八、女士优先

女士优先，是国际社会公认的一条重要的礼仪原则。它主要适用于成年异性进行社交活动时，其含意是：在一切社交场合，每一位成年男子，都有义务主动自觉地以自己的实际行动尊重妇女、照顾妇女、关心妇女、保护妇女，并且还要想方设法地为妇女排忧解难。如果因为男士的不慎，致使妇女陷于尴尬、困难的境地，便意味着男士的失职。同时还要求男士们对待所有的妇女，不论是同种族的还是不同种族的、熟悉的还是陌生的、年轻貌美的还是年老色衰的、有权有势的还是一无所有的，都要一视同仁。

九、热情有度

热情有度的含意是：在同外国人打交道时，既要热情友好，又要把握好分寸。要切记，一切都必须以不影响对方，不妨碍对方，不令对方感到不快，不干涉对方的私生活为限。否则就会事与愿违，过犹不及。具体应掌握好以下四个方面：

1. 关心有度　即不宜对外国友人表现得过于关心，不要让对方觉得我方碍手碍脚，管得过宽。

2. 批评有度　即在一般情况下，对待外国友人的所作所为，只要不触犯我国法律，不有悖于伦理道德，没有辱没我方的国格人格，不危及自身安全，通常就没有必要去评判其是非对错，尤其是不宜当面对对方进行批评指正。

3. 距离有度　即与外国人交往时，应当视双方关系的不同，与对方保持与双方关系相适应的适度的空间距离。

4. 举止有度　即与外国人相处时，务必要对自己的举止多多检点，切勿因为自己的举止过分随意而引起误会，或是失敬于人。

十、不必过谦

不必过谦的含意是：在国际交往中，涉及自我评价时，既不应该自吹自擂、自我标榜，一味地抬高自己，也没有必要妄自菲薄、自轻自贱、过度谦虚，否则会使人对你产生缺乏实力、缺乏自信的印象。

第二节　涉外交往的基本礼仪

一、涉外交往的着装礼仪

在国际交往中，涉外人员所接触的场合，大体上可以分为三类，即公务场合、社交场合和休闲场合。在这三类不同的场合中，涉外人员穿着的服装，在款式、色彩、面料等方面应当有所区别。

(一)公务场合

在公务场合,涉外人员的着装应当重点突出“庄重得体”的风格。按照常规,我国涉外人员公务场合的着装,最标准的主要是深色毛料的套装、套裙或制服。

男士的最佳衣着是:身着藏蓝色、灰色的西服套装,内穿白色衬衫,脚穿深色袜子、黑色皮鞋。穿西装套装时,务必打领带。

女士的最佳衣着是:身着单一色彩的西服套裙,内穿白色衬衫,脚穿肉色长统丝袜和黑色高跟皮鞋。有时,也可以穿着单一色彩的连衣裙。

(二)社交场合

社交场合,是指人们公务活动之外,在公共场所里与他人进行交际应酬时的场合。例如,观看演出、出席宴会、参加舞会、参与聚会等,都是涉外交往中最常见的社交场合。

在社交场合,涉外人员的着装应当重点突出“时尚个性”的风格。尽可能使自己的衣着时尚一些,并且使之充分地体现出自己与众不同的个性特点。

按照常规,我国涉外人员在社交场合的着装,主要有时装、礼服、具有本民族特色的服装等。在社交场合,最好不要穿制服或便装;若非职业军人或公、检、法人员,则切勿身着军服或公、检、法专用的制服,前去参加有外国人的社交活动。

(三)休闲场合

休闲场合,主要指的是人们在公务或社交活动之外,个人休息的场合。最常见的休闲场合,包括居家休息、健身运动、游览观光、商场购物、街市漫步等。

在休闲场合,涉外人员的着装应当重点突出“舒适自然”的风格。也就是说,在休闲场合的着装,最忌讳的是正正规规,令人不适。我国的涉外人员在休闲场合的着装,最普遍的是牛仔装、运动装、夹克衫、T恤衫等。

二、涉外交往的餐饮礼仪

(一)宴请礼仪

以宴请方式款待外宾,是涉外交往中经常进行的活动,这不同于一般的餐饮应酬。礼节在宴请中占有举足轻重的地位。

首先,宴请地点,最好选择在客人下榻地以外的饭店举办,因为他们把所住的宾馆看成是自己“临时的家”,在“自己家里”宴请自己是不合适的。

举行何等规格的宴请,常根据政治气候、宾客身份、外宾所属国文化传统及民族习惯而定。宴请前应做好各种准备工作:宴会前发请柬,交换讲话稿,安排好迎接,考虑如何照料、陪伴译员,确定服务员、服务规格,确定餐具、酒水和菜肴道数,宴会后的送别等都要礼貌周到。

(二)西餐礼仪

1. 座位的排序　西餐桌次的高低依距主桌远近而定,右为高,左为低,桌数多时应摆放桌次牌。吃西餐均用长桌,每桌人数一般不超过十人。客人席位的高低,依距主人座位远近而定。西方是以女主人座位为准,排列席位时,应按照面门为上,女士优先,以右为尊,距离定位,交叉排列的规则(图 7-1)。

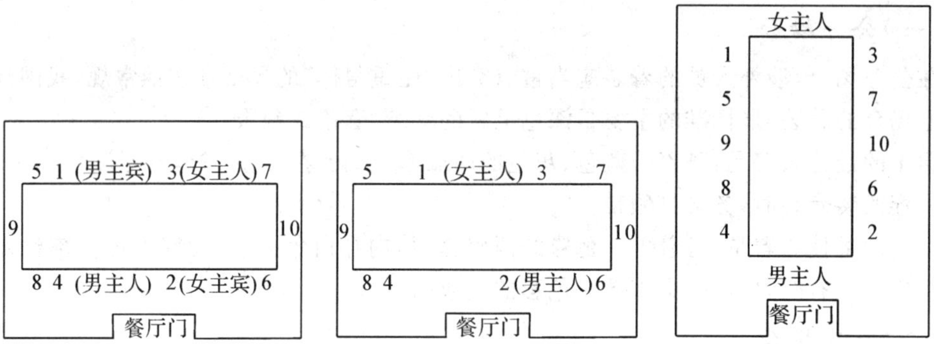

图 7－1　西餐座位排序

2. 餐具的使用　西餐餐具有刀、叉、匙、盘、杯等，吃不同的菜，要用不同的刀叉，饮不同的酒，要用不同的酒杯。

入座后打开餐巾，最好摊放在两腿上。如果有事暂时离席时，应将餐巾折好放在自己所坐的椅面上，如果将餐巾放在桌上，则意味着自己已经吃好。餐巾内面可用来擦嘴，但不可用它擦桌子或擦餐具。

吃西餐时，应右手握刀，左手持叉。先用刀将食物切成小块，再用叉送入嘴里。正餐中刀叉的数目与上菜的道数相等，并按上菜顺序由外至内排列，刀口向内。取用刀、叉时，也应按照由外向内的顺序，吃一道菜，换一套刀叉。暂时离席时，刀叉应交叉摆放或摆成“八”字形，以示尚未吃完。若已经吃好，应将刀叉并排放置于盘上。

3. 西餐的吃法　西餐习惯上菜的顺序是冷盘、汤、热菜，然后是甜食和水果。一般情况下，要等同桌人的菜全部上齐后，才能开始吃。面包应在上汤后食用，每次掰一小块，用刀抹上黄油或果酱，送入口中，不能用手整个拿着吃或用叉子叉着吃。喝汤时不能发出啜食声音，也不能端起汤盘喝，喝汤必须借助于汤匙。吃鸡、肉、鱼时，应用刀切开，以叉取食。吃鱼时不可翻身，要吃完一面后，用刀叉把鱼骨剔掉后再吃另一面。鱼刺、鸡骨应用左手掩口吐于叉子上、放于盘中。用手去剔鱼刺、鸡骨，或吐于桌上都是不礼貌的。吃其他食物或水果，也要用刀先切成小块，以叉取食。

（三）饮用咖啡礼仪

饮咖啡是一种文化，必须注重礼节，才能体现出一个人的品位与高雅。咖啡有速溶的，有以咖啡豆煮制的，国外以自制为高档。饮时可饮清咖啡，也可加入牛奶或糖。取用方糖需用方糖夹，不要用手直接拿。

咖啡匙是用来搅拌咖啡的，如果咖啡太热，也可用匙轻轻搅动，使其变凉。饮用时应将匙取出，平放在咖啡盘中，不能用咖啡匙一匙一匙地舀着喝。饮咖啡时，应用右手的拇指和食指握住杯耳，左手轻托杯盘，慢慢将杯移近嘴边轻啜，不可满把握杯，大口吞咽，也不要俯首就杯而饮。饮咖啡时，一定不要发出声响。饮咖啡吃点心，不要一手拿点心，一手持杯，吃一口、喝一口地交替进行，而应在饮咖啡后放下咖啡杯，才可吃点心。

（四）餐饮礼节

进餐时，身体不要紧靠椅背或紧贴餐桌，也不要将胳膊放在桌子上。进餐中，不能随意脱下上衣、松开领带或挽起袖子；用餐速度不宜过快，饮酒时不要一饮而尽；不要高声评价菜肴好坏,不应站起身来取菜,不能用自己的餐具从大盘中取菜或为别人劝菜。用餐期间不要吸烟,不能用餐具对着别人指指点点。手脏了,应用餐巾轻揩,不要乱擦拭,更不能用嘴吮吸手指。

三、涉外交往的出行礼仪

(一)步行礼仪

在任何国家,每个人都有自觉遵守交通规则的义务,它体现了一个行人的文明素质。

在一般情况下,单行行进时,通常讲究"以前为尊,以后为卑",也就是说,应当请客人、女士、尊长行走在前,主人、男士、晚辈与职位较低者随后而行。如果客人、女士、尊长对行进方向不了解或是道路较为坎坷时,主人、男士、晚辈与职位较低者须主动上前带路。

两人或两人以上并排行走时,一般讲究"以内为尊,以外为卑",即以道路内侧为尊贵之位。若当时所经过的道路并无明显内侧、外侧之分,则可采取"以右为尊"的国际惯例,以行走方向而论,将右侧视为尊贵之位。当三个人并排行进时,有时也可以居于中间的位置为尊贵之位,以前进方向为准,并行的三个人的尊卑位次依次为:居中者、居右者、居左者。

在涉外交往中,尤其是在国外,步行时应禁忌出现以下几种情况:

(1)忌行走时与他人相距过近,尤其要避免与对方发生身体碰撞。

(2)忌行走时尾随他人身后,甚至对他人窥视或指指点点。

(3)忌行走时速度过快或过慢。

(4)忌在私人居所附近进行观望,甚至擅自进入私宅或私有草坪、花园。

(5)忌边走边吃喝或边吸烟。

(6)忌与成年的同性行走时勾肩搭背。

(二)乘车礼仪

1. 讲究秩序　在涉外交往中,尤其是在正式场合,必须遵守上下车的先后顺序,为了表示自己对他人的礼貌,一般应当请尊者、妇女、儿童、残疾人、病人等先上车,后下车。

2. 座次尊卑　乘坐不同类型的车辆,其座位的尊卑顺序是不尽相同的。在轿车上,由专职司机驾车时,双排五座的轿车,其座位的尊卑顺序是:后排右座、后排左座、后排中座、副驾驶座。在三排七座或三排九座的轿车上,座位排序分别如图 7-2 所示。

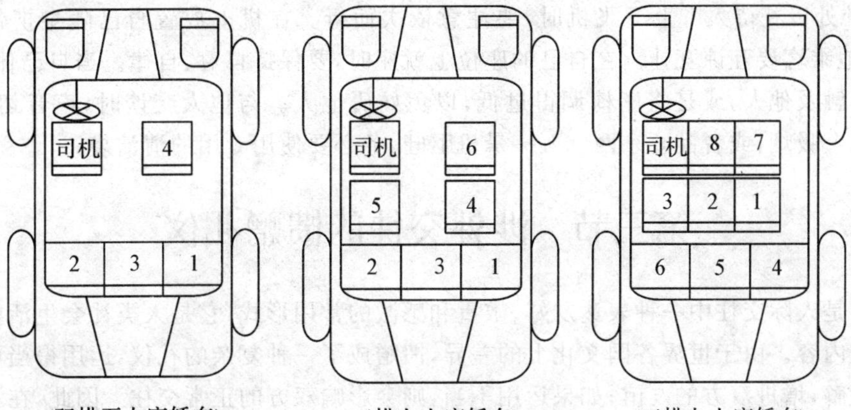

图 7-2　专职司机驾车的轿车座次

由主人亲自驾车时，双排五座的轿车，其余四座的尊卑顺序为副驾驶座、后排右座、后排左座、后排中座。三排座轿车座位排序如图 7-3 所示。

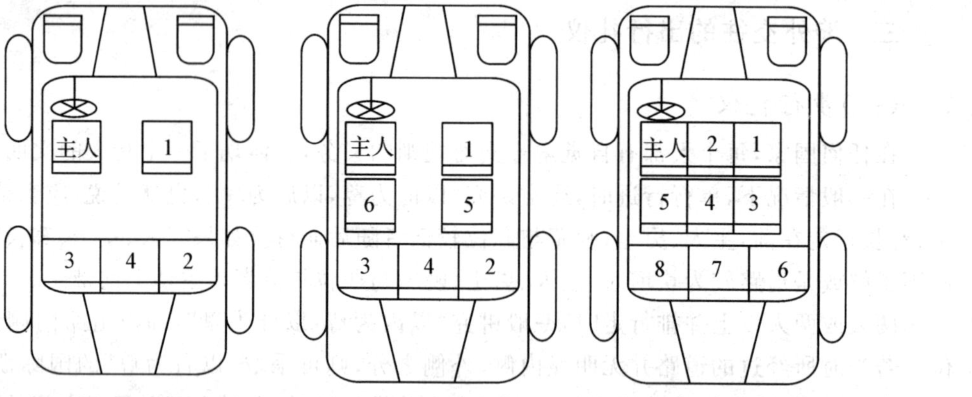

(双排五人座轿车)　(三排七人座轿车)　(三排九人座轿车)

图 7-3　主人驾车的轿车座次

乘坐公共汽车、火车或地铁时，往往需要对号入座。

3. 律己敬人　乘车时，尤其是乘坐公共交通工具时，必须讲究社会公德，遵守公共秩序。处处严格要求自己，着装要文明，坐姿要优雅。对待他人，要相互礼让，不可抢座、占座，如不小心撞、踩了他人时，要马上道歉，不可强词夺理。

(三)乘机礼仪

在出国访问或旅游时，乘坐飞机通常是人们优先选择的出行方式。在乘坐飞机时，必须遵守乘机礼仪。

1. 维护乘机安全　上机时不得违规携带有碍飞行安全的物品，登机时应当认真配合例行的安全检查，飞行中务必要遵守有关安全的各项规定，当飞机起飞或降落时，要自觉地系好安全带。当飞机受到高空气流的影响而发生颠簸时，也要将安全带系好，切勿自己站立、走动。在飞机飞行期间，移动电话、手提电脑、激光唱机、电子游戏机、调频收音机等电子设备均应严禁使用。另外，乘机时还要对安全设备有一定的了解。

2. 处处以礼待人　上下飞机时，要注意依次而行。在机上放置自己随身携带的行李时，与其他乘客要互谅互让。在自己的座位上就座时，要保持自尊、自律。当自己休息时，不要使身体触及他人，或是将座椅调得过低，以免妨碍他人。与他人交谈时，声音切勿过高。不要在机上吸烟，或者乱吐东西。万一晕机呕吐，务必要使用专用的清洁袋。

第三节　涉外交往的馈赠礼仪

馈赠是人际交往中一种表达友好、敬重和感激的常用形式，它是人类社会生活中不可缺少的交往内容。由于世界各国文化上的差异，馈赠成了一种复杂的礼仪，运用得当可以加深双方的理解，增进双方的友谊；如果运用不当，则会影响双方的正常交往。因此，在涉外交往中，必须遵守馈赠的礼仪规范。

一、礼品选择礼仪

在馈赠行为中，应将礼品视为友情或敬意的物件，必须要倍加重视。如果挑选礼品时，不讲章法，敷衍了事，馈赠非但不能取得成功，反而会适得其反、冒犯对方。挑选礼品送给外国友人时，必须恪守以下四项原则：

（一）突出礼品的纪念性

在涉外交往中，送人的礼物无需过分强调其价值、价格，而主要突出其所代表的独特的纪念意义，正所谓“千里送鹅毛，礼轻情意重”。在许多国家都不时兴赠送过于贵重的礼品，如现金、有价证券、天然珠宝和贵金属首饰等，否则可能有行贿受贿之嫌。

（二）体现礼品的民族性

在向外国友人赠送礼品时，最具有中华民族特色的东西，往往是最好的。如中国人司空见惯的风筝、二胡、笛子、书画，以及独具匠心的民间工艺品等，一旦到了外国人手里，便会备受青睐，身价倍增。

（三）明确礼品的针对性

“送人千金，不如投其所好”。挑选礼品时应当因人、因事而异。因人而异，指的是赠送的礼品必须符合受礼者的身份、性格、品位、爱好与习惯；因事而异，则是指在不同的情况下，赠送的礼品应有所不同。

（四）重视礼品的差异性

向外国友人赠送礼品时，绝对不能有悖于对方的风俗习惯，这就是涉外礼品的差异性。选择礼品，首先要了解受礼人所在国的风俗习惯，主动回避可能存在的“择礼六忌”：一是与礼品品种有关的禁忌，如法国等许多西方国家的人忌讳送菊花，拉丁美洲人忌讳送刀剑和手帕；二是与礼品色彩有关的禁忌，如红色和茶色被菲律宾人视为不祥之色，白色备受珍爱，而印度人却忌讳白色；三是与礼品图案有关的禁忌，如阿拉伯人忌讳动物图案，特别是有猪等动物图案的礼品；四是与礼品形状有关的禁忌，沙特阿拉伯人忌讳“十”字形、六角星形状的礼品；五是与礼品数目有关的禁忌，如西方人忌讳“13”，日本、朝鲜人忌讳“4”；六是与礼品包装有关的禁忌，如日本人包装礼品时，不能扎蝴蝶结等等。上述择礼禁忌，赠送礼品时均应注意避免。

二、礼品赠送礼仪

向外国友人赠送礼品，不仅要重视品种的选择，而且一定要注意赠送礼品的方式方法，具体是指在礼品的包装、送礼的时机、送礼的途径等方面，必须表现得有礼有节，不乱章法。

（一）重视礼品的包装

在国际交往中，礼品的包装被视为礼品的外衣，送礼时不可或缺。包装精美的礼品不仅显得正式、高档，而且还能使受赠者感到自己备受重视，因此，送给外国人的礼品，一定要事先进行精心的包装，同时，外包装的色彩、图案、形状乃至缎带结法等，都要尊重受赠者的风俗习惯。

（二）把握送礼的时机

在涉外交往中，由于宾主双方关系不同，所处的时间、地点以及送礼的目的不同，送礼的时机自然也有所不同。

在会见、会谈时，如果准备向主人赠送礼品，一般应当选择起身告辞时；向交往对象道喜、祝贺时，如拟向对方赠送礼品，通常应当在双方见面之初相赠。出席宴会时，向主人赠送礼品，可在起身辞行时进行，也可选择餐后吃水果之时。为专门的接待人员、工作人员准备的礼品，一般应当在抵达当地后，尽早赠送给对方。作为东道主接待外国来宾时，如欲赠送一些礼品，可在来宾向自己赠送礼品之后进行回赠。也可以在外宾临行的前一天，在前往其下榻之处进行探访时相赠。

（三）区分送礼的途径

一般情况下，送给外国友人的礼品，大都可以由送礼人亲自当面交给受礼人。有些时候，例如，向外国友人赠送贺礼、喜礼或者向重要的外籍人士赠送礼品，亦可专程派遣礼宾人员前往转交，或者通过外交渠道转送，如果有必要，礼品也可以提前送达受礼人的手中。

通常，送给外国人礼品时，尤其是委托他人转送给外国人礼品时，应附上送礼人的名片。它既可以放在礼品盒内，也可以放在一枚写有受礼人姓名的信封里，然后再设法将这枚信封固定在礼品的外包装之上。尽量不要采用邮寄的途径向外国人赠送礼品。

三、礼品接受礼仪

（一）欣然接受

当外国友人向自己赠送礼品时，一般应当大大方方、高高兴兴地接受下来，没有必要跟对方推来推去，过分地客套。在接受礼品时，应当起身站立，面带微笑，用双手接过礼品，然后与对方握手，并且郑重其事地向对方道谢。

（二）启封赞赏

在国际社会，特别是在许多西方国家里，受赠者在接受礼品时，通常习惯于当着送礼人的面，立即拆启礼品的包装，然后认真地对礼品进行欣赏，并且对礼品适当地赞赏几句。如果接受礼品后不当场启封，或是暂且将礼品放在一旁，都是非常失礼的表现。

（三）拒绝有方

如果不能接受外方赠送的礼品，应当即向对方说明原因，并且将礼品当场退还。可能的话，最好不要在外人面前这么做。若对方并无恶意，在退还或拒收礼品时，还须向对方表示感谢。

（四）事后再谢

接受外方人员赠送的礼品后，尤其接受了对方所赠送的较贵重的礼品后，最好在一周之内写信或打电话给赠礼人，向对方正式致谢。

复习思考题

1. 何谓涉外礼仪？涉外交往中为什么要注重个人形象？
2. "信守约定"应注意哪些方面？
3. 涉外交往中如何做到"热情有度"？
4. 涉外交往时着装礼仪有哪些要求？
5. 如果你出国学习乘坐飞机时，应遵守哪些礼仪？
6. 当你准备送给朋友礼品时，选择礼品应注意哪些礼仪？

（高达玲）

第八章 其他礼仪

第一节 求职上岗礼仪

一、求职礼仪

求职礼仪，是指求职者在求职过程中与招聘单位的招聘者接触时应具有的礼貌行为和仪表姿态规范。它通过求职者的应聘资料、仪表、服饰、言谈、举止等方面体现出求职者的文化素质、道德修养和个性特征。求职礼仪对于能否实现求职者的意愿、能否被理想单位录用起着非常重要的作用。

求职礼仪贯穿于求职全过程。求职者首先要有一种“求”的心态，无论自己条件多好，专业供求状况对自己多有利，都不能摆出一副舍我其谁的架势。心理学家奥里·欧文斯说：“大多数人录用的是他们喜欢的人，而不是最能干的人。”当然，求职者虽说是“求”，但并不意味着人格的低下，要不卑不亢，要礼貌地提出自己的正当利益和要求，并维护自己的尊严。招聘方与求职者，都应在公正、平等的位置上互相审视，彼此选择。

（一）求职准备礼仪

随着社会主义市场经济体制的逐步完善和教育体制改革的不断深化，我国的就业政策也发生了根本性的转变。以往计划招生、计划分配、一包到底的就业制度，已经被人才、劳务市场化，就业自主化，双向选择所取代，就业不再由政府、学校主宰，而是由就业者本人与用人单位之间互相协商决定，就业者与用人单位之间形成一种在法律保障体制下的劳动合同关系。与此同时，毕业生的就业去向也发生了很大的变化，提供就业的主体已逐渐由国有经济部门向非国有经济部门转变，到非国有经济部门就业将成为大部分毕业生的就业选择。因此，毕业生要在日趋激烈的求职竞争中立于不败之地，除了必须具备良好的自身素质和专业技能外，还必须掌握一定的求职礼仪和求职技巧。

1. 职场信息，了解详尽　俗话说，“知己知彼，才能百战百胜。”求职前首先要设法尽量了解你希望就职单位的有效信息。具体包括三个方面：其一，有关用人单位的信息，如单位的性质、规模、效益、发展前景、招聘岗位、招聘人数等；其二，有关用人条件的信息，如所要招聘人员的性别、年龄、学历、阅历、专业、技能等方面的具体要求和限制；其三，有关用工待遇的信息，如工资报酬、福利待遇（奖金、补贴、假期、医疗、保险）等。

其次，要尽可能地全面评价自己。面试之前，对自己要有客观、全面的认识，从而进行自我定位，选择最适合于自己的单位和职位。掌握了用人单位的具体情况，需要的时候就可以信手拈来，以自身的优势来说明应聘此工作的可行性，给招聘者留下深刻的印象。同时，求职者还可根据了解到的信息对招聘方可能提出的问题事先做好准备，以便招聘时胸有成竹、从容应对。

2. 求职资料，充分详实　求职应聘，让用人单位更详细、全面地了解自己，求职资料必须充分详实。它包括：个人简历、各种证书、毕业生推荐表等。

(1)个人简历：个人简历是一种书面的自我介绍，应尽量提供自己最优秀的一面，但不能夸大吹嘘，必须实事求是。同时书写时要注意内容简洁、用词得当、书写规范、重点突出、结语精练，篇幅一般两页至三页为宜，不能出现文字或语法错误。个人简历中要将自己的情况，如学历、经历等都要如实列出，包括担任过哪些职务，参加过哪些社会活动，取得过哪些成绩，获得过什么荣誉，均要一一写明，尤其是工作经验与取得的成绩，获得的奖励等更须注明。最后附上简短的小结，小结要写上自己最突出的几个优点，最好与应聘职位相称。资料一定要个性突出，要有自己的风格和特色，既要引人注目，又不令别人反感。

(2)各种证书：最直接反映能力和成绩的文字资料是你以往获得的各类能力资格证书、专业成绩等级证书及发表过的文章等，面试前要细心准备好。因为这些证书属于个人重要的业务档案资料，所以可按目录清单提供复印件，并整理有序，认真装订，必要时提供原件，防止遗失。这样，既可使招聘单位对你自信有序的工作作风留下深刻印象，又可保证不用翻找就能迅速取出所需资料。

(3)毕业生推荐表：学生毕业求职，学校一般提供毕业生推荐表。填写毕业生推荐表必须根据表中所列项目认真细致、真实准确地填写。同时包括所在系及所属学校的意见，这些对用人单位录用与否都非常重要。

3. 求职形象，大方得体　有人说，求职能否成功，关键就在面试的头五分钟，甚至是头六十秒钟的表现。由此可见，塑造良好的求职形象对求职者来说十分重要。

求职应聘时，求职者应做到仪表修饰淡雅、自然，切忌浓妆艳抹或另类前卫；举止文明、优雅，切忌轻佻、粗俗；着装端庄、大方，切忌奇装异服。需要提醒的是：穿着最好与你所应聘单位或应聘职位的格调相协调。

(二)求职面试礼仪

1. 面对招聘者礼仪

(1)遵时守信：准时到场面试是应聘者最基本的礼仪，迟到或违约是严重失礼行为。如果求职者确有客观原因无法按时到场，应事先及早打电话通知对方并表示歉意。万一已经迟到，要主动陈述原因，表达宜简洁、致歉要诚恳。为防止迟到，求职者最好提前10～20分钟到达面试地点，一方面可以先熟悉一下面试环境，二来可以稍作休息，以稳定一下情绪。

(2)以礼相待：求职面试时，一定要给所有人都留下好印象。求职者等候面试时，不要旁若无人，随心所欲，对接待员熟视无睹，给人留下不好的印象。要对接待员礼貌有加，注意细节，恰当表达。面试时，应将手机自觉关闭。

(3)放松心情：心情紧张是面试时常见的一种情况，适度紧张可以帮助集中注意力，但如果过分紧张、慌乱，不但会给招聘方留下不好印象，还会无法集中注意力，平静应答招聘者的问题。因此，面试时，应调整好心态，尽量做到心境平和，轻松应对。

(4)入室敲门：无论面试室的门是关闭的，还是虚掩的，都应先敲门，千万不要贸然推门而入，给人鲁莽、无礼的印象。要注意敲门声音的大小和敲门的速率。正确的方法是：用右手的指关节轻叩门三下，问一声“可以进来吗?”待听到“请进!”后，再轻轻推门进入。进入面试室，转身静静地把门关好。

(5)主动问好:面对招聘考试应面带微笑，主动点头问好。如果一入室便听到问候声，更应积极、热情地予以回应。不打招呼或不予回应都是非常失礼的行为。

(6)莫先伸手:握手是一种常见的社交礼仪。求职者进入面试室，行握手礼，应是主考官先伸手，然后你右手相迎，热情相握。若非主考官先伸手，求职者切勿贸然主动伸手求握。

(7)“请”才入座:求职者进入面试室，不要自己主动坐下，要等主考官请你入座时再入座，并表示感谢，然后坐在指定的座位上。要注意坐姿规范。

(8)适时告辞:有些招聘者以起身表示面谈结束，也有一些人则用“同你谈话感到很愉快”或“感谢你前来面谈”等这样的语气来结束面试，对此，求职者应十分机敏，及时起身告辞。需要特别注意的是，面试结束，无论结果如何，有无录用希望，告辞时都应向对方诚挚道谢。

2. 面试者应答礼仪

(1)礼貌谦和:求职者面试时，不论是自我介绍，还是答复询问，均须使用必要的谦语、敬语。回答考官提问，应称其职务或以“您”和其他尊称相称。要做到应答自然、语气平和、称呼得体。

(2)言辞标准:求职者在回答招聘者的提问以及进行自我介绍时，都要求语言标准，回答问题要完整正确，尽量讲普通话，绝对不允许答非所问、张冠李戴。

(3)语气连贯:在面试时，求职者语气连贯与否至关重要。语气连贯在这里有两层含义:一是要求前后连贯，即面试时的谈吐应与求职者向用人单位提供的书面材料完全相符;二是要求谈吐要一气呵成，不要吞吞吐吐。

(4)内容简洁:求职者在应答时，应简洁明了，条理清晰，针对性强。切忌唠唠叨叨，没完没了。

(三)面试后续礼仪

1. 学会感谢　求职者为了加深主考官对自己的印象，增加求职成功的可能性，应在面试后的两天内，最好给主考官打个电话表示谢意，或者写一封简短的感谢信。这既是礼貌之举，也会使招聘方在作出决定时有所考虑。

2. 不过早打听结果　一般情况下，招聘组面试结束后，都要进行讨论投票，最后确定录用人选，可能要等3～5天或更长时间。求职者在这段时间内一定要耐心等候消息，切不可到处打听面试结果，急于求成可能会适得其反。

3. 保持联络　面试后的一段时间里最好不要外出旅游或到外地办事，必须外出时，要向招聘单位说明并提供联络方式，以免通知你面试结果时找不到你，另一方面也表达了你的诚意。

4. 查询结果　如果求职者在主考官许诺的通知时间到了后或在面试两周后，还没有收到对方的答复时，就应写信或打电话给招聘单位或主考官，询问对方是否已经做出决定。

二、上岗礼仪

通过种种考试、面试，能够被录用并开始上岗，应该说已经是一个幸运者、胜利者了。如果说应聘者是推销自我的话，那么上岗就是展示自我能力的开始。俗话说:“好的开始就是成功的一半”，因此，求职者在走上新的工作岗位时，应遵守礼仪规范要求。

(一)按时报到

求职者在接到招聘单位的录取通知后，应按照通知的要求，携带相关资料，按时到用人单位报到。按时报到既是表明自己到新单位工作的诚意和热情，也会给用人单位有一个良好的“第一印象”，这对上岗者来说非常重要。

(二)签订合同

到就业单位报到后，应及时与就业单位签订就业合同。就业合同涉及到单位和你个人的相关权利和义务，一定要认真阅读相关条款，明确个人应享受的相关权利和应尽的义务。同意后，方可签字，一般就业合同一式两份，由就业合同签订双方各保存一份。

(三)虚心请教

上岗后，应尽快熟悉工作环境，熟知岗位职责，了解单位的各项规章制度，处理好与同事之间的关系，以便于尽早地进入工作状态，尽快地胜任本职工作。对待同事，要尊重为先、态度谦和、以礼相待。当你有困难时要虚心向有经验的同事请教，对于一个刚刚上岗的人来说，一定要记住，人们愿意原谅无知，却不肯原谅错误。尤其是对于护士来说，一个小小的失误，就可能酿成无法挽救的大错。

(四)勤奋工作

上岗后的新人，要细心观察、用心学习，脚踏实地，一步一个脚印地工作，切忌三心二意，好高骛远，不求实效。只有务实、勤奋工作的人，才可能让别人放心，愿意将更多的责任赋予你，让你得到最好的磨炼，积累更多的经验，有一个更光明的前途和未来。

第二节　公务礼仪

一、办公礼仪

办公礼仪，是工作人员在办公室内，执行公务和处理公事活动时，应该遵循的礼仪规范。主要涉及办公环境、人际关系和个人形象三个方面。

(一)办公环境

办公室是非常重要的工作场所，环境的好坏直接影响着工作质量和工作效率。整洁、优雅、和谐的环境能使人精神振奋，提高工作效率；反之，则使人消极沮丧，工作效率低、质量差。舒适文明的工作环境需要每个成员的积极参与和共同维护。

办公环境要经常保持干净、整洁、井然有序。鲁迅曾经说：“几案精严见性情”，桌明几净、井然有序的人，必定是一个做事干净利索的人。为此，要求工作人员每日上下班时，应该及时清理桌面，将文件、资料分类、归档、整理装订，放在文件柜里，污物、废物及时丢弃到污物桶里，并及时倾倒。工作人员不要把个人用的饭盒、零食、衣物等随意堆放在办公桌上或墙角处。

一个好的办公环境，还应注意防止噪音，力求安静。嘈杂的办公环境容易使人心绪烦乱，分散注意力，容易造成工作上的失误。

（二）人际关系

在工作岗位上，人必然要面对各种各样的人际关系。能否处理好各种各样的人际关系，直接影响到日常工作的正常进行，因此每个工作人员都必须遵守有关人际关系处理方面的礼仪规范，营造一种融洽、和谐的工作氛围。

1. 同事相处

（1）密切合作、以诚相待：各行各业的从业人员想要在事业上取得成功，首先就要有一种荣辱与共的团队精神，在工作中，同事之间要彼此关心、相互支持、真诚帮助、相互合作，共同出色地完成任务。不应该相互嫉妒、处处提防、斤斤计较，在工作上互相拆台或冷眼旁观、争名夺利等。

（2）相互尊重、平等对待：同事之间要尊重为先，相互学习、取长补短、共同进步，而不要在对方面前骄傲自满、盛气凌人、指手画脚。工作中同事之间难免出现意见分歧，遇到这种情况，要以工作为重，心胸开阔、平等待人，不要支持一些人、孤立一些人，相互勾心斗角、闹不团结。

（3）异性相处、把握分寸：男女同事，应该保持工作关系和一般朋友的交往，要把握好交往尺度，避免过于亲密，不要演出危险的“游戏”，做出越轨的事情，更不应该将私人感情带到工作中，影响个人形象和工作效率。

2. 对待上级

（1）尊重上级、以礼相敬：对待上级要尊重、热情、礼貌。进入上级办公室时，一定要先敲门，得到准许再入内；与上级交谈时，应使用“您”、“请”、“谢谢”等礼貌性用语；路遇上级时应主动问候或点头示意。工作中不可只呼其名或绰号，更不要当面跟上级乱开玩笑。

（2）服从领导、听从指挥：对上级决定和布置的工作任务，一定要尊重服从，领会意图，认真完成。对于工作中的不同意见，允许以适当的方式向上级反映或加以保留，但不能以任何借口拒绝执行。

（3）主动配合、维护威信：身为下属应主动支持、配合上级的工作。同时，必须明确自己的职责范围，不要擅自越位，自作主张，假传“圣旨”。工作中要积极响应上级的号召，急领导之所急，自觉维护上级的威信，不要背后议论或指责上级，更不要阳奉阴违、口是心非。

3. 对待下级

（1）以身作则、树立权威：作为上级，必须严格要求自己，处处以身作则，全面提高个人的素质修养，塑造良好的领导者形象。只有恪尽职守、廉洁奉公、身先士卒、言出必行、言行一致的领导，才能在下属面前受到拥戴，才会拥有真正的权威。切忌对人严、对己宽，信口许诺，言而无信，不注意自己在下属面前的言谈举止以及整体形象。

（2）坚持原则、公平公正：对待下级，要坚持原则、严格要求、不徇私情，不搞权钱交易，做到公平、公正；不能以我画线，亲疏有别，更不能“顺我者昌，逆我者亡”。

（3）尊重下级、谦恭待人：作为上级，要尊重下级的人格，谦恭的对待下级。如下达任务，布置工作时，态度要和蔼，交代要清楚，对下级工作的优点和取得的成绩要及时的给予鼓励、表扬或嘉奖；对待下级工作中出现的问题和失误，要认真调查研究，找出原因，选择合适的时机和场合，使下级心服口服地接受批评，切忌不讲方式方法，当众批评，甚至羞辱。

（4）关心爱护、体谅照顾：只有关心下级，体谅下级，多了解下级的困难、委屈和苦衷，并积极帮助解决，才能真正调动他们的工作积极性。同时要多与下级进行交流和沟通，使他们能够说实话、做实事、出主意、想办法，集思广益，共同促进事业发展。

(三)个人形象

办公室工作人员的形象代表单位的整体形象，要求工作人员在修饰、设计自我形象时，必须遵循礼仪规范，给人一种整洁大方、举止文雅、精力充沛的印象。

1. 着装规范　办公服装的穿着，总的要求是整洁、合体、庄重、大方。不过分讲究，不惹人注目，也不要太休闲，如单位发放统一的工作服，最好穿着统一工作服上班。办公室人员一定要避免衣服肮脏、异味难闻、皱皱巴巴，或穿着过于单薄透明，过于短小、紧身或暴露身体过多的衣服，以免给人造成一种工作作风不严谨、可信度较差的印象。

2. 修饰得当　无论男士或女士，在妆饰方面都要适当注意。男士每日应净面剃须，梳理头发；女士更要注意仪容的整洁，必要时淡妆上岗。办公期间，原则上不佩戴饰物，如若佩戴，以少为佳。在办公室男士戴大项链，女士戴大耳环，不仅与环境不协调，而且还会显得过于招摇、非常俗气。

二、会议礼仪

会议是一项非常重要的公务活动。人们工作中的一些主要内容，如交流信息、总结经验、专题研究、作出决策等，都是通过会议完成的。所以，会议礼仪，是为了达到预期目的和取得良好效果，人们在准备和参加会议的过程中，应该遵循的礼仪规范。

(一)会议组织者

开好一个会议，组织与筹划工作十分重要，它是会议能否圆满成功的关键。因此要求会议组织者按照礼仪规范，认真准备，周密安排。

1. 拟定计划　召开任何一种会议，都必须事先拟定好会议计划，包括会议主体、内容、议程、时间、地点、参会人员等。力求计划目的明确、内容充实、切实可行。

2. 发出通知　会议主办单位应该提前发出会议通知，以便参加者提前做好赴会准备。通知上应写明开会时间、地点、主题、内容及参会人员，甚至某些应注意事项。有些重要会议，需要邀请领导或嘉宾的，还应该提前发正式请柬以及起草会议文件等。

3. 做好准备　会议组织者应委派专人负责会务工作，根据会议性质安排好会场，如会场的大小选择、环境布置、座次安排、音响电教设备等。对某些大型会议，最好设立会务组，并对会务人员进行礼仪培训，同时要求会务人员分工明确、各司其责、彼此支持、相互配合。

4. 热情迎送　对参会人员一定要热情接待、礼貌迎送。对于老、弱、残者应安排专人给予特殊照顾，如引导座次、准备茶水、安排返程交通工具等。

5. 当好主持　会议主持者要把握住会议主题，其言谈应与会议内容、气氛相吻合，同时要掌握好时间，准时开会、按时散会。在某些座谈会或讨论会上，除限时发言的情况外，都要尊重别人，不可用任何动作、表情或语言去阻止、打断参会者的发言或提问。

6. 保证顺利进行　对某些大型会议，应该安排专人负责会场监督与服务，以便做到及时发现问题、及时解决，保证会议顺利进行和圆满完成。

(二)会议参加者

会议的成功与否，同样离不开参会者的重视与配合。因此，参会者要严格遵守有关的会议礼仪。

1. 遵守时间　出席会议时，遵守时间是基本的会议礼节之一。只要承诺出席会议，就要准时到会，如遇特殊情况不能参加，应事先向会议组织者说明缘由或请有关合适人员代替参加，特别是重要会议更不能无故迟到或缺席。

2. 注意形象　参加会议时，应注意个人形象。根据会议性质，选择合适的服装、发型和妆容，力求做到简洁、大方、素雅。特别是参加某些大型的正式会议，或者作为报告人、主席台就座者，更应该注意形象。

3. 遵守纪律　进入会场，应按照会议工作人员的引导，准确就座，不可来回走动，找熟人聊天。会议进行中，不准吸烟、听随身听，手机应自觉关闭或调为振动。如需短时离开会场，应该轻轻行走；如确实有事需要提前退场，应该向会议组织者说明原因，并表示歉意。

4. 认真听讲　参会者应认真、专注地聆听会议主持、报告人或发言人的讲话，并对主要内容作现场记录，便于汇报与交流，切忌出现台下读书看报、交头接耳、听录音、打游戏机等不礼貌行为。

5. 举止文明　参加座谈会、讨论会、交流会等性质的会议时，应按主持人的要求，围绕会议主题积极、主动地发表自己的意见或看法，尽量使会场气氛活跃起来，切忌“冷场”。但是也不能“独占话筒”，没完没了，不给别人发言机会，或借题发挥，与人争吵不休。对于报告人或发言人的讲话，参会者应该在合适的时机，给予鼓掌，但切忌“鼓倒掌”或大声喝彩、有意起哄。

第三节　社交活动礼仪

一、宴会礼仪

宴会，是最常见的社交形式，是人们联络感情、交流信息、增进友谊、发展自身的一种重要的礼仪性活动。因此，宴会的主宾双方都应该遵守宴会的礼仪规范。如果在宴会中礼仪失当，不仅会贻笑大方，损害个人形象，还会影响正常的社会交往和友好合作。

（一）宴会主人

1. 认真筹备

（1）根据宴请的目的，确定宴请的名义、范围和形式。

（2）选择合适的时间、地点并发出邀请：时间应考虑主宾双方都合适，注意避开重大节日或忌日，地点多由主方确定，各种正式宴请应提前发出请柬，以便客人及早安排日程。

（3）根据宴请客人的爱好与禁忌，预订菜单：选菜单时，应主要考虑客人的习俗与爱好，菜肴道数和分量要适宜。

（4）做好宴请环境准备及席位安排：事先安排好座次席位，尤其是大型宴会应安排专人引导。宴会餐厅最好选择在环境幽雅、清静安逸的饭店或酒楼。

2. 热情迎接

（1）宴会的主人在迎接客人前，要进行适当的修饰，做到整洁、大方。男士应剃须修面，穿着西服套装；女士应化淡妆，穿着礼服或突出个性的时装。

（2）宴会主人一定要提前到达宴会地点，并根据需要亲自或派人在门口迎接客人，对常来常往的客人，一旦得知对方到达，应立即起身，相迎于门外。与客人相见，均应热情地同客人握手、问候并表示欢迎。如果家人、同事或其他客人在场，主人也应主动予以相互介绍，不能爱答不理、怠慢客人，并引导客人步入餐厅，安排就座。

3. 礼貌待客

(1)待宾客都坐好后，主人应拿起餐巾，即表示宴会开始，并与每个人碰杯，即兴说上几句祝酒辞，全体人员站起碰杯。

(2)作为主人，应照顾好客人就餐，如主动介绍地方特色菜肴及吃法，适当地交谈。

(3)宴会结束前，主人应再祝酒，对所有来宾的光临表示感谢，随后将餐巾从腿上拿起来，稍加折叠，放在餐桌上，表示宴会已结束，其他人也应放好餐巾，准备离开。

4. 文明送客

(1)宴会结束时，当客人提出告辞时，主人应真诚挽留，如客人执意要走，主人应尊重客人意见。不要在客人未起身前，主人先起身相送，也不要主动先伸手与客人握手告别，让人感觉有厌客之嫌。

(2)送客人，要送到室外或电梯门口；重要的客人要送到大门口、楼下或其乘车驶离之处；对远方的客人，还要送到其住宿的宾馆或机场、车站，等客人乘坐的交通工具启动再离去。同客人告别时，要与之握手，表示感谢并道声“再见”，客人离去时，要挥手致意，目送客人远去。

(二)宴会客人

1. 回复邀请　客人接到请柬后，不管是否能够参加，均需要给主人一个答复，并表示谢意。如果已经答应赴宴，临时有要事不能前往，则应该立即通知主人，说明原因，并表示歉意。切忌：收到请柬无反应，临时又不见人影，让大家空等，这不仅是对主人的不尊重，而且也是失信于人的一种表现。

2. 仪容整洁　参加宴会，应衣着得体、仪容整洁。男士应梳理头发，剃须洁面，换上合适的服装；女士应适当化妆，穿着赴宴的衣裙。赴宴时，进行适当的修饰，既是对宴请的重视，也是对主人的尊重。切忌衣冠不整，仪容不佳地去赴宴。

3. 遵守时约　参加宴会，一定要准时到场。客人抵达过早或过晚都是失礼的表现。如果早到，会让主人感到措手不及，过晚又会让主人着急。

4. 各就各位　客人要按照主人安排好的桌次、位次就座，不必推来让去，更不可随心所欲地乱坐，以免打乱主人的计划。

5. 举止优雅

(1)坐姿要端正：用餐时，双手可放于桌边，上身不可趴在桌面上。

(2)注意吃相：进餐时，切忌出现摇头晃脑、宽衣解带、满脸油迹、吃声大响、汁汤横流等失态的行为。

(3)进餐时，要做到不乱布菜（即擅自做主，为他人夹菜、添汤等）、不乱挑菜、不乱评菜、不玩餐具，不清嗓、不吐痰、不擤鼻涕、不吸烟等。

(4)用餐后，不要当着众人的面剔牙，更不要用舌头在嘴里来回搅动。如果确实需要清理牙缝，最好去洗手间处理，或者用左手持餐巾遮挡嘴部，右手拿牙签轻轻剔除。

6. 致谢告别　宴会结束，待主人站起后，方可离开餐桌，并向主人表示谢意，向其他人员一一告别，让年长者、体弱者、女士先走。

二、舞会礼仪

舞会是一种深受人们欢迎的大众化的社交活动。人们在高雅的背景、优美的乐曲中翩翩起舞,既可以传递信息、交流情感,还可以陶冶情操、扩大交际;既可以自娱,也可以娱人,是一种颇具吸引力的活动。因此,要求参加舞会者应遵守舞会礼仪规范,以体现自己良好的修养与风度。

(一)仪容整洁,服饰得体

无论是男士还是女士,参加舞会时,都应注重仪容的修饰。头发梳理整齐,男士修面剃须,女士化妆打扮,使自己容光焕发。参加舞会的服饰要同环境、气氛相协调,男士宜穿西服套装或长袖衬衫配长裤,女士参加舞会以裙装为宜。在舞会上,不要穿过紧、过透、过短的衣服,不能穿短裤、拖鞋,这里还需特别提醒的是:参加舞会前,一定不要喝酒吸烟,不要吃葱、蒜等气味强烈的食品,以免身体产生异味,影响舞伴的情绪。

(二)礼貌邀舞,文明拒邀

舞会音乐响起,一般由男士主动邀请女士跳舞。邀请时,男士可行至准备邀舞的女士面前,向女士点一下头或行半鞠躬礼,轻声邀请:"可以请您跳舞吗?"女士若同意,应立即起身,点头示意,与男士一起步入舞池。舞会上,女士一般不应该拒绝男士的邀请,如果真的不愿意,也应婉言谢绝,如可以说:"对不起,我想休息一下。"或"对不起,这支舞曲我不太会跳。"等等。被拒绝后,男士不要再强求,更不可表示不满。

(三)舞姿优美,神态自然

男女双方共舞时,应相互关照、相互配合。双方都应讲究舞姿的端庄、优美。跳舞时舞姿要标准,动作要协调,身体要保持适当的距离,既不要太近,也不要过分疏远。女士的左手轻轻地搭在男士的右肩上,右臂弯曲举起,手指并拢,掌心向下,轻放在男士的左手上;男士握手不要太紧,右手轻放于女士的腰部正中,不宜将女士搂得太紧,除示意的动作外,不能有其他轻浮、鲁莽的行为。跳舞时,万一不慎碰撞或踩踏了对方,应自觉地向对方道歉。

跳舞时,神态、表情应自然大方,既不要过于严肃,表情凝重、呆板,也不要目不转睛地盯视对方,以免引起误会和反感。即使是夫妻或热恋中的情侣,在舞会上也不应过分亲昵,在社交场合,这样做有失风度和礼貌。一曲完毕,男士应将女士送回原位,并向女士表示谢意。

(四)舞场禁忌

舞场是一个文明的社交场所,舞者必须注意约定俗成的舞场禁忌。如身体不适不应进入舞场;不在舞场学舞步;不争抢舞伴,也不可死盯着一个舞伴不舍;同性之间不应相邀共舞;舞会音乐未停止时,不可中途随意停舞;舞会音乐停止后,如要退场,也不可随便横穿舞池退场;不可在舞场高谈阔论;不在舞场乱扔果皮、杂物等。

复习思考题

1. 何谓求职礼仪？求职礼仪在求职过程中有何重要性？
2. 求职前的准备礼仪包括哪些？
3. 求职时面对招聘者应遵循哪些礼仪？
4. 工作中同事之间相处应注意哪些礼仪？
5. 如果你去参加一个重要会议要遵守哪些礼仪？

（高达玲）

第九章 形体美的训练

青少年学生的身体正处在生长发育的阶段，人体的形态结构在这一时期发生的变化最大，并且易受环境条件的影响，正确姿势的培养和动作技能的形成在这一阶段尤其重要。即将成为专业护理人员的青年学生进行形体训练，可使他们在获得健康美的同时获得形体美、姿态美、动作美和气质美。

在现代护理工作中，护理人员不但要有娴熟的操作技术、高度的责任感、同情心以及谦虚恭敬的态度，还应具有优美的身体姿态和优雅的形体动作。护理人员的美总是通过护理工作中的各种动作来体现的，而形体训练就是为表现其优美和优雅形态而进行的。它以人体科学理论为基础，通过徒手或利用各种器械，运用专门的动作方式和方法，改变人体的原始状态，提高灵活性，增强可塑性，同时也是一种提高人的表现力的形体技巧训练。通过形体训练，可增强学生的体质，增进健康，改善和矫正不良体型、体态，培养正确的身体姿态；还可以陶冶学生的情操，提高其审美情趣，培养学生发现美、审视美、鉴别美、展示美的能力，增强学生的自信心，树立护士良好的职业形象，使其真正成为高素质的白衣天使。

第一节 基本姿态控制训练

基本姿态控制训练是形体训练的基础，通过训练可提高和改善人体形态控制能力，提高形体动作的灵活性，逐步形成正确的身体姿态，为获得健康、自然、匀称、优美的形体打下良好的基础。

一、立姿控制练习

站立是人的最基本、最重要的姿态，也是形体训练中最基础的内容。站姿训练可以改变练习者身体形态的原始状态，使她们站立的姿态更端庄优美，并在各种情况下保持良好的身体形态。

(一)芭蕾的基本脚位练习(图 9-1)

【预备姿势】单手扶把一位脚站立，或者离把一位脚站立。

【动作方法】一位脚：两脚跟相靠，脚尖向两侧，两脚成一横线。

二位脚：两脚跟左右相距约一脚，脚尖向两侧，两脚成一横线。

三位脚：一脚跟置于另一脚弓处，平行横立，脚尖向两侧。

四位脚：两脚前后平行，脚尖向两侧，两脚间距离约一脚。

五位脚：两脚前后平行相靠，脚尖向两侧。

【动作要求】

(1)站立平稳,姿态正确,两腿伸直,两脚在一横线上或前后平行。

(2)髋、膝关节充分外展,身体重心落在两脚上。

【练习】

(1)练习一至五位脚的站位,每个站位练习 1×8 拍,体会正确动作要领。反复练习。

(2)离把练习一至五位脚的站位,每个站位练习 1×8 拍,连贯进行。反复练习 4×8 拍。

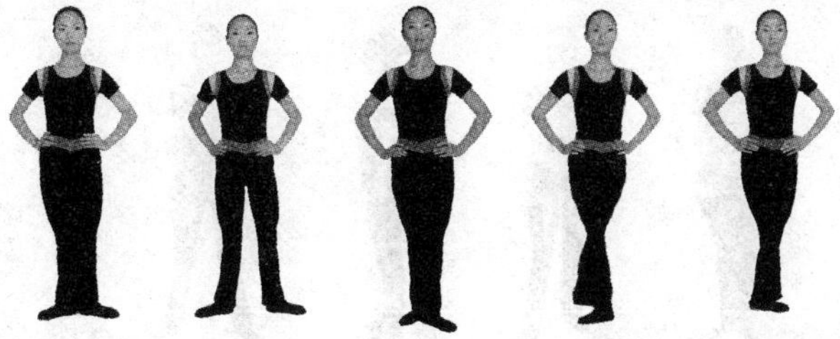

一位　二位　三位　四位　五位

图 9-1　芭蕾的基本脚位

(二)立正(图 9-2)

【预备姿势】立正姿势站立。

【动作方法】两眼平视,下颌微收,挺胸、收腹,两腿并拢,脚跟相靠,两脚夹角 45°～60°,身体重心落在两脚中间脚弓前端的位置上,臀部肌肉收紧略突出,双肩保持水平,两臂自然下垂,手略呈圆形,表情自然。

【动作要求】站立时脊背要挺直,挺胸、立腰、收腹、收臀、提气、身体重心向上。

(三)稍息(图 9-2)

【预备姿势】立正姿势站立。

【动作方法】头颈部要求同立正姿势,一侧为支撑腿,另一侧腿可向侧或前、后少许分开,向后时以前脚掌触地,膝关节稍屈曲。练习时可以左右两腿轮换交替进行。

【动作要求】练习中身体重心移动要落在支撑腿上。

【练习】

(1)第一个八拍,按立正的动作要求控制身体姿态;第二个八拍,按稍息的动作要求控制身体姿态。反复练习 4×8 拍。

(2) 1～4 拍按立正的动作要求控制身体姿态;5～8 拍按稍息的动作要求控制身体姿态。反复练习 4×8 拍。

(四)靠墙立(图 9-2)

【预备姿势】靠墙立正站立。

【动作方法】在立正姿势的基础上,双腿夹紧,收腹、挺胸、立腰、立背、紧臀、双肩后张下沉,下颌回收,头向上顶,脚跟、腿、臀、肩胛骨和头紧靠墙。

【动作要求】练习时要借助于墙的平面来培养和训练站立时上体的挺拔,保持头、躯干和腿在一条垂线上。

【练习】一次控制 4×8 拍。反复练习 8～10 次。

(五)分腿立(图 9-2)

【预备姿势】分腿站立。

【动作方法】两腿在小八字立的基础上分开与肩同宽,双臂自然下垂,收腹、挺胸、立腰、立背、双肩后张下沉。

【动作要求】夹臂收腹要协同动作,不要耸肩,身体不能前倾。

【练习】1~2 拍提踵立;3~4 拍还原;5~8 拍同 1~4 拍。反复练习 8×8 拍。

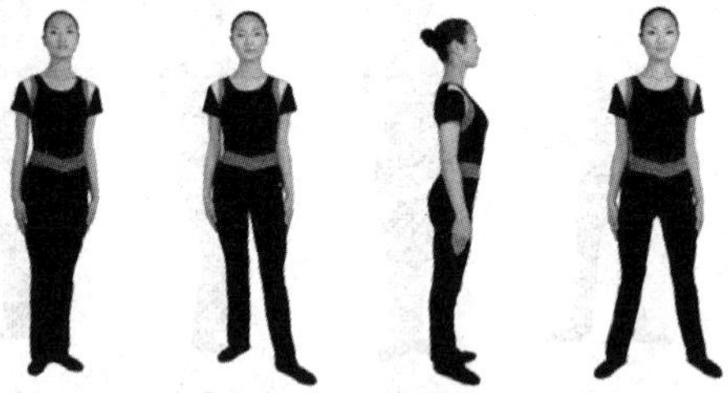

图 9-2 立正、稍息、靠墙立、分腿立

二、头颈部控制练习

头部是人体中最引人注意、最富有表现力的部位,锻炼颈部可以增加头部的活动范围,增强颈部肌肉力量,有利于颈椎的正常发育,使颈部挺拔。

(一)头部的前屈,后屈,左屈,右屈(图 9-3)

【预备姿势】八字脚站立,双手叉腰,目视正前方。

【动作方法】

(1)前屈即低头,还原。

(2)后屈即抬头,还原。

(3)左屈,耳部对准左肩,还原。

(4)右屈,耳部对准右肩,还原。

【动作要求】面部表情自然,头颈部放松,屈的幅度要大,使颈部的肌肉充分伸展。

【练习】

(1)1~2 拍前屈即低头,3~4 拍还原;5~6 拍后屈即抬头,7~8 拍还原。反复练习 8×8拍。

(2)1~2 拍左屈,3~4 拍还原;5~6 拍右屈,7~8 拍还原。反复练习 4×8 拍。

(3)1 拍前屈即低头,2 拍还原;3 拍后屈即抬头,4 拍还原;5 拍左屈,6 拍还原;7 拍右屈,8 拍还原。反复练习 8×8 拍。

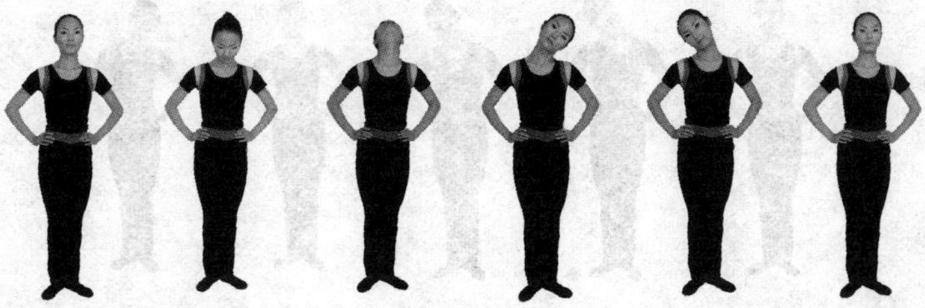

图 9－3　头部的前屈，后屈，左屈，右屈

（二）头部的左右绕及绕环

【预备姿势】八字脚站立，双手叉腰，目视正前方。

【动作方法】

(1)头部左右绕：头从左(右)侧屈，经前屈绕至右(左)侧屈。

(2)头部的左右绕环：头从左屈开始，经前屈、右屈、后屈绕环 360°的动作。

【动作要求】

(1)面部表情自然，头颈部放松，肩下沉，颈部的肌肉充分伸展。

(2)运动时动作应缓慢。

【练习】

(1)第一个八拍，1～8 拍头从左侧屈，经前屈绕至右侧屈；第二个八拍，1～8 拍头从右侧屈，经前屈绕至左侧屈(图 9－4)。第三个八拍同第一个八拍，第四个八拍同第二个八拍。反复练习 8×8 拍。

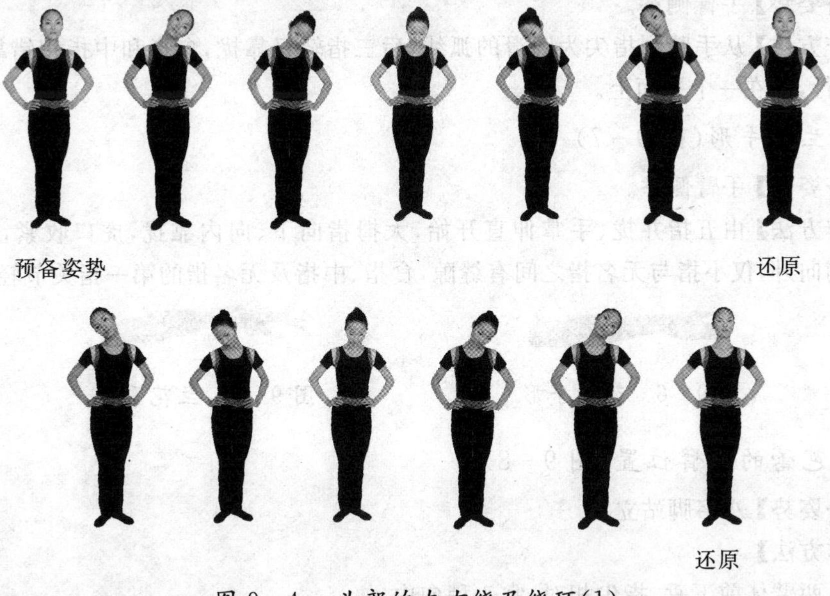

图 9－4　头部的左右绕及绕环(1)

(2)第一个八拍，1～8 拍头从左屈开始，经前屈、右屈、后屈绕环 360°(图 9－5)。第二个八拍，1～8 拍头从右屈开始，经前屈、左屈、后屈绕环 360°。反复练习 8×8 拍。

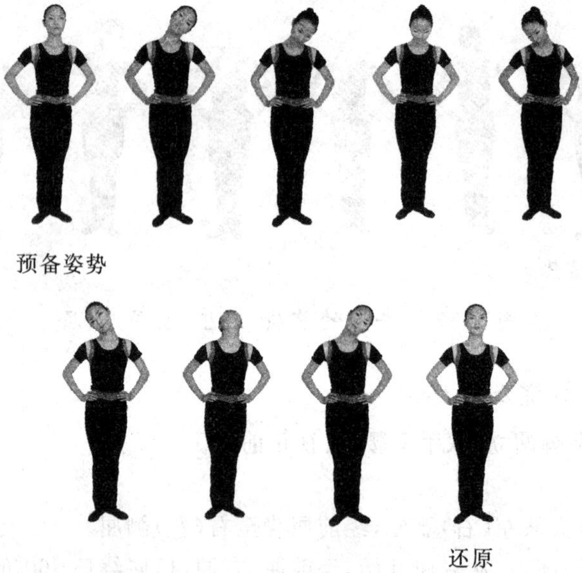

图 9－5　头部的左右绕及绕环(2)

三、手臂部练习

手臂部关节多且灵活，极富表现力，可以产生多种优美的手臂姿态，给人以艺术美的享受。

(一)芭蕾手形(图 9－6)

【预备姿势】手臂侧举。

【动作方法】从手腕到指尖为圆滑的弧线，后三指轻轻靠拢，食指和中指相错靠拢，大拇指食指平行，并在一个平面上。

(二)兰花手形(图 9－7)

【预备姿势】手臂侧举。

【动作方法】由五指并拢、手掌伸直开始，大拇指向下、向内靠拢，虎口收紧，中指稍向下，小指稍向外，仅小指与无名指之间有缝隙，食指、中指及无名指的第一指关节轻轻靠拢。

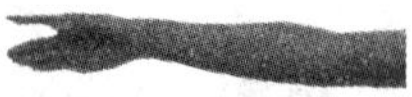

图 9－6　芭蕾手形

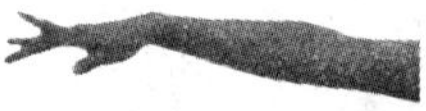

图 9－7　兰花手形

(三)芭蕾的手臂位置(图 9－8)

【预备姿势】八字脚站立。

【动作方法】

一位：两臂体前下垂，指尖相对，掌心稍向内。

二位：两臂保持弧形前举(稍低于肩)，掌心向内。

三位：两臂保持弧形上举(稍偏前)，掌心向内。

四位：一臂上举，一臂前举。

五位：一臂上举，一臂侧举。

六位：一臂前举，一臂侧举。

七位：两臂侧举。

【动作要求】按正确姿势站立，肩部放松，肘、腕自然微屈，手臂呈弧形，手型呈圆形，头部要随手臂的变化有规律地转动。

【练习】

(1)第一个八拍，一位；第二个八拍，二位。依此类推，反复练习 28×8 拍。

(2)第一个八拍：1 拍一位；2 拍二位；依此类推，7 拍七位；8 拍还原。反复练习 4×8 拍。

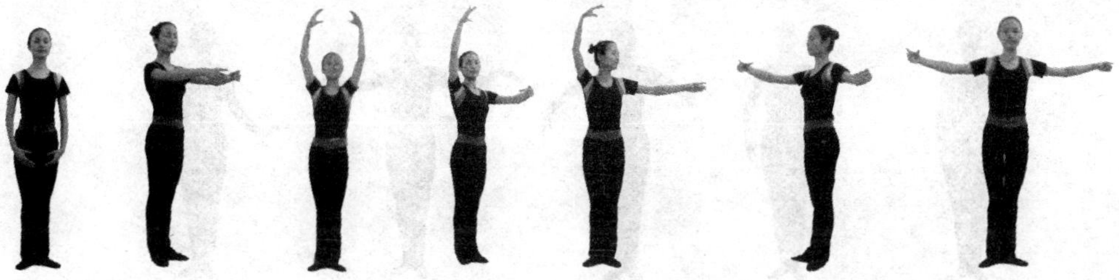

图 9－8　芭蕾的手臂位置

(四)健美操常用的手形(图 9－9)

【预备姿势】基本姿势站立，两臂侧平举。

【动作方法】

(1)合掌：五指并拢，大拇指微屈贴于食指旁。

(2)分掌：五指用力伸直，充分张开。

(3)健美指：也称西班牙手型，五指分开，小指、无名指内旋，大拇指稍内扣。

(4)拳：大拇指贴于食指和中指指弯处。

(5)剑指：食指中指伸直并拢，其余三指相叠。

【动作要求】手指的动作要非常清晰。

【练习】第一个八拍，合掌；第二个八拍，分掌；第三个八拍，健美指；第四个八拍，拳；第五个八拍，剑指。反复练习 20×8 拍。

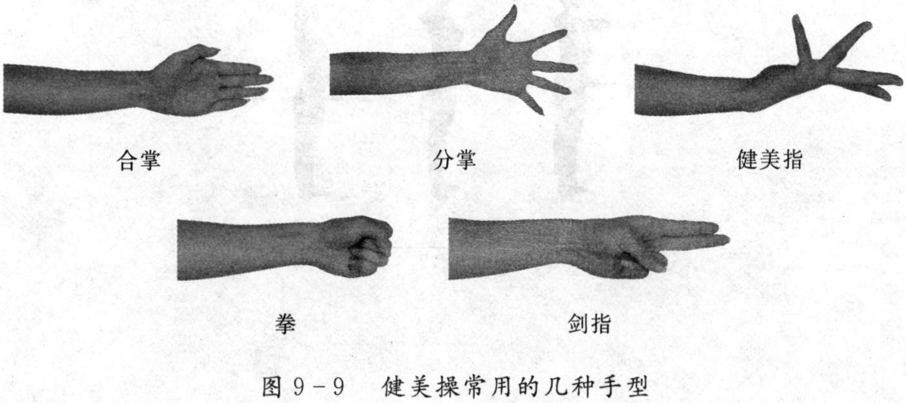

图 9－9　健美操常用的几种手型

（五）手臂波浪（图 9－10）

【预备姿势】八字脚站立。

【动作方法】以肩带动肘、腕、指依次弯曲，手指放松下垂，接着再从肩、肘、腕、指依次推移伸展到指尖。

【动作要求】

(1)肩部开始发力，整个手臂必须放松地将动力传递到手指尖，形成连贯的推移动作。

(2)动作协调，柔和伸展，起伏自然。

(3)在手臂波浪中，肘关节除屈伸动作之外，要随波峰的移动而上下或左右转动。

【练习】练习双臂侧举的波浪，反复练习 8×8 拍。

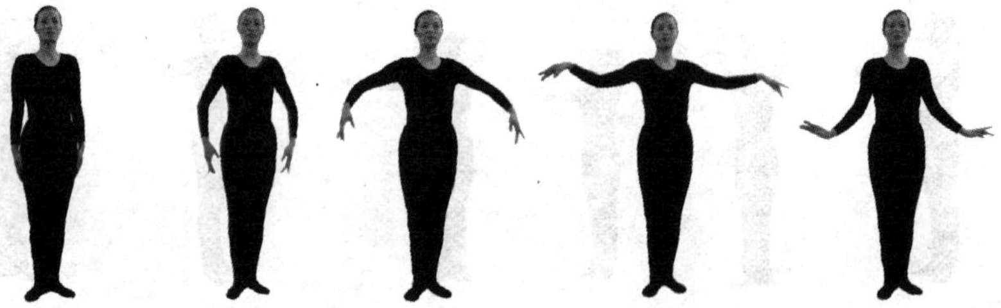

预备姿势

图 9－10　手臂波浪动作

四、身体波浪练习

（一）身体前后波浪（图 9－11）

【预备姿势】侧对把杆，右手扶把，左臂三位。

【动作方法】1～2 拍两腿屈膝半蹲，同时含胸、低头；3～4 拍提踵，同时伸膝、髋，挺腹，挺胸，抬头，左臂经体侧后摆至三位，伸直身体，提踵立；5～6 拍两腿屈膝半蹲的同时挺胸、抬头，左臂向后摆至体前；7～8 拍提踵立的同时伸膝依次向前展腹、拱腰、低头，左臂经后下前摆至三位，伸直身体，提踵立。

【动作要求】波浪圆滑、完整、幅度大，动作连贯。

【练习】练习身体前后波浪，反复练习 8×8 拍。

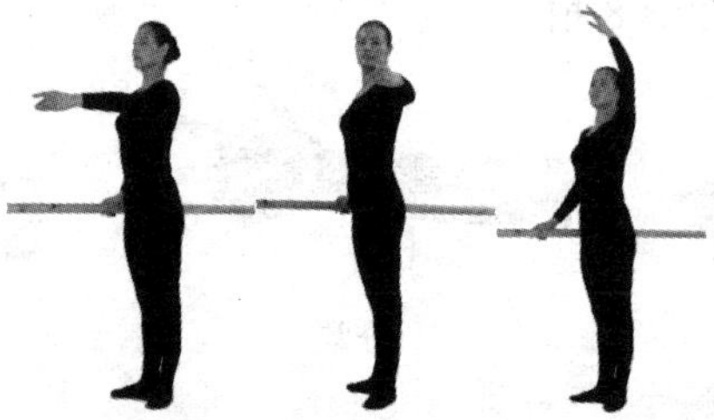

前奏 1　4

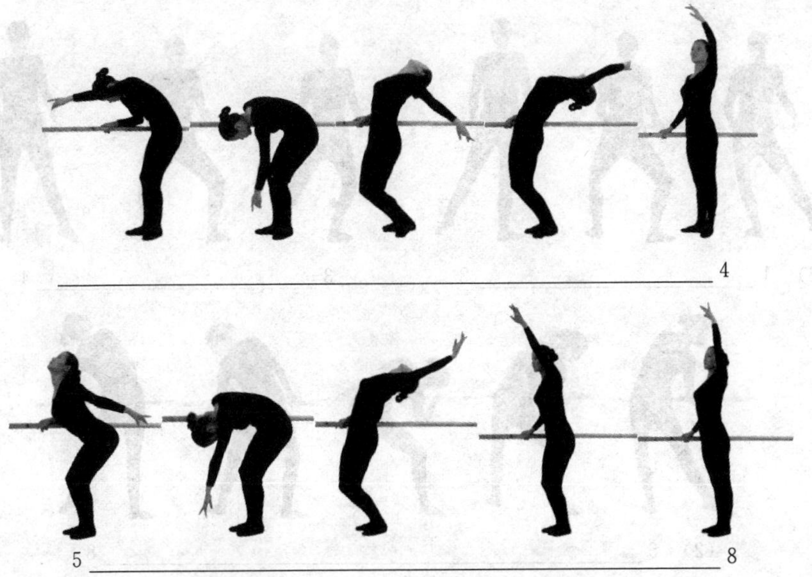

图 9-11 身体前后波浪

(二)身体向侧波浪(图 9-12)

【预备姿势】分腿立。

【动作方法】由上体左侧屈开始起动,右腿屈膝,经两腿屈膝向左顶髋,两腿依次蹬直,向左挺胸、抬头至上体右侧屈,波峰在左侧向上推移。

【动作要求】波浪圆滑、完整、幅度大,动作连贯。

【练习】

(1)1～2 拍向右移重心成右腿站立,左腿侧点地;3～4 拍同 1～2 拍,方向相反;5～8 拍身体向右侧波浪一次。反复练习 8×8 拍。

(2)1～2 拍向左移重心成左腿站立,右腿侧点地;3～4 拍同 1～2 拍,方向相反;5～8 拍身体向左侧波浪一次。反复练习 8×8 拍。

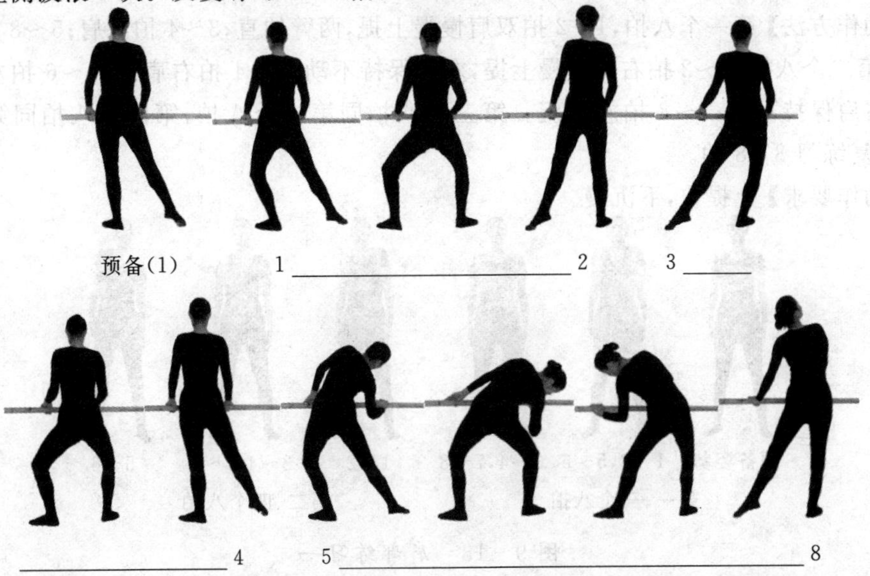

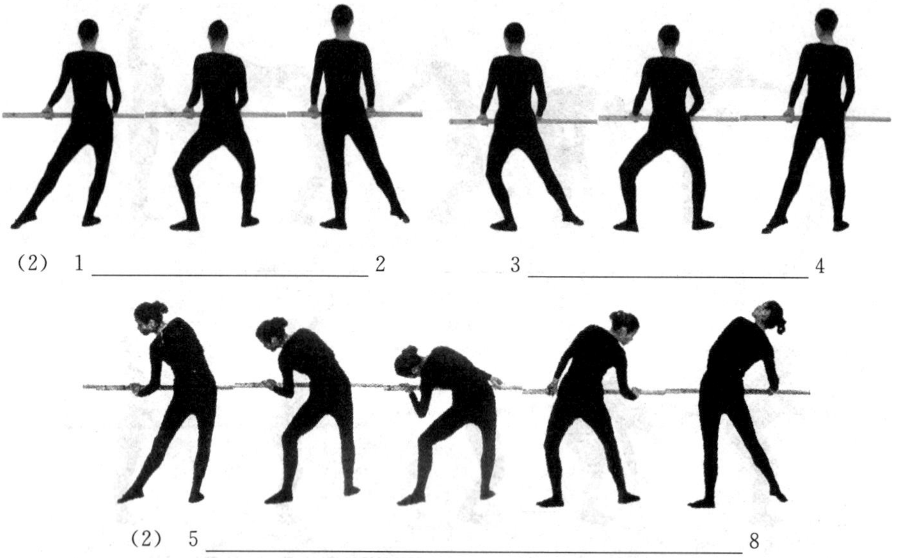

图 9－12　身体向侧波浪动作

第二节　形体素质训练

形体素质训练是形体训练的重要内容之一。青少年学生经常进行形体素质训练，可提高肌肉群的力量和弹性，提高身体各部位的柔韧性，增强体质，促进身体全面发展，为培养正确的姿势和优美的体态打下良好的基础，同时还可以对身体畸形进行矫正。

一、肩部练习

（一）练习一

【预备姿势】两脚开立，两臂垂于体侧（图 9－13）。

【动作方法】第一个八拍，1～2 拍双肩慢慢上提，两臂伸直；3～4 拍沉肩；5～8 拍同 1～4 拍。第二个八拍，1～2 拍右肩慢慢上提，左肩保持不动；3～4 拍右肩沉；5～6 拍左肩慢慢上提，右肩保持不动；7～8 拍左肩沉。第三个八拍同第一个八拍，第四个八拍同第二个八拍。反复练习 8×8 拍。

【动作要求】上提快，下沉慢。

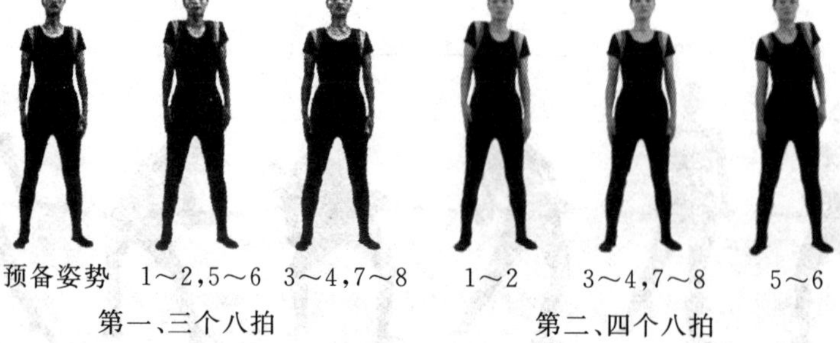

图 9－13　肩部练习一

(二)练习二

【预备姿势】两脚开立,两手握哑铃垂于体侧(图 9-14)。

【动作方法】1~2 拍双臂向两侧打开至侧平举;3~4 拍还原;5~8 拍同 1~4 拍。

【动作要求】练习时动作缓慢,手臂上抬时肘关节稍屈,以防肘关节受伤。

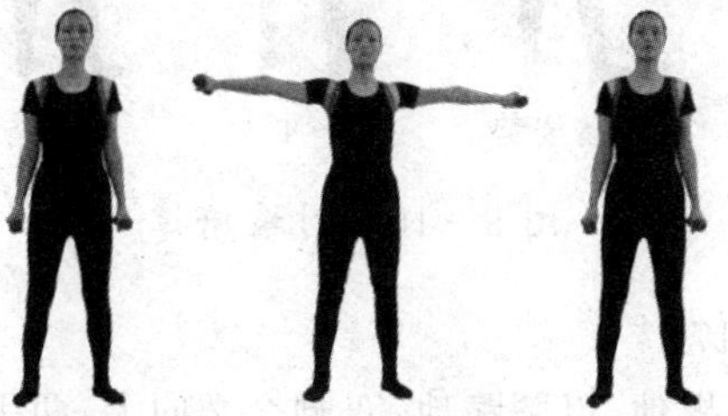

预备姿势　1~2,5~6　3~4,7~8

图 9-14　肩部练习二

(三)练习三

【预备姿势】八字脚站立,双臂侧举,握拳(图 9-15)。

【动作方法】1~4 拍以肩为轴向前绕两圈;5~8 拍以肩为轴,向后绕动两圈。反复练习 4×8 拍。

【动作要求】练习时动作可快可慢,肘关节伸直。

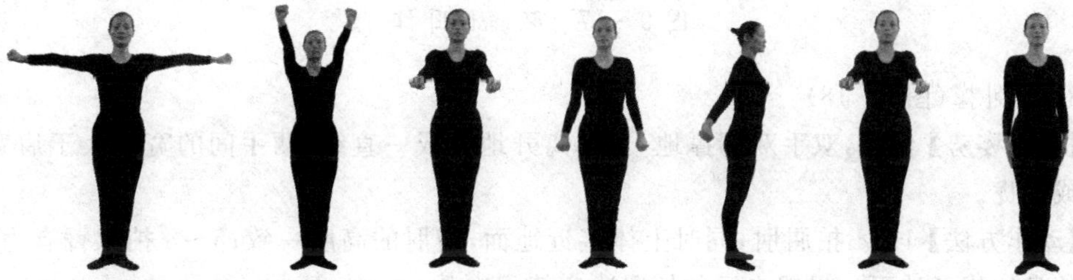

预备姿势　1——4　5——8

图 9-15　肩部练习三

二、胸部练习

(一)俯撑

1. 对墙俯撑(图 9-16)

【预备姿势】面对墙分腿站立,两手间的宽度大于肩宽。

【动作方法】1~4 拍屈肘,同时上体接近墙面,与肘的高度一致;5~8 拍双臂用力将自己的身体推离墙面。根据自己的情况决定练习次数。

【动作要求】练习时保持背部的平直,收腹,头和脊柱在一条直线上。

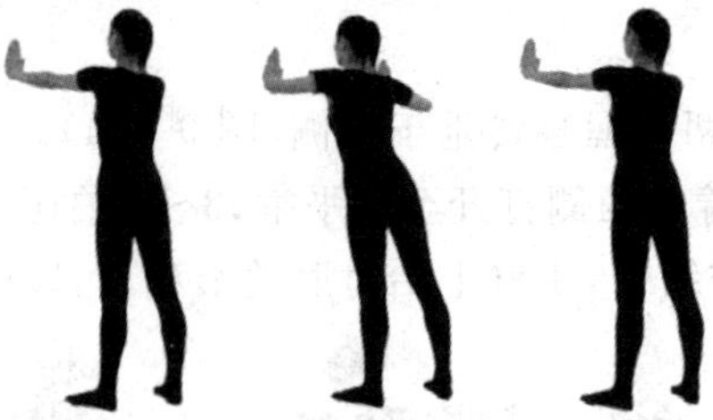

预备姿势　　1～4　　5～8

图 9－16　对墙俯撑

2. 跪膝俯卧撑(图 9－17)

【预备姿势】俯卧，双手撑地，以膝跪地，双脚交叉向上，两手间的宽度大于肩宽。

【动作方法】1～4 拍屈肘，同时上体接近地面，与肘的高度一致；5～8 拍双臂用力将自己的身体推离地面。根据自己的情况决定练习次数。

【动作要求】练习时保持背部的平直，收腹，头和脊柱在一条直线上。

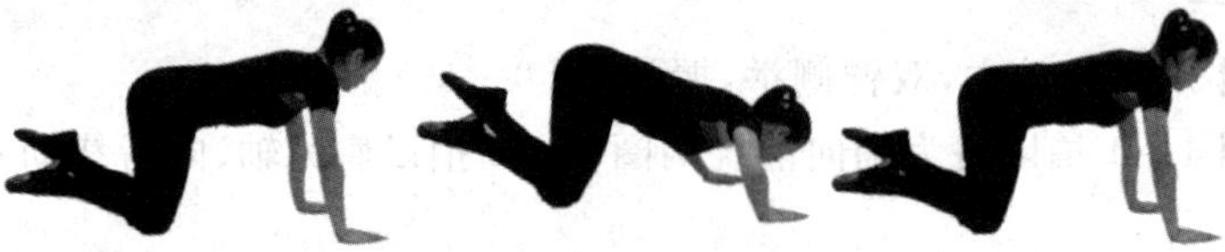

预备姿势　　1～4　　5～8

图 9－17　膝跪俯卧撑

3. 俯卧撑(图 9－18)

【预备姿势】俯卧，双手双脚撑地，身体离开地面成一直线，两手间的宽度大于肩宽，脚分开或并拢。

【动作方法】1～4 拍屈肘，同时上体接近地面，与肘的高度一致；5～8 拍双臂有力地将自己的身体推离地面。根据自己的情况决定练习次数。

【动作要求】练习时保持背部的平直，收腹，头和整个身体在一条直线上。

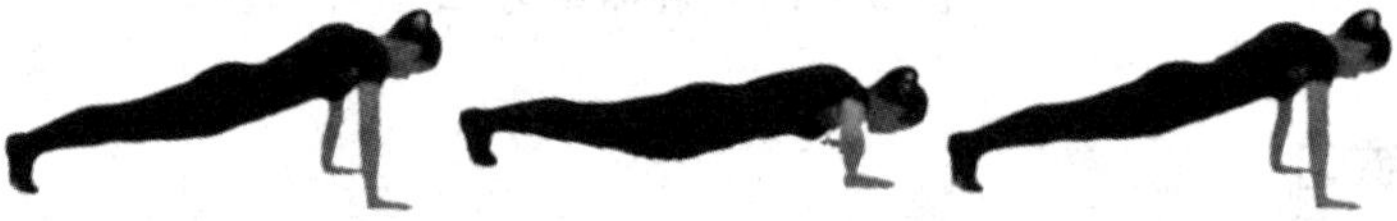

预备姿势　　1～4　　5～8

图 9－18　俯卧撑

(二)哑铃练习

1. 练习一(图 9－19)

【预备姿势】两脚开立，双手持哑铃于肩两侧。

【动作方法】1～2 拍屈臂内收至胸前屈肘；3～4 拍还原；5～8 拍同 1～4 拍。练习 15～20 次。

【动作要求】练习时腰部紧张，胸部保持正直。

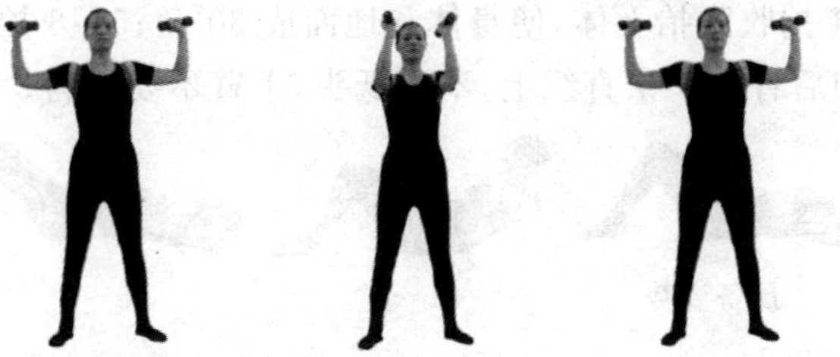

预备姿势　　1～2,5～6　　3～4,7～8

图 9-19　哑铃练习一

2. 练习二(图 9-20)

【预备姿势】仰躺于训练凳上,双脚分开平踩地上,双手握哑铃,屈臂,肘向前。

【动作方法】1～4 拍呼气同时将哑铃向上举,手臂伸直;5～8 拍吸气还原成预备姿势。练习 15～20 次。

【动作要求】练习时身体在训练凳上不要乱动。

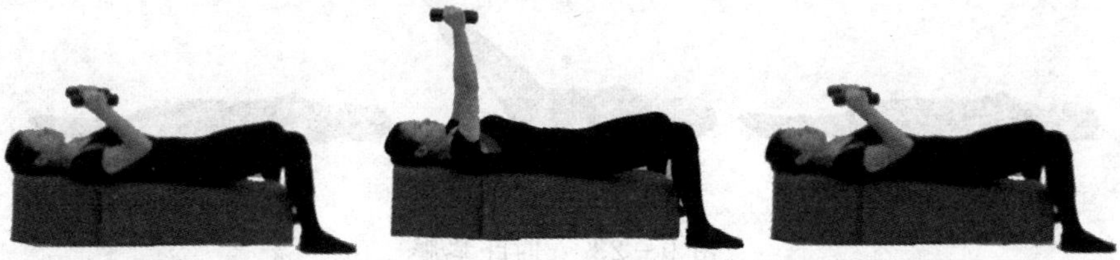

预备姿势　　1～4　　5～8

图 9-20　哑铃练习二

3. 练习三(图 9-21)

【预备姿势】仰躺于训练凳上,双脚分开平踩地上,双手握哑铃,手臂向上,伸直肘,微屈两手指关节,相对。

【动作方法】1～4 拍吸气同时将双臂伸向身体两侧;5～8 拍呼气还原成预备姿势。练习 15～20 次。

【动作要求】练习时肘关节一定要微屈。

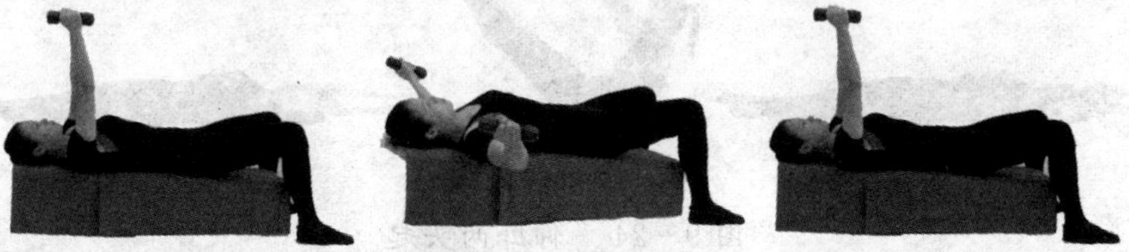

预备姿势　　1～4　　5～8

图 9-21　哑铃练习三

三、腹部练习

(一)仰卧起坐(图 9-22)

【预备姿势】仰卧,双腿屈膝并拢,双脚平踩在地上,双手轻扶头后,肘关节打开。

【动作方法】1～4拍收腹抬上体，使身体和地面成30°角；5～8拍还原。练习4×8拍。

【动作要求】头和后背在一条直线上，不要低头，手臂不要用力。

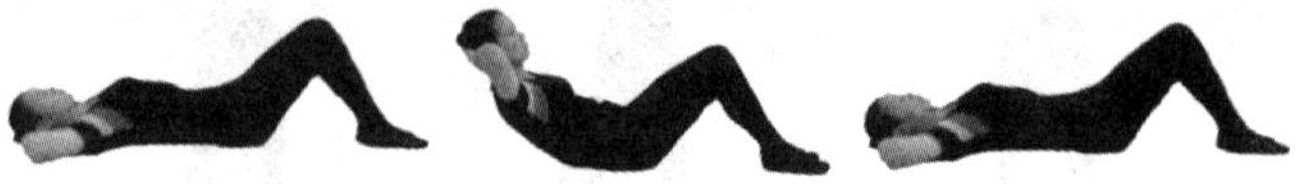

图9－22　仰卧起坐

(二)仰卧举腿(图9－23)

【预备姿势】仰卧，双腿伸直并拢，脚尖绷紧，手放于身体两侧。

【动作方法】1～4拍收腹，两腿伸直向上举起，和身体成45°角；5～8拍放下还原。练习15～20次。

【动作要求】腿上举时身体不要离开地面，放下时要有控制。

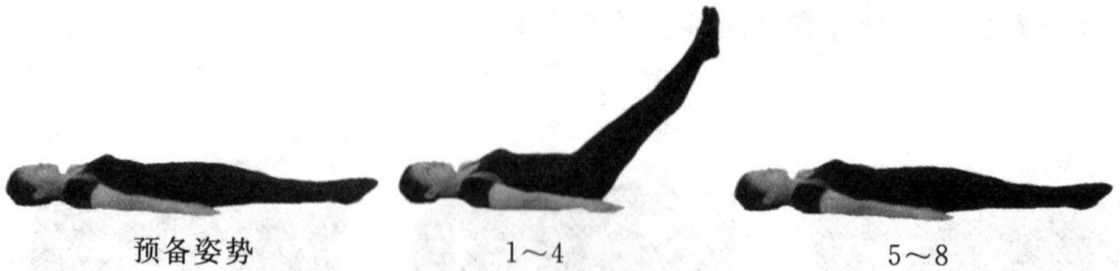

图9－23　仰卧举腿

(三)仰卧两头起(图9－24)

【预备姿势】仰卧，双腿伸直并拢，脚尖绷紧，双手举过头顶。

【动作方法】1～4拍用力收腹，使上体和双腿同时抬起超过45°，臀着地；5～8拍放下还原。练习4×8拍。

【动作要求】保持抬头、挺胸、立背的姿势，双腿伸直并拢，脚尖绷紧，用收腹的力量控制两头翘起的动作。

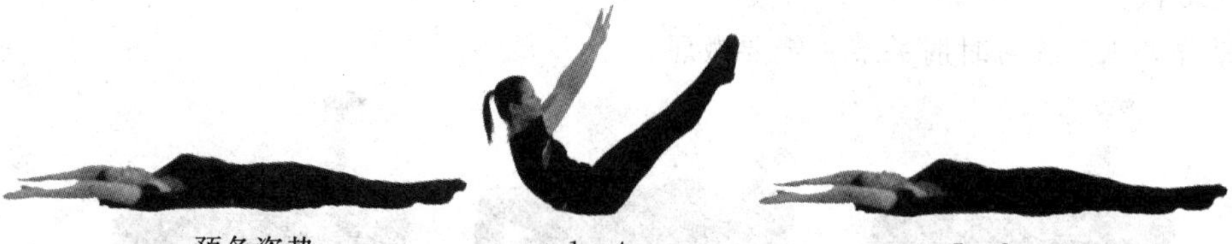

图9－24　仰卧两头起

四、腰背部练习

(一)腰背部的单人练习

1. 俯撑抬上体(图9－25)

【预备姿势】俯卧，双手屈肘撑地，双腿伸直。

【动作方法】1～4拍双臂撑直，上体后仰成最大反弓；5～8拍放下还原。练习4×8拍。

【动作要求】上体用力向后仰。

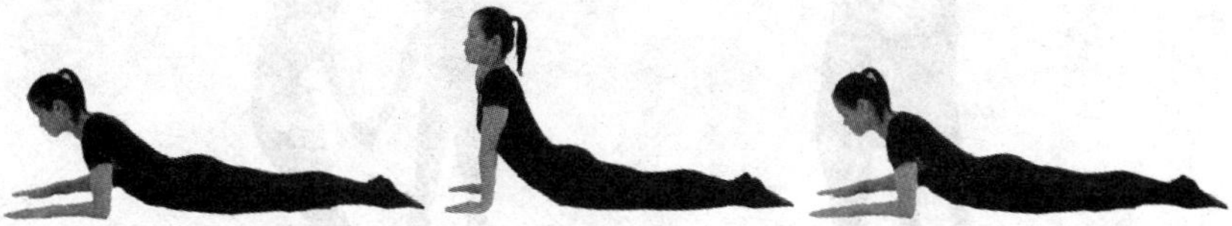

图 9－25　俯撑抬上体

2. 俯卧抬异侧臂和腿(图 9－26)

【预备姿势】俯卧,双臂前举,分腿伸直,脚尖绷紧。

【动作方法】1～2 拍右臂和左腿抬起,3～4 拍放下还原;5～6 拍左臂右腿上抬,7～8 拍还原。练习 4×8 拍。

【动作要求】臂和腿伸直交叉上抬,下落时要有控制。

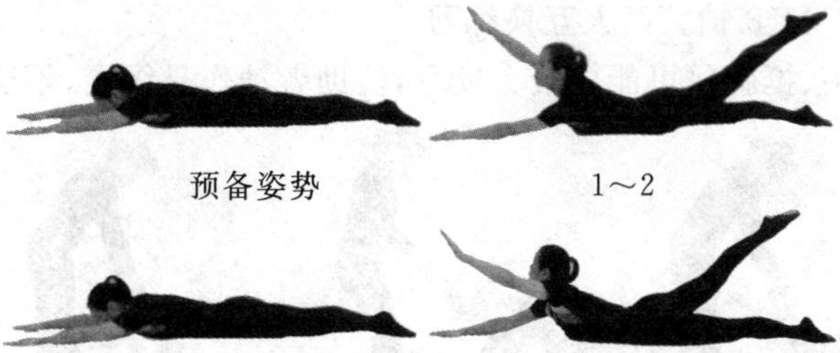

图 9－26　俯卧抬异侧臂和腿

3. 俯卧抬上体(图 9－27)

【预备姿势】俯卧,双臂前举,双腿伸直并拢,脚尖绷紧。

【动作方法】1～4 拍上体和双腿同时抬起,胯着地;5～8 拍放下还原。练习 4×8 拍。

【动作要求】上体和双腿伸直同时上抬,下落时要有控制。

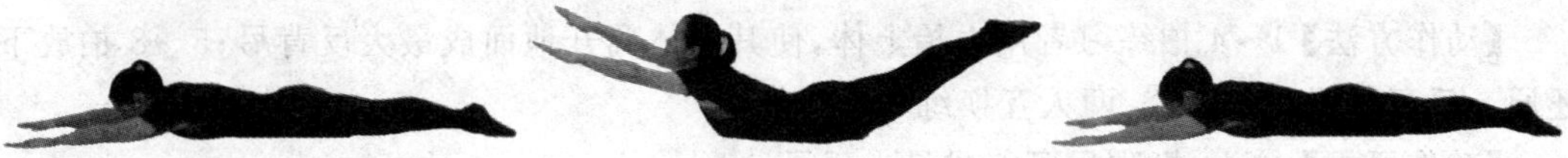

图 9－27　俯卧抬上体

(二)腰背部的双人练习

1. 站立侧拉(图 9－28)

【预备姿势】练习者双脚并拢,左手上举侧对协助者站立。协助者在练习者右侧站立,右手拉住练习者左手,左手拉住练习者右手。

【动作方法】练习者右侧屈至最大限度,不低头。协助者双手拉住练习者双手控制好身体平衡。控制 1×8 拍,还原。反复练习 4×8 拍。两人互换,再练习相反方向。

【动作要求】练习者保持抬头、挺胸、立腰、立背的姿态,用力侧屈。

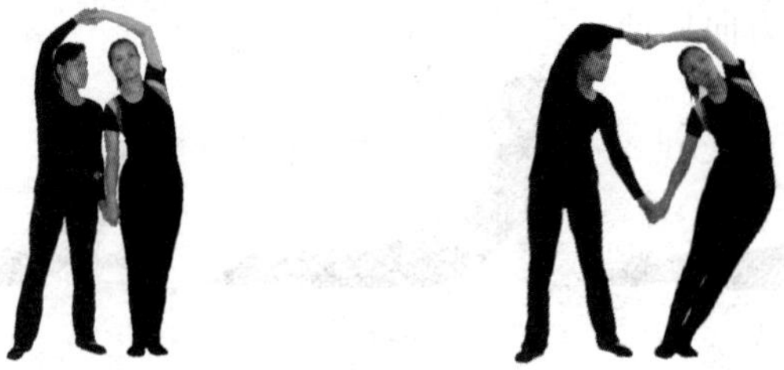

预备姿势

图 9－28　站立侧拉

2. 俯卧吊胸腰(图 9－29)

【预备姿势】练习者俯卧，双臂向后伸，双腿伸直，脚尖绷紧。协助者分腿立于练习者双腿两侧，双手握紧练习者双手。

【动作方法】1～4 拍协助者用力拉起练习者，使其上体离开地面成最大反背弓；5～8 拍放下还原。反复练习 8×8 拍。两人互换练习。

【动作要求】抬头、挺胸尽可能成最大反弓，协助者动作易缓慢，不能猛烈。

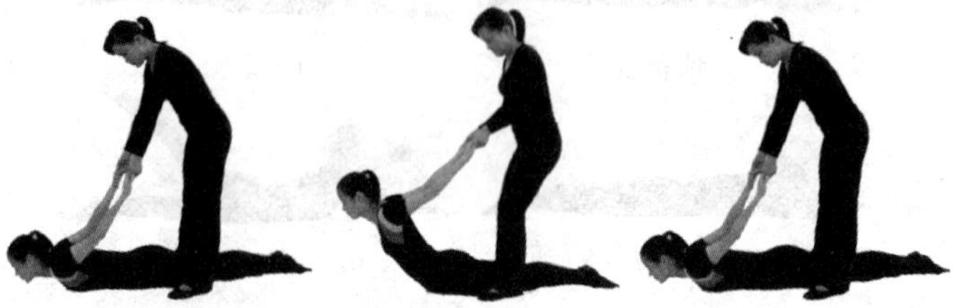

预备姿势　　1～4　　5～8

图 9－29　俯卧吊胸腰

3. 俯卧抬上体(图 9－30)

【预备姿势】练习者俯卧，双手轻扶头后，肘关节打开，双腿伸直，脚尖绷紧。协助者跪坐于地上压住练习者双腿。

【动作方法】1～4 拍练习者用力抬上体，使其上体离开地面成最大反背弓；5～8 拍放下还原。反复练习 4×8 拍。两人互换练习。

【动作要求】抬头、挺胸尽可能成最大反弓。

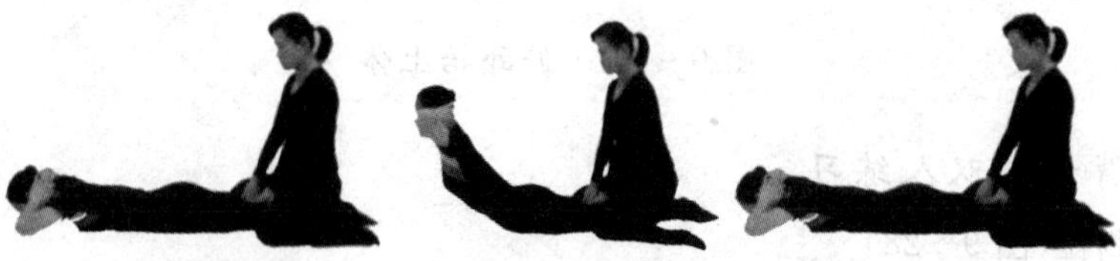

预备姿势　　1～4　　5～8

图 9－30　俯卧抬上体

五、臀部练习

(一)仰卧挺髋(图 9－31)

【预备姿势】仰卧,屈膝、分腿与肩同宽,两臂置于体侧。

【动作方法】1～4 拍两腿蹬伸向上挺髋,臀部肌肉用力收缩;5～8 拍放下还原。反复练习 20×8 拍。

【动作要求】臀部用力向上顶,肌肉要主动收缩。

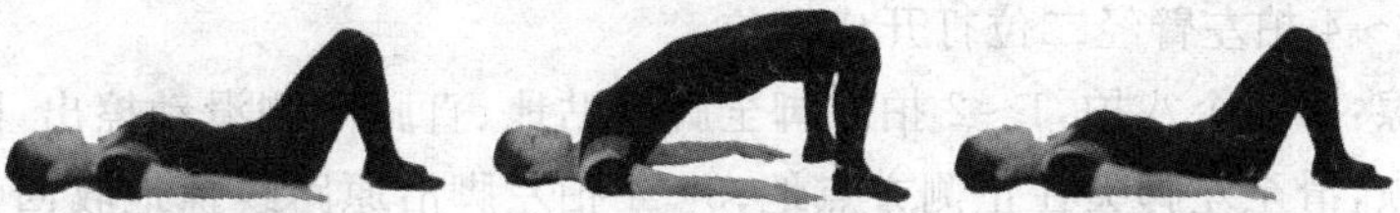

预备姿势　　1～4　　5～8

图 9－31　仰卧挺髋

(二)跪姿后踢腿(图 9－32)

【预备姿势】双膝跪地,低头,含胸,双手撑地。

【动作方法】1～2 拍左腿用力向后上方伸直踢出;3～4 拍腿在空中控制;5～8 拍慢慢放下还原。反复练习 4×8 拍。换另侧腿练习。

【动作要求】在踢出和放下的过程中要有意识地收缩臀部肌肉。

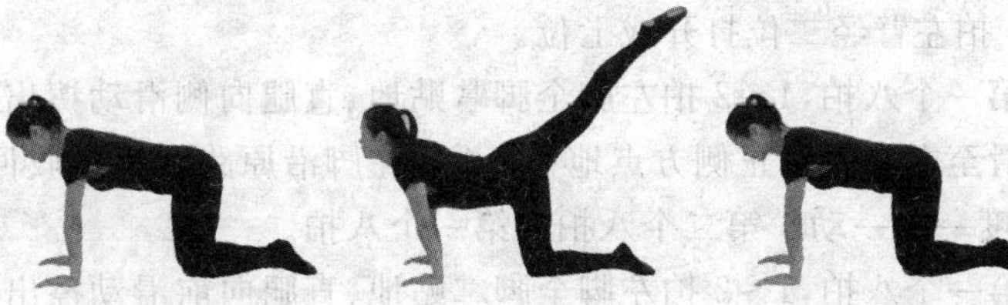

预备姿势　　1～4　　5～8

图 9－32　跪姿后踢腿

(三)侧卧举腿(图 9－33)

【预备姿势】侧卧,两腿并拢,右肘撑地,手指向前,掌心向下,大臂垂于地面,左手体前撑地。

【动作方法】1～2 拍左腿屈膝勾脚侧举,3～4 拍放下还原;5～6 拍左腿直腿勾脚侧举,7～8 拍放下还原。反复练习 4×8 拍。换另侧腿练习。

【动作要求】练习时要有意识地收缩臀部肌肉,侧举腿时要用力侧举,幅度要大。

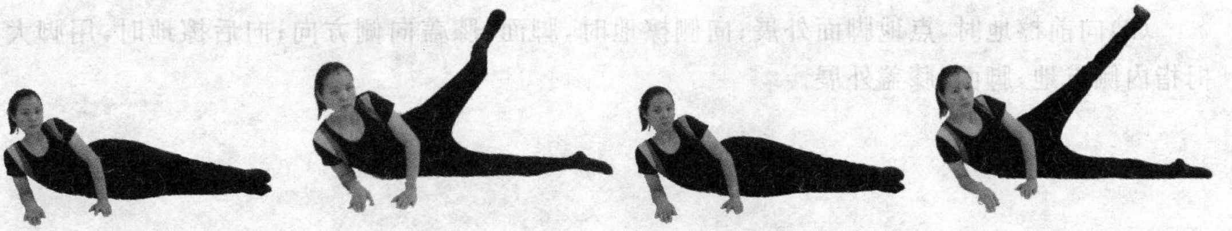

预备姿势　　1～2　　3～4,7～8　　5～6

图 9－33　侧卧举腿

六、腿部练习

腿部线条是否优美、挺拔，直接影响人的形体美，所以腿部练习是形体训练中最基础的内容。

（一）腿部的把杆练习

1. 擦地（图 9-34）

【预备姿势】侧对把杆，右手扶把，双脚一位站立，左臂一位。

【动作方法】

（1）前奏：1～4 拍左臂经二位打开成七位。

①一位侧擦：第一个八拍，1～2 拍左脚全脚掌贴地、直腿向侧滑动擦出，随之脚面绷直，脚跟离地向上顶，滑至左脚尖在正侧方点地；3～4 拍左脚沿原路线擦地收回，脚面膝盖向外展；5～8 拍加快速度一拍一动。第二个八拍同第一个八拍。

②一位前擦：第一个八拍，1～2 拍左脚全脚掌贴地、直腿向前滑动擦出，随之脚面绷直，脚跟离地向上顶，滑至左脚尖在正前方点地；3～4 拍左脚沿原路线擦地收回，脚面膝盖向外展；5～8 拍加快速度一拍一动。第二个八拍同第一个八拍。

③一位后擦：第一个八拍，1～2 拍左脚全脚掌贴地、直腿向后滑动擦出，随之脚面绷直，脚跟离地向上顶，滑至左脚尖在正后方点地；3～4 拍左脚沿原路线擦地收回，脚面膝盖向外展；5～8 拍加快速度一拍一动，并且在 8 拍时左脚收回成五位脚，手臂还原成一位。第二个八拍同第一个八拍。

（2）前奏：1～4 拍左臂经二位打开成七位。

①五位侧擦：第一个八拍，1～2 拍左脚全脚掌贴地、直腿向侧滑动擦出，随之脚面绷直，脚跟离地向上顶，滑至左脚尖在正侧方点地；3～4 拍左脚沿原路线擦地收回，脚面膝盖向外展；5～8 拍加快速度一拍一动。第二个八拍同第一个八拍。

②五位前擦：第一个八拍，1～2 拍左脚全脚掌贴地、直腿向前滑动擦出，随之脚面绷直，脚跟离地向上顶，滑至左脚尖在正前方点地；3～4 拍左脚沿原路线擦地收回，脚面膝盖向外展；5～8 拍加快速度一拍一动。第二个八拍同第一个八拍。

③五位后擦：第一个八拍，1～2 拍左脚全脚掌贴地、直腿向后滑动擦出，随之脚面绷直，脚跟离地向上顶，滑至左脚尖在正后方点地；3～4 拍左脚沿原路线擦地收回，脚面膝盖向外展；5～8 拍加快速度一拍一动。第二个八拍同第一个八拍。左臂还原成一位，同时右转身体成左手扶把右臂成七位，另一侧动作相同。

【动作要求】

（1）擦地迅速有力，两腿伸直绷紧，脚面绷直外展，髋固定，上体保持直立，身体重心落在支撑腿上。

（2）向前擦地时，点地脚面外展；向侧擦地时，脚面、膝盖向侧方向；向后擦地时，用脚大拇指内侧点地，脚面、膝盖外展。

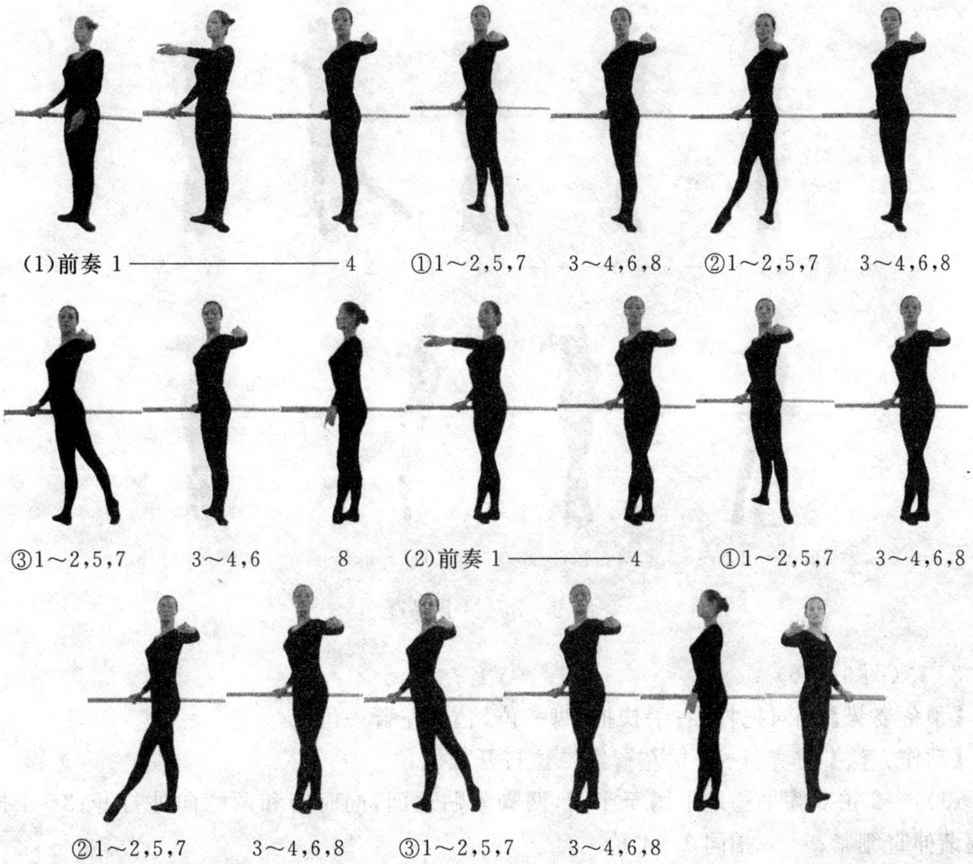

图 9－34　擦地

2. 小踢腿(图 9－35)

【预备姿势】侧对把杆，右手扶把，左脚前五位站立，左臂一位。

【动作方法】前奏：1～4 拍左臂经二位打开成七位。

(1)1～2 拍左腿快速擦地有力地绷直向前踢出，疾停在 25°位置上；3～4 拍摆动腿向下经点地位置擦地收回；5～8 拍同 1～4 拍。第二个八拍同第一个八拍。

(2)1～2 拍左腿快速擦地有力地绷直向侧踢出，疾停在 25°位置上；3～4 拍摆动腿向下经点地位置擦地收回；5～8 拍同 1～4 拍。第二个八拍同第一个八拍。

(3)1～2 拍右腿快速擦地有力地绷直向后踢出，疾停在 25°位置上；3～4 拍摆动腿向下经点地位置擦地收回；5～8 拍同 1～4 拍。第二个八拍同第一个八拍。左臂收回至一位同时右转体成左手扶把右臂成七位，另一侧动作相同。

【动作要求】快、直、准。

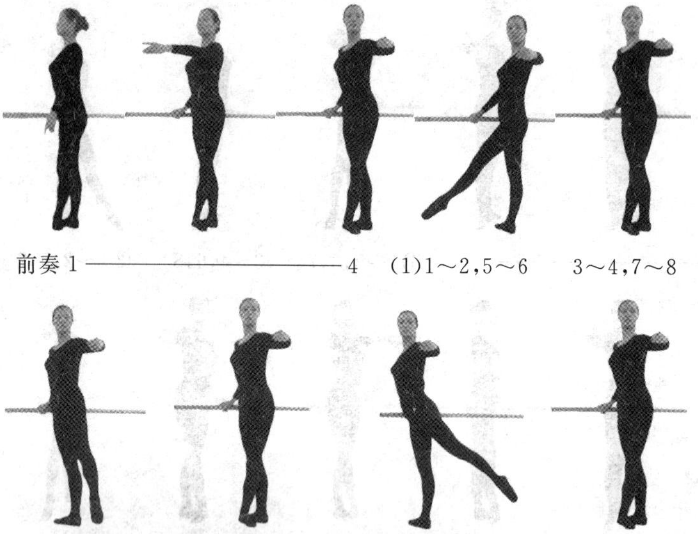

前奏 1——————4　(1)1～2,5～6　3～4,7～8

(2)1～2,5～6　3～4,7～8　(3)1～2,5～6　3～4,7～8

图 9-35　小踢腿

3. 蹲(图 9-36)

【预备姿势】侧对把杆,右手扶把,脚一位站立,左臂一位。

【动作方法】前奏:1～4 拍左臂经二位打开成七位。

(1)1～2 拍双膝平稳地下蹲至半蹲,两脚紧贴地面,同时胯和两膝向外打开;3～4 拍双膝逐渐伸直绷紧;5～8 拍同 1～4 拍。

(2)1～2 拍双脚提踵站立;3～4 拍左臂上举成三位手;5～6 拍脚跟下落;7～8 拍左脚向侧擦出成二位脚站立,同时左臂经二位打开成七位。

(3)1～2 拍双膝平稳地下蹲至半蹲,两脚紧贴地面,同时胯和两膝向外打开;3～4 拍双膝逐渐伸直绷紧;5～8 拍同 1～4 拍。

(4)1～2 拍双脚提踵站立;3～4 拍左臂上举成三位手;5～6 拍脚跟下落;7～8 拍左脚向内收成四位脚站立,同时左臂经二位打开成七位。

(5)1～2 拍双膝平稳地下蹲至半蹲,两脚紧贴地面,同时胯和两膝向外打开;3～4 拍双膝逐渐伸直绷紧;5～8 拍同 1～4 拍。

(6)1～2 拍双脚提踵站立;3～4 拍左臂上举成三位手;5～6 拍脚跟下落;7～8 拍左脚向前成五位脚站立,同时左臂经二位打开成七位。

(7)1～2 拍双膝平稳地下蹲至半蹲,两脚紧贴地面,同时胯和两膝向外打开;3～4 拍双膝逐渐伸直绷紧;5～8 拍同 1～4 拍。

(8)1～2 拍双脚提踵站立;3～4 拍左臂上举成三位手;5～6 拍脚跟下落;7～8 拍左脚向后成一位脚站立;同时左臂经二位打开成七位再下落为一位。

【动作要求】蹲和起时动作要缓慢有弹性,重心要稳定。提踵时要收腹、挺胸、立腰、立背,两腿伸直,下蹲时两膝外展。

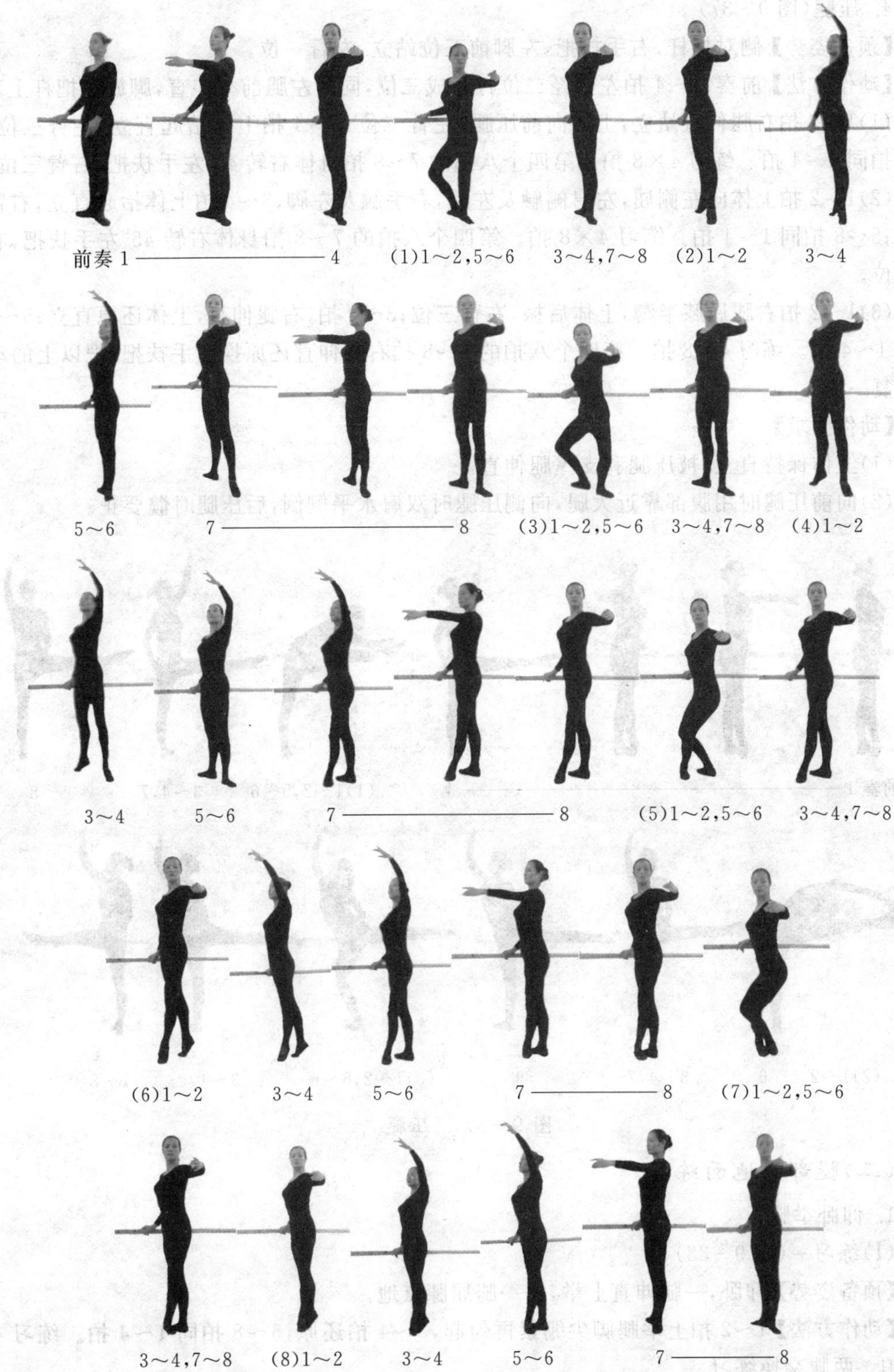
前奏 1——4
(1)1～2,5～6
3～4,7～8
(2)1～2
3～4
5～6
7——8
(3)1～2,5～6
3～4,7～8
(4)1～2
3～4
5～6
7——8
(5)1～2,5～6
3～4,7～8
(6)1～2
3～4
5～6
7——8
(7)1～2,5～6
3～4,7～8
(8)1～2
3～4
5～6
7——8

图 9－36　蹲

4. 压腿(图 9－37)

【预备姿势】侧对把杆，右手扶把，左脚前五位站立，左臂一位。

【动作方法】前奏：1～4 拍左臂经二位打开成三位，同时左腿前举伸直，脚放在把杆上。

(1)1～2 拍右腿伸直站立，上体向前压腿，左臂二位；3～4 拍上体抬起直立，左臂三位；5～8拍同 1～4 拍。练习 4×8 拍。第四个八拍的 7～8 拍身体右转 45°左手扶把，右臂三位。

(2)1～2 拍上体向左侧屈，左肩侧触及左腿，右手触及左脚；3～4 拍上体抬起直立，右臂三位；5～8 拍同 1～4 拍。练习 4×8 拍。第四个八拍的 7～8 拍身体右转 45°左手扶把，右臂三位。

(3)1～2 拍右腿屈膝半蹲，上体后振，右臂三位；3～4 拍，右腿伸直，上体还原直立；5～8 拍同 1～4 拍。练习 4×8 拍。第四个八拍的 7～8 拍右腿伸直还原换左手扶把，把以上的动作重复一遍。

【动作要求】

(1)上体保持直立，被压腿和支撑腿伸直。

(2)向前压腿时用腹部靠近大腿，向侧压腿时双肩水平侧倒，后压腿时髋要正。

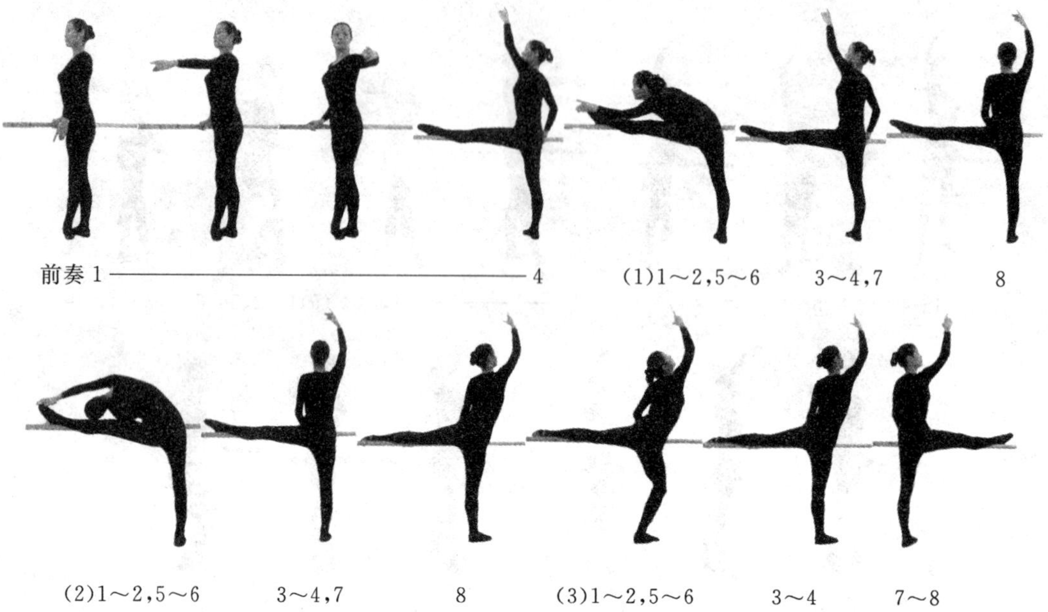

图 9－37　压腿

(二)腿部的地面练习

1. 仰卧举腿

(1)练习一(图 9－38)

【预备姿势】仰卧，一腿伸直上举，另一腿屈膝点地。

【动作方法】1～2 拍上举腿脚尖绷紧再勾起，3～4 拍还原，5～8 拍同 1～4 拍。练习 4×8 拍。两腿交换练习。

【动作要求】上举腿时，膝关节要伸直。

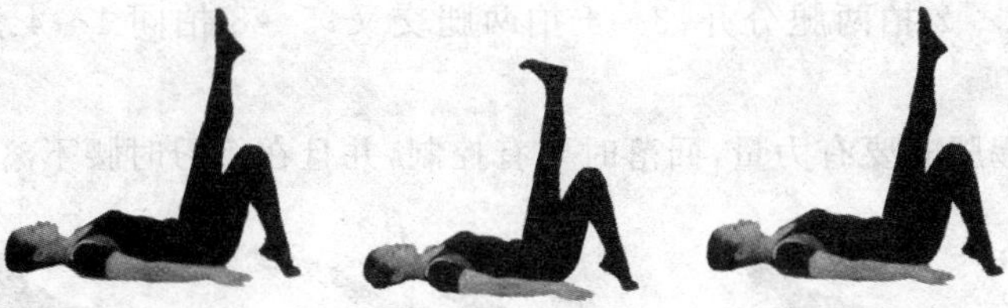

预备姿势　　1～2,5～6　　3～4,7～8

图 9－38　仰卧举腿练习一

(2)练习二(图 9－39)

【预备姿势】仰卧,两臂置于体侧,两腿伸直,脚面绷紧。

【动作方法】1～2 拍两腿伸直并拢上举 90°;3～4 拍两膝侧屈,两脚掌相对;5～6 拍两腿向两侧伸直,夹角为 90°;7～8 拍两腿并拢放下。练习 8×8 拍。

【动作要求】两腿放下时要有控制,并且在练习时腰不离地。

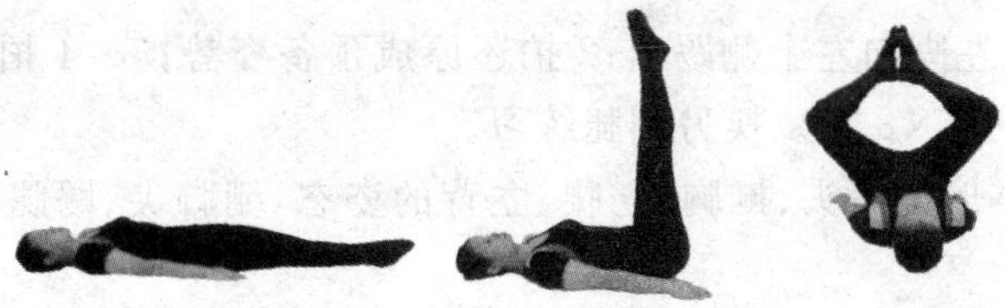

预备姿势　　1～2　　3～4

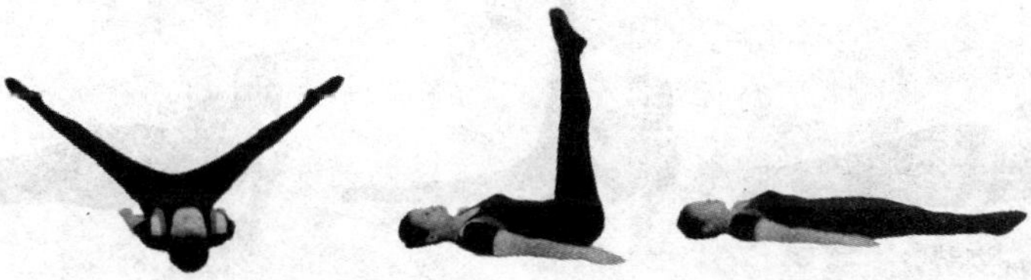

5～6　　7　　8

图 9－39　仰卧举腿练习二

(3)练习三(图 9－40)

【预备姿势】仰卧,两臂置于体侧,两腿伸直,脚面绷紧。

【动作方法】1～2 拍一条腿伸直向上踢;3～4 拍还原;5～8 拍同 1～4 拍。每条腿各练习 4×8 拍。

【动作要求】踢腿时要有力量,回落时要有控制,并且在练习时腰不离地。

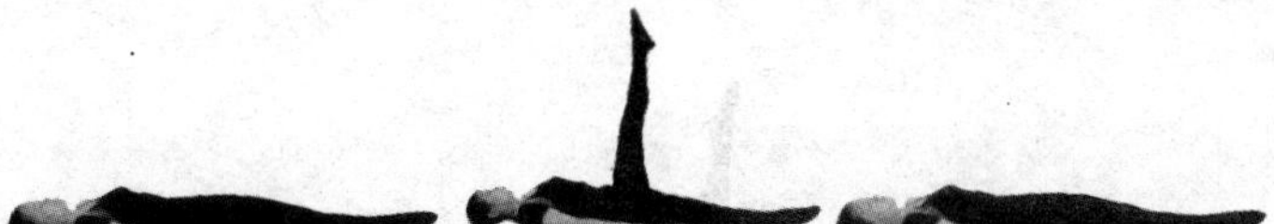

预备姿势　　1～2,5～6　　3～4,7～8

图 9－40　仰卧举腿练习三

(4)练习四(图 9－41)

【预备姿势】仰卧,两臂置于体侧,两腿伸直并拢上举,与地面呈 30°,脚面绷紧。

【动作方法】1～2 拍两腿分开；3～4 拍两腿交叉；5～8 拍同 1～4 拍。反复练习 4×8 拍。

【动作要求】踢腿时要有力量，回落时要有控制，并且在练习时腰不离地。

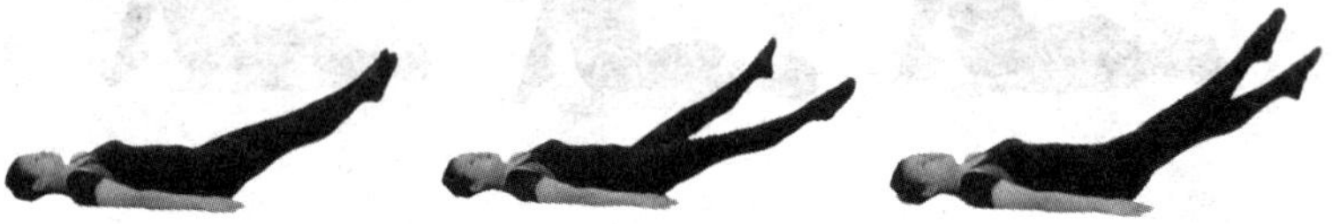

图 9－41　仰卧举腿练习四

2. 侧卧举腿

(1)练习一(图 9－42)

【预备姿势】侧卧，两腿并拢，右肘撑地，手指向前，掌心向下，上臂垂于地面，左手体前撑地。

【动作方法】1 拍左脚向左上侧踢出；2 拍还原成预备姿势；3～4 拍同 1～2 拍；5～8 拍同 1～4 拍。反复练习 4×8 拍。换另侧腿练习。

【动作要求】上体保持抬头、挺胸、立腰、立背的姿态，绷脚尖、踢腿动作迅速有力，回落时要有控制。

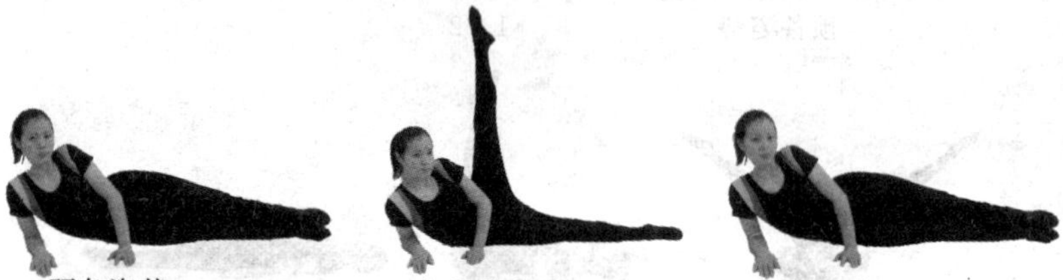

图 9－42　侧卧举腿练习一

(2)练习二(图 9－43)

【预备姿势】侧卧，两腿并拢，右肘撑地，手指向前，掌心向下，上臂垂于地面，左手体前撑地。

【动作方法】1 拍左脚向左上侧踢出；2 拍左腿屈膝，左脚在右腿前点地；3 拍左脚弹踢至左侧上；4 拍还原成预备姿势；5～8 拍同 1～4 拍。每条腿练习 4×8 拍。

【动作要求】弹踢时，大腿保持不动，以膝为轴，弹踢小腿绷脚尖，同时上体保持抬头、挺胸的姿态。

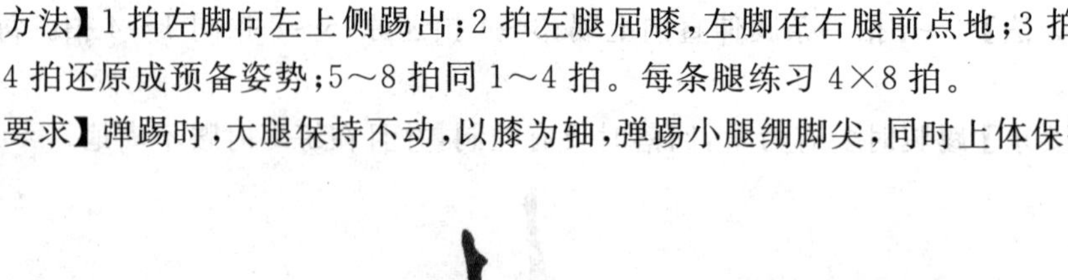

图 9－43　侧卧举腿练习二

第三节　形体综合训练

通过形体姿态的综合练习，培养学生身体各部位的控制力，提高其灵活性和优美性，促进优美形体的形成。

一、形体姿态操

（一）头颈部运动

第一个八拍（图 9 - 44）

【预备姿势】立正。

【动作方法】1～4 拍左脚向左侧跨一步，同时两手经体侧向上；5～7 拍两手臂经头上交叉，向体侧落下，再于腹前交叉，双腿半蹲，然后站直，双手抬起于双肩高度。8 拍两脚开立，两手叉腰。

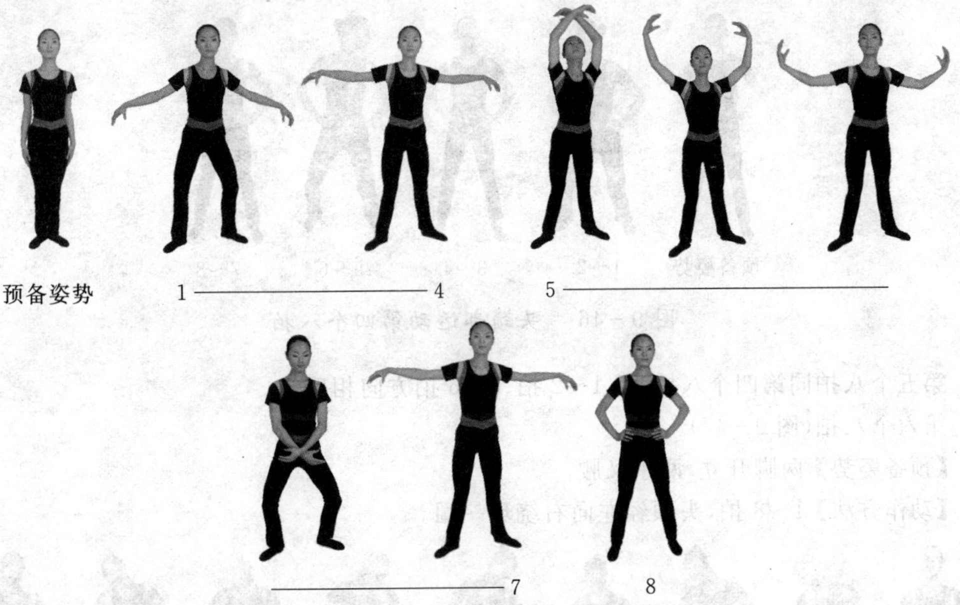

图 9 - 44　头颈部运动第一个八拍

第二个八拍（图 9 - 45）

【预备姿势】分腿立，两手叉腰。

【动作方法】1～2 拍分腿、屈膝半蹲、低头，两手叉腰；3～4 拍分腿、屈膝半蹲、抬头，两手叉腰；5～6 拍分腿、屈膝半蹲，头向左侧屈，两手叉腰；7 拍分腿、屈膝半蹲、低头向右侧屈，两手叉腰；8 拍还原。

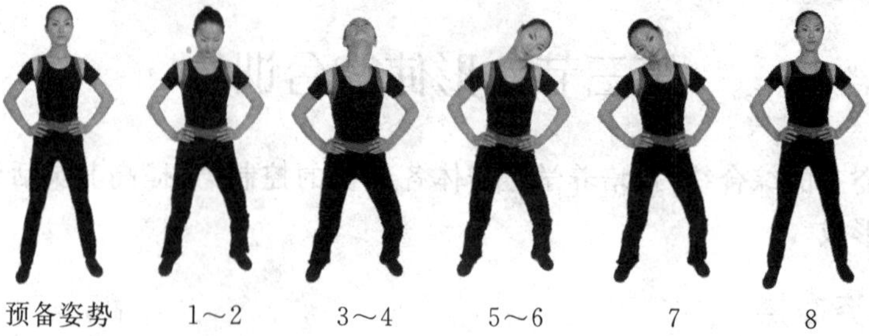

图 9-45　头颈部运动第二个八拍

第三个八拍同第二个八拍，方向相反。

第四个八拍(图 9-46)

【预备姿势】分腿立，两手叉腰。

【动作方法】1～2 拍分腿、屈膝半蹲，向左转头，两手叉腰；3～4 拍还原；5～6 拍分腿、屈膝半蹲，向右转头，两手叉腰；7～8 拍还原。

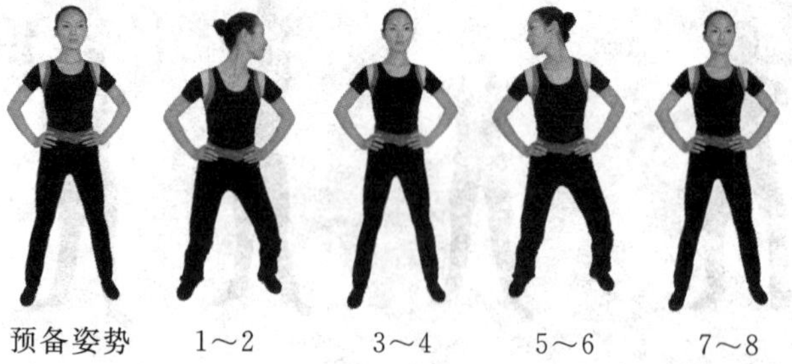

图 9-46　头颈部运动第四个八拍

第五个八拍同第四个八拍，但 1～2 拍、5～6 拍方向相反。

第六个八拍(图 9-47)

【预备姿势】两脚开立，两手叉腰。

【动作方法】1～8 拍，头颈经左向右绕环一圈。

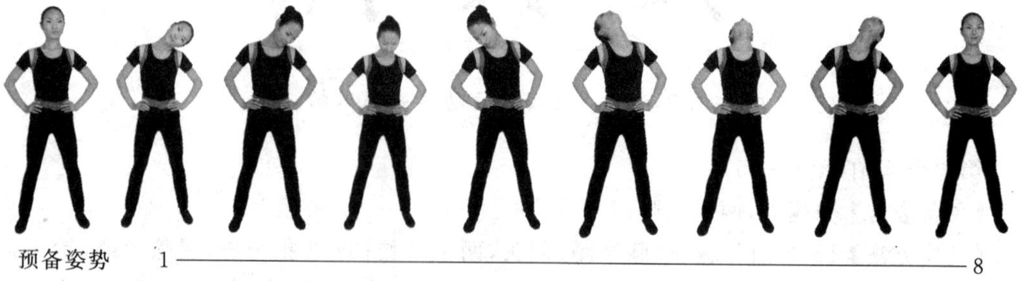

图 9-47　头颈部运动第六个八拍

第七个八拍同第六个八拍，方向相反。

(二)肩部运动

第一个八拍(图 9-48)

【预备姿势】两脚开立，两臂自然下垂。

【动作方法】1 拍两腿自然弯曲，同时双肩下沉；2 拍两腿蹬直，重心移至右腿，同时提左肩；3～4 拍同 1～2 拍，方向相反；5 拍分腿、屈膝半蹲，双肩下沉；6 拍两腿蹬直同时双肩上提；7 拍同 5 拍；8 拍还原成预备姿势。

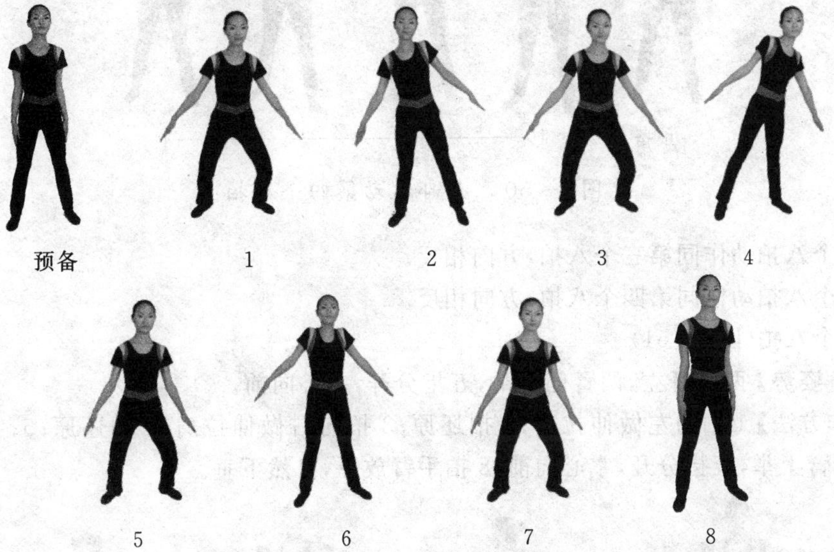

图 9－48　肩部运动第一个八拍

第二个八拍同第一个八拍，方向相反。

第三个八拍(图 9－49)

【预备姿势】两脚开立，两臂自然下垂。

【动作方法】1～4 拍左腿屈膝，重心左移，同时，向后绕左肩；5～7 拍动作相同，方向相反；8 拍还原。

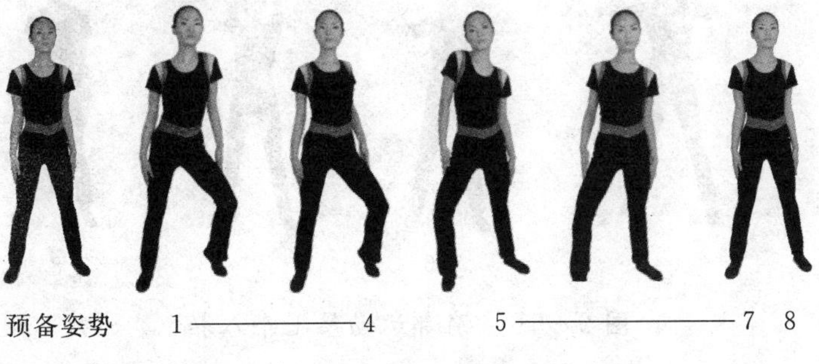

图 9－49　肩部运动第三个八拍

第四个八拍(图 9－50)

【预备姿势】两脚开立，两臂自然下垂。

【动作方法】1～4 拍两腿直立，两肩同时由前向后绕环；5～8 拍动作相同。

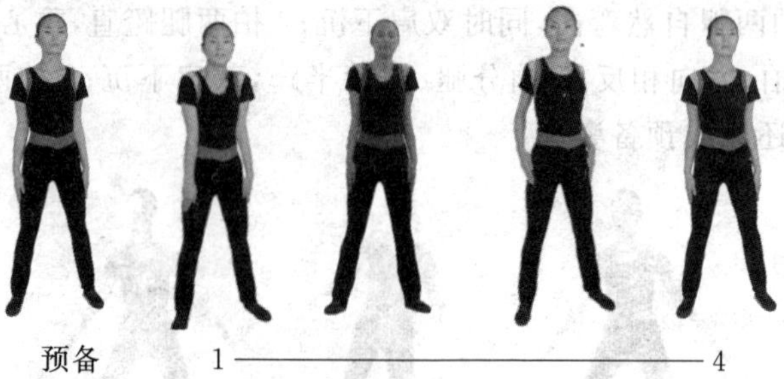

图 9-50　肩部运动第四个八拍

第五个八拍动作同第三个八拍，方向相反。

第六个八拍动作同第四个八拍，方向相反。

第七个八拍(图 9-51)

【预备姿势】两脚开立，两臂侧平举，五指分开，掌心向前。

【动作方法】1 拍向左做伸拉肩；2 拍还原；3 拍向右做伸拉肩；4 拍还原；5～6 拍肩上屈；7 拍两臂上举，五指分开，掌心向前；8 拍手臂放下，自然下垂。

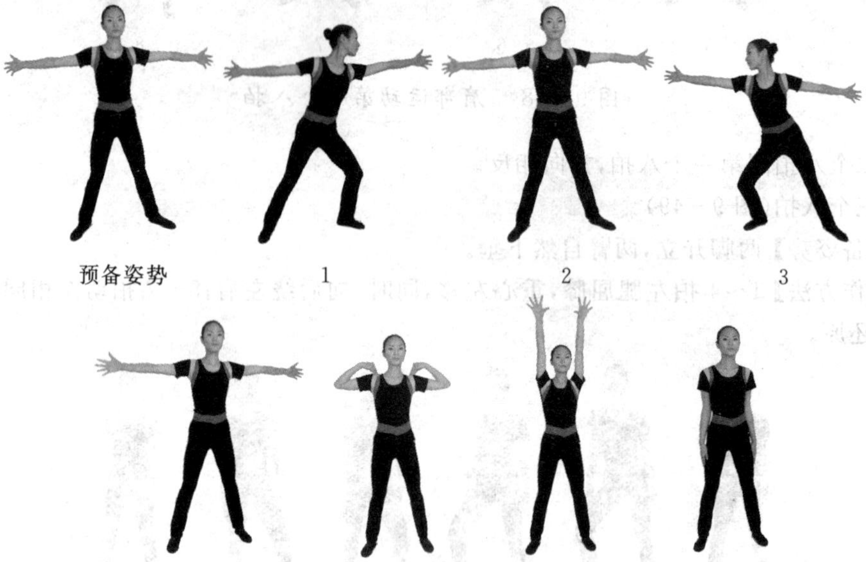

图 9-51　肩部运动第七个八拍

第八个八拍同第七个八拍，方向相反。

(三)胸部运动

【预备姿势】分腿立，两臂自然下垂。

第一个八拍(图 9-52)

【动作方法】1 拍屈膝半蹲，两手背后相握，收肩含胸低头；2 拍向后展肩挺胸抬头；3 拍同 1 拍；4 拍同 2 拍；5～6 拍左脚向前迈一步，右手胸前平屈，左手侧平举，两手握拳，拳心向下，稍低头；7 拍左脚向后点步，左手胸前平屈，右手侧平举，两手握拳，拳心向下，稍抬头；8

拍还原成预备姿势。

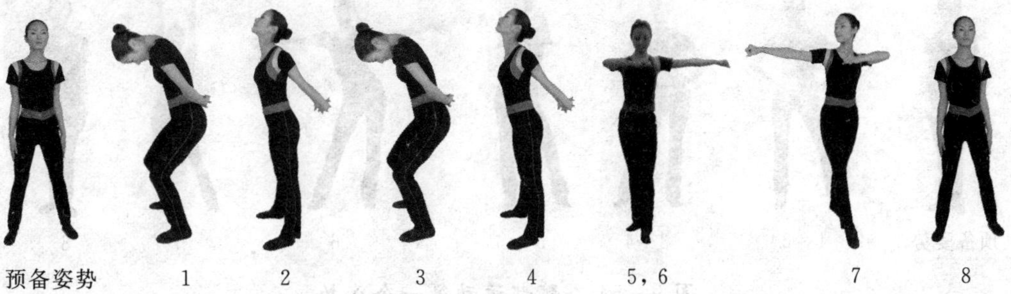

图 9－52　胸部运动第一个八拍

第二个八拍同第一个八拍，方向相反。

第三个八拍(图 9－53)

【预备姿势】两脚开立，两臂自然下垂。

【动作方法】1～4 拍两脚开立，屈膝半蹲，两臂内收，低头含胸；5～7 拍两腿伸直，两臂外展，抬头挺胸，8 拍还原成预备姿势。

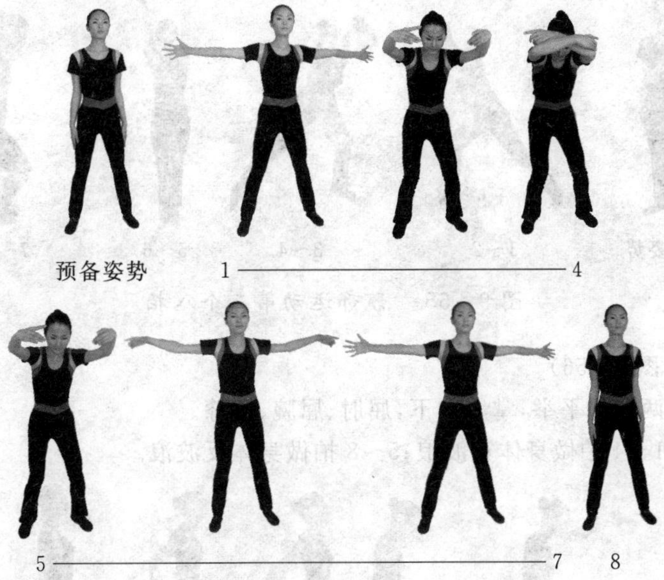

图 9－53　胸部运动第三个八拍

第四个八拍同第三个八拍。

(四)髋部运动

第一个八拍(图 9－54)

【预备姿势】立正。

【动作方法】1～2 拍向左侧顶髋，同时双手叉腰；3～4 拍同 1～2 拍，方向相反；5 拍向左顶髋，两臂前举，五指分开，掌心向对；6 拍向右顶髋，两臂侧平举，五指分开，掌心向前；7 拍向左顶髋，两臂上举，五指分开，掌心向前；8 拍还原。

第二个八拍同第一个八拍，方向相反。

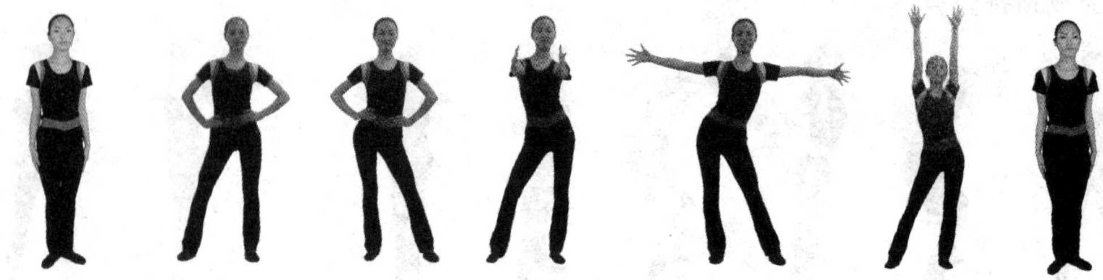

预备姿势　1～2　3～4　5　6　7　8

图 9－54　髋部运动第一个八拍

第三个八拍(图 9－55)

【预备姿势】立正。

【动作方法】1～2 拍左腿屈，右腿伸直点地，右手扶左膝，左手向后侧上举；3～4 拍右腿屈，左腿伸直点地，左手扶右膝，右手向后侧上举；5～6 拍直立，两手上举，掌心向前；7～8 拍两臂前平举，掌心向下，屈肘、屈腕、屈膝。

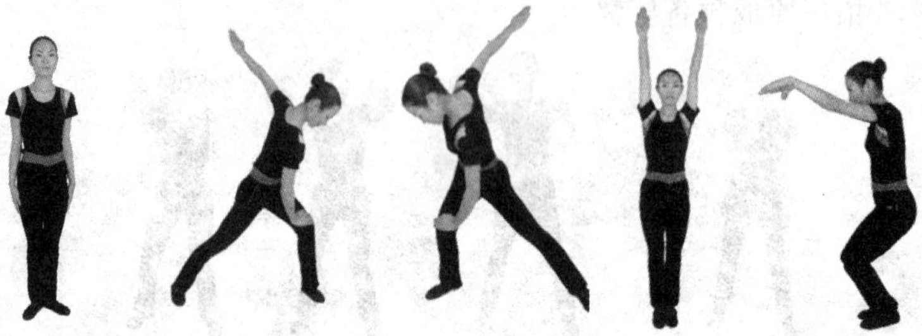

预备姿势　1～2　3～4　5～6　7～8

图 9－55　髋部运动第三个八拍

第四个八拍(图 9－56)

【预备姿势】两臂前平举，掌心向下，屈肘、屈腕、屈膝。

【动作方法】1～4 拍做身体正波浪；5～8 拍做身体反波浪。

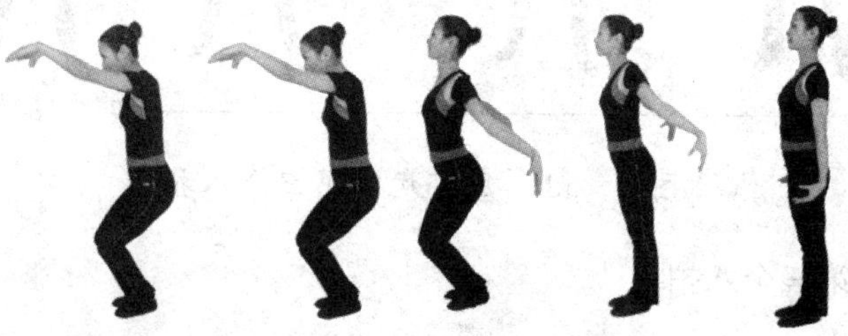

预备姿势　1————8

图 9－56　髋部运动第四个八拍

第五个八拍同第三个八拍，方向相反。

第六个八拍同第四个八拍。

（五）腿部运动

第一个八拍（图 9－57）

【预备姿势】立正。

【动作方法】1 拍右腿前踢，左腿伸直，同时左臂前平举，右臂侧平举；2 拍还原，直立；3 拍同 1 拍，方向相反；4 拍同 2 拍；5 拍右腿前踢，左腿伸直，同时两臂上举，五指分开，掌心向前；6 拍右腿放下，两臂胸前平屈，双手握拳；7 拍右腿侧踢，两臂侧平举，五指分开，掌心向前；8 拍还原。

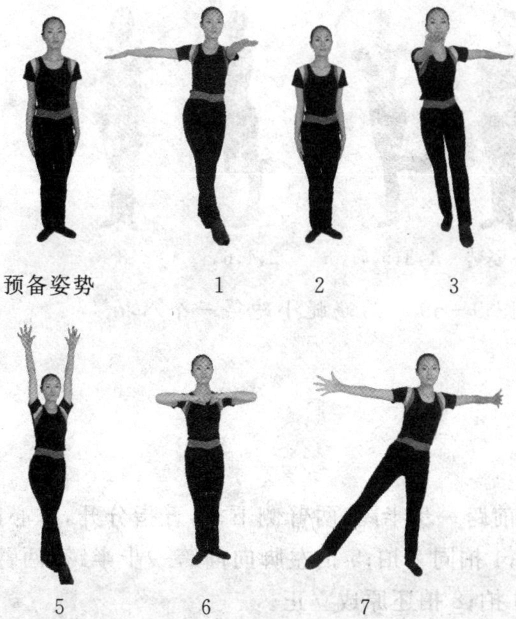

图 9－57　腿部运动第一个八拍

第二个八拍同第一个八拍动作相同，方向相反。

第三个八拍（图 9－58）

【预备姿势】立正。

【动作方法】1～2 拍直立，两脚后跟上提，同时左臂握拳上举，右臂自然下垂；3～4 拍稍屈膝半蹲，双手扶膝；5 拍左脚后点地，双手上举掌心向前；6 拍左脚收回，稍屈膝半蹲，双手扶膝；7 拍同 5 拍，方向相反；8 拍还原。

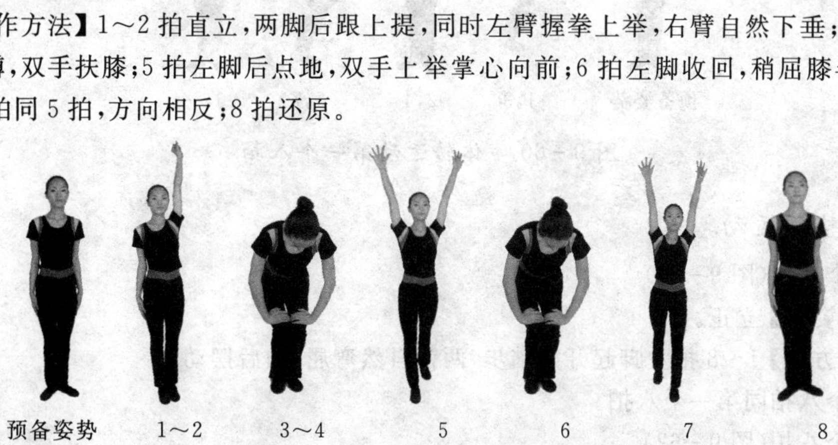

图 9－58　腿部运动第三个八拍

第四个八拍同第三个八拍动作相同，方向相反。

(六)后踢腿小跑

第一个八拍(图 9－59)

【预备姿势】立正。

【动作方法】1 拍左脚起后踢腿小跑，两臂弯屈向体侧外展，拳心相对；2 拍右脚起后踢腿小跑，两臂弯屈向内收，拳心相对；3～4 拍同 1～2 拍；5～7 拍同 1～3 拍；8 拍还原。

第二个八拍同第一个八拍，方向相反。

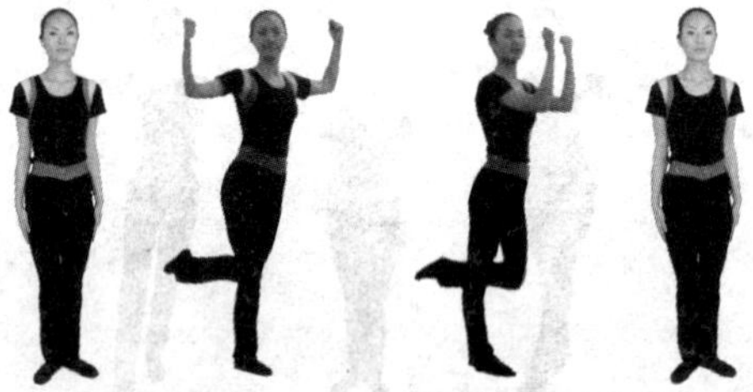

预备姿势 1,3,5,7 2,4,6, 8

图 9－59 后踢腿小跑第一个八拍

(七)体转运动

第一个八拍(图 9－60)

【预备姿势】立正。

【动作方法】1 拍左脚向前跨一步半蹲，两臂侧下举，五指分开，掌心向前，上体向左转；2 拍还原成立正；3 拍同 1 拍；4 拍同 2 拍；5 拍左脚向前跨一步半蹲，两臂肩上屈，上体向左转；6 拍还原成立正；7 拍同 5 拍；8 拍还原成立正。

第二个八拍同第一个八拍，方向相反。

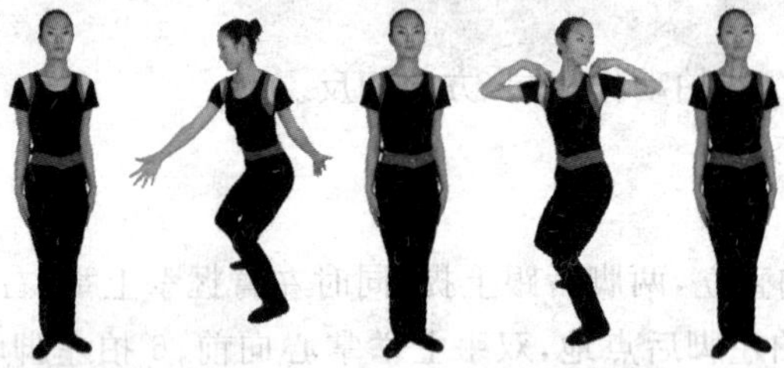

预备姿势 1,3 2,4 5,7 6,8

图 9－60 体转运动第一个八拍

(八)整理运动

第一个八拍(图 9－61)

【预备姿势】立正。

【动作方法】1～8 拍左脚起开始踏步，两臂自然弯屈，前后摆动。

第二个八拍同第一个八拍。

第三个八拍(图 9－62)

【预备姿势】立正。

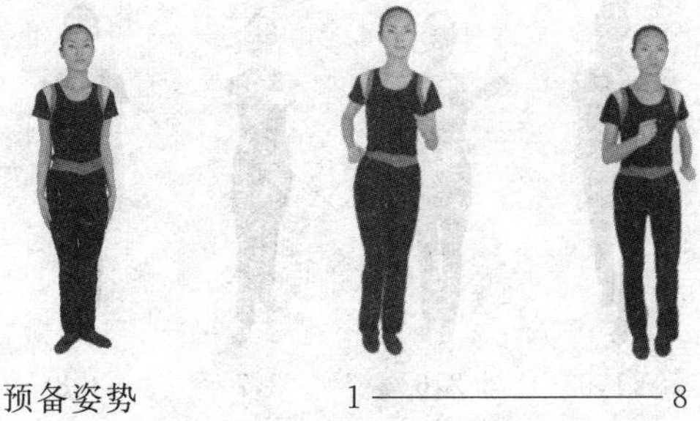

图 9－61　整理运动第一个八拍

【动作方法】1～7 拍左脚起开始踏步，两臂从体侧由下向上自然摆动至头上交叉，再从体侧由上向下自然摆动，8 拍还原。

第四个八拍同第三个八拍，方向相反。

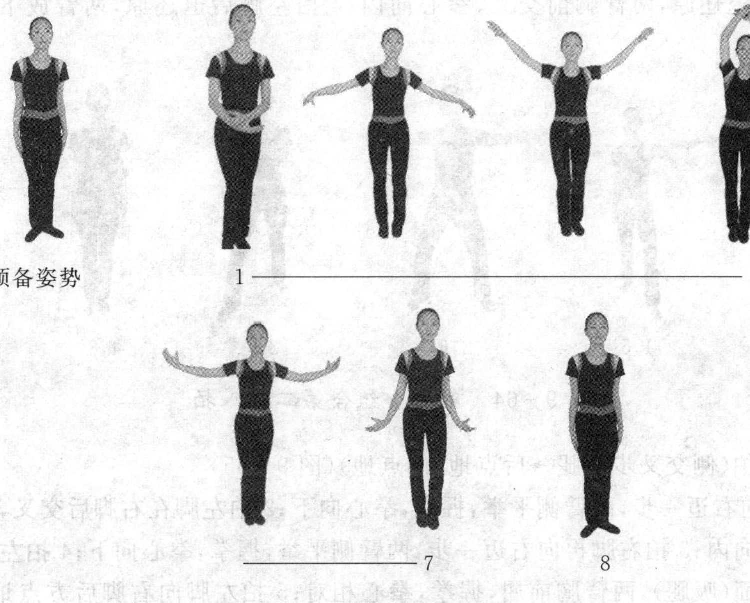

图 9－62　整理运动第三个八拍

二、有氧健身操

健身操是有氧运动，特点是：具有艺术性、节奏性、适应性和安全性，比较适合青少年学生的健身需求。在练习中既可以提高学生的身体素质、增强体质，又可以培养学生的表现力及鉴赏美、创造美的能力。

第一个组合

【预备姿势】基本姿势站立。

【动作方法】第一个八拍(一字步)(图 9－63)

1 拍右脚向前方迈出一步，同时右臂胸前平屈，握拳，拳心向下；2 拍左脚向前方迈出一步，与右脚并齐，同时左臂胸前平屈，握拳，拳心向下；3 拍右脚后退一步还原，两手胸前击掌；4 拍左脚后退一步还原，手臂放下；5～8 拍同 1～4 拍。

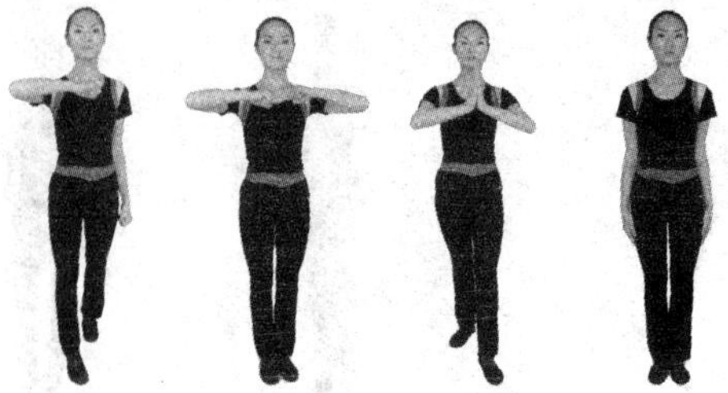

1,5　　2,6　　3,7　　4,8

图 9-63　第一个组合第一个八拍

第二个八拍(V字步)(图 9-64)

1拍右脚向右前45°方向迈出一步,同时右臂向右前45°方向从下向上摆至平举,拳心向下;2拍左脚向左前45°方向迈出一步,同时左臂向左前45°方向从下向上摆至平举,拳心向下;3拍右脚后退还原,两臂胸前交叉,拳心向内;4拍左脚后退还原,两臂放下;5～8拍同1～4拍。

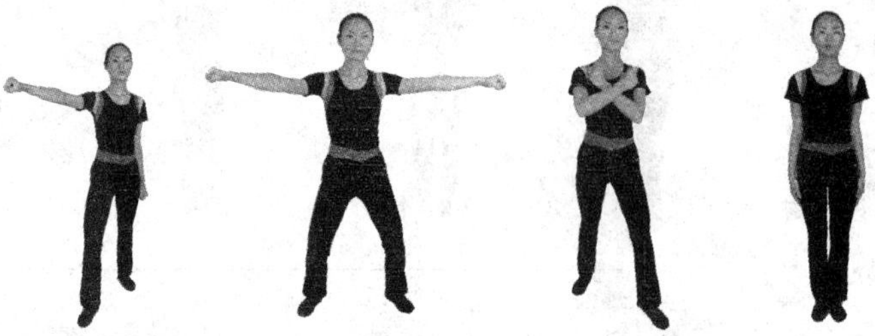

1,5　　2,6　　3,7　　4,8

图 9-64　第一个组合第二个八拍

第三个八拍(侧交叉步吸腿→后点地、侧点地)(图 9-65)

1拍右脚向右迈一步,两臂侧平举,握拳,拳心向下;2拍左脚在右脚后交叉,两臂腹前交叉,握拳,拳心向内;3拍右脚再向右迈一步,两臂侧平举,握拳,拳心向下;4拍左腿屈膝上抬至大腿平行地面(吸腿),两臂胸前屈,握拳,拳心相对;5拍左脚向右脚后方点地,两臂向右侧下方伸直,握拳,拳心向后;6拍同4拍;7拍左脚向左侧点地,两臂向左侧下方伸直,握拳,拳心相对;8拍同4拍。

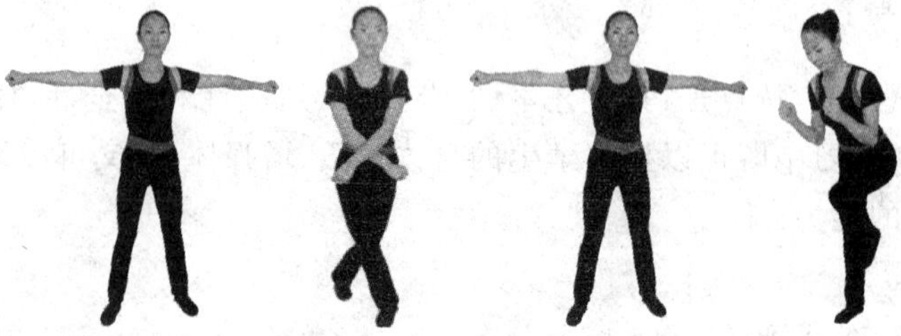

1　　2　　3　　4

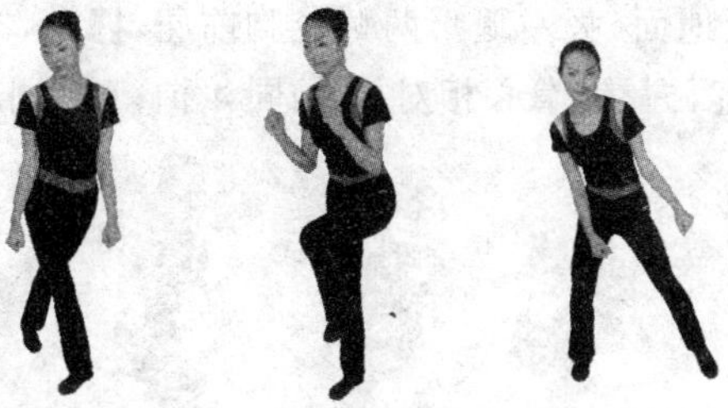

5 6 7 8

图 9-65　第一个组合第三个八拍

第四个八拍(并步跳,转身 360°走)(图 9-66)

1 拍左脚向左前 45°方向跳出一步;2 拍右脚跳与左脚并拢,两臂屈臂自然向上摆动,胸前击掌;3～4 拍同 1～2 拍,方向相反;5～8 拍左脚开始向左走 360°,手臂自然摆动。

第五个八拍至第八个八拍同第一个八拍至第四个八拍,但方向相反。

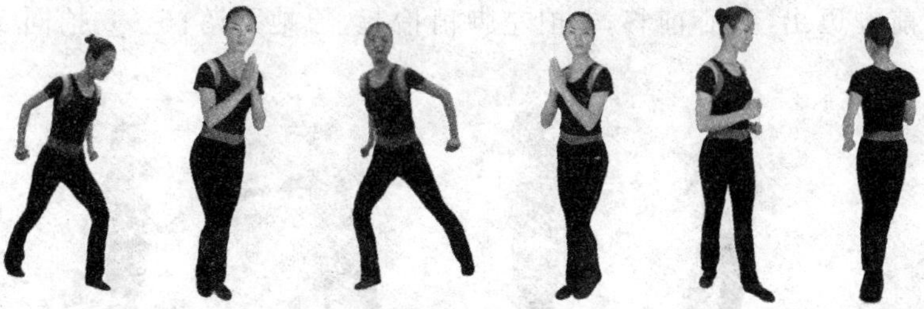

1 2 3 4 5——8

图 9-66　第一个组合第四个八拍

第二个组合

第一个八拍(漫步→前点地、后点地)(图 9-67)

1 拍右脚向前方迈出重心前移,屈膝,两臂上举握拳向上振一次,稍屈肘;2 拍左脚稍抬起,原地落下,手臂动作同 1 拍;3～4 拍右脚向后方撤一步,重心后移,屈膝,两臂胸前屈、下落体侧,握拳;5～8 拍同 1～4 拍。

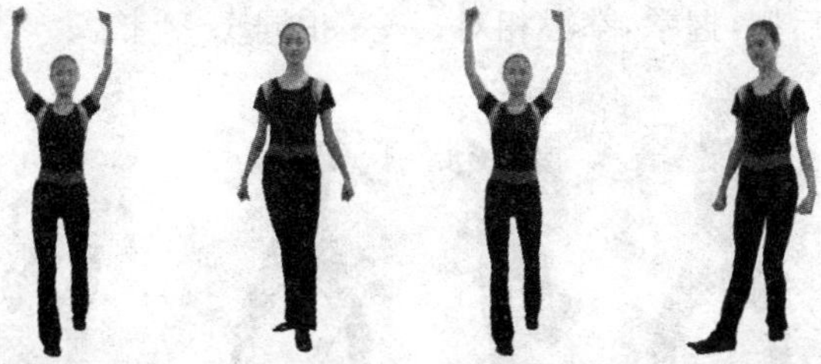

1,2 3,4 5,6 7,8

图 9-67　第二个组合第一个八拍

第二个八拍(侧交叉步→侧点地两次)(图 9-68)

1 拍右脚向右迈一步,两臂屈肘摆至胸前屈,握拳,拳心相对;2 拍左脚在右脚后交叉,两臂屈肘后摆,握拳,拳心相对;3 拍右脚再向右迈一步,两臂屈肘摆至胸前屈,握拳,拳心相对；4 拍左腿屈膝上抬至大腿平行地面（吸左腿），两臂成胸前屈，握拳，拳心相对；5 拍左脚向左侧方点地，两臂向左侧下方伸直，握拳，拳心相对；6 拍同 4 拍；7 拍同 5 拍；8 拍同 4 拍。

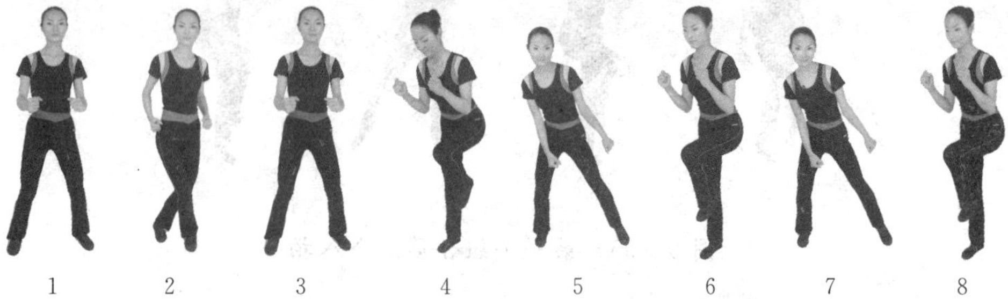

图 9－68　第二个组合第二个八拍

第三个八拍（向左恰恰步接右前漫步→向右恰恰步接左前漫步）（图 9－69）

1 拍左脚向左落下；2 拍右脚并左脚同时左脚再向左侧迈出，两臂向侧打开至侧平举；3 拍右脚向左前方迈出，重心前移；4 拍左脚稍抬起，原地下落；5～8 拍同 1～4 拍，方向相反。

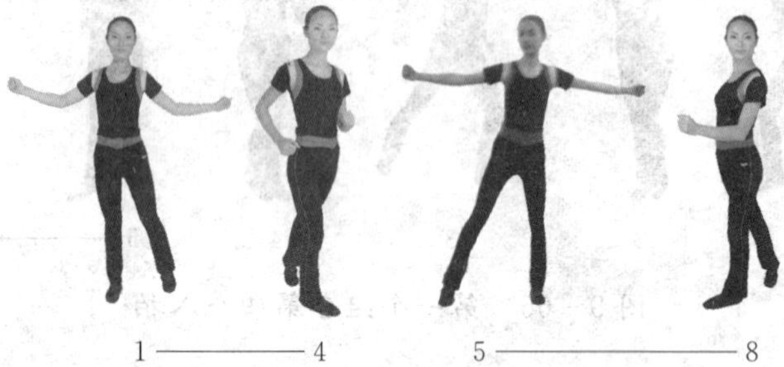

图 9－69　第二个组合第三个八拍

第四个八拍（4 次后屈腿）（图 9－70）

1 拍左脚向左迈出，右腿重心左移，两臂屈肘摆至胸前屈，握拳；2 拍右腿向后屈腿，两臂屈肘后摆，握拳，拳心相对；3 拍右脚向右点地，两臂屈肘摆至胸前屈，握拳，拳心相对；4 拍左腿向后屈腿，两臂屈肘后摆，握拳，拳心相对；5～8 拍同 1～4 拍。

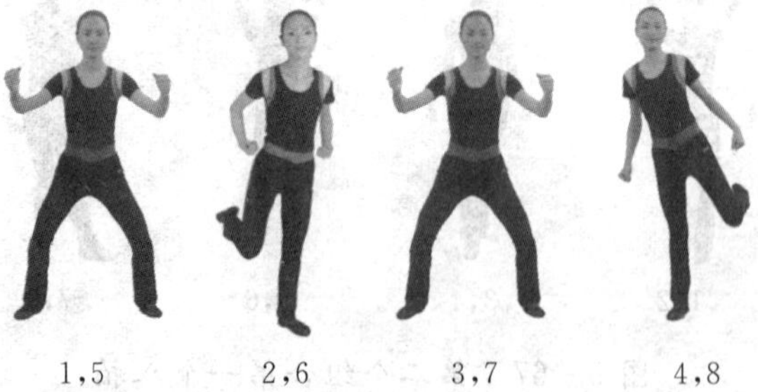

图 9－70　第二个组合第四个八拍

第五个八拍至第八个八拍同第一个八拍至第四个八拍，但方向相反。

第三个组合

第一个八拍(右脚向前走三步吸腿跳→左转 90°左脚向前走三步吸腿跳)(图 9-71)

1～3 拍右脚开始向前走三步,两臂自然摆动;4 拍吸左腿;5～7 拍向左转体 90°,左脚开始向前走三步,两臂自然摆动;8 拍吸左腿。

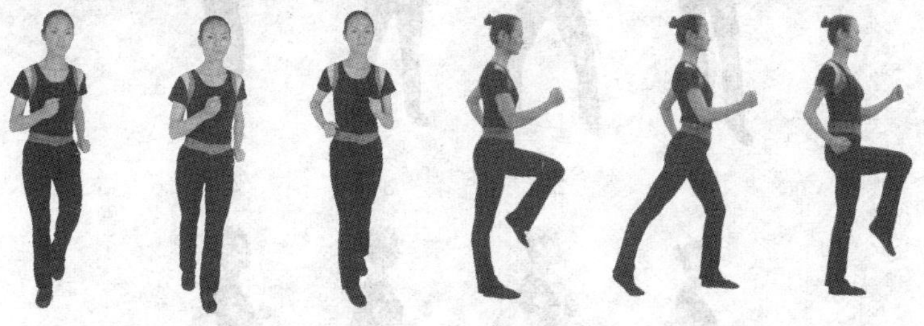

图 9-71　第三个组合第一个八拍

第二个八拍(右脚前漫步→左腿后屈,左脚前漫步→右腿后屈)(图 9-72)

1 拍右脚向左前方 45°迈出,重心前移,屈膝,身体左转 45°,两臂自然摆动;2 拍左脚稍抬起,在原地落下;3 拍右脚向右后方 45°撤一步,重心后移,屈膝,两手握拳稍屈肘腹前交叉,拳心向内;4 拍右脚在原地跳一次,同时左腿后屈,身体右转 45°;5～8 拍同 1～4 拍,方向相反。

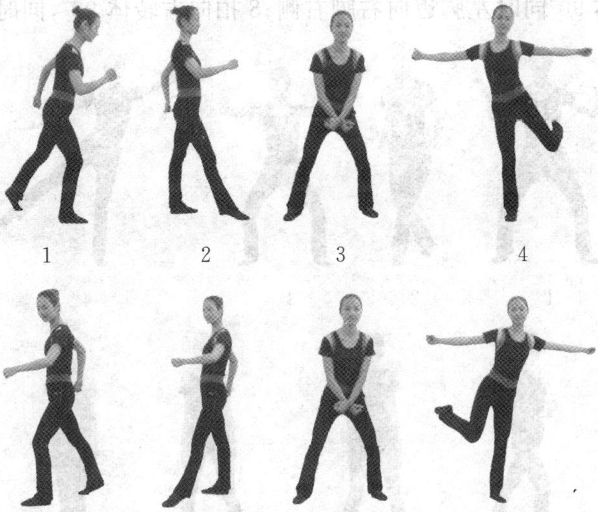

图 9-72　第三个组合第二个八拍

第三个八拍(右脚 V 字步吸腿并右转 90°→左腿 V 字步吸腿)(图 9-73)

1 拍右脚向右前 45°方向迈出一步;2 拍左脚向左前 45°方向迈出一步;3 拍右脚后退还原,并右转 90°;4 拍左脚后退还原;5～8 拍动作相同。1～8 拍手臂皆为自然摆动。

第四个八拍(右交叉步侧摆腿→右转身 360°)(图 9-74)

1 拍右脚向右迈一步,两臂屈肘摆至胸前屈,握拳,拳心相对;2 拍左脚在右脚后交叉,两臂屈肘后摆,握拳,拳心相对;3 拍右脚再向右迈一步,两臂胸前平屈,指尖相对,掌心向下;4 拍右腿在原地跳一次同时左腿伸直侧摆,右臂侧上举左臂侧下举,掌心向下;5 拍左脚向右

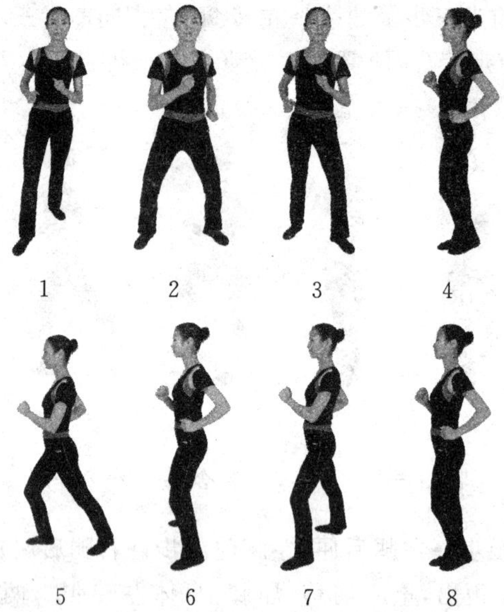

图 9－73　第三个组合第三个八拍

脚右侧方向迈出一步并转体 90°，双臂伸直放下贴于体侧；6 拍右脚稍抬起，在原地落下并右转 90°；7 拍向右转体 90°同时左脚迈向右脚右侧；8 拍向右转体 90°，同时右脚并左脚。

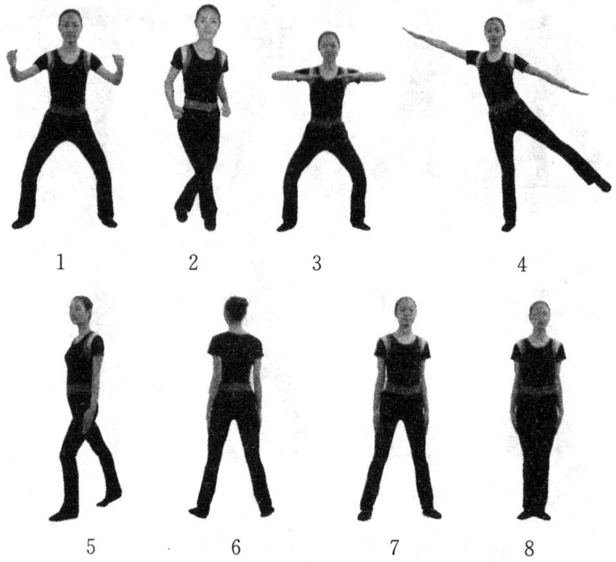

图 9－74　第三个组合第四个八拍

第五个八拍至第八个八拍同第一个八拍至第四个八拍，但方向相反。

第四个组合

第一个八拍(侧摆腿跳→漫步)(图 9－75)

1 拍右脚向右迈一步，重心右移，两臂胸前平屈，指尖相对，掌心向下；2 拍右脚在原地跳一次，同时左腿伸直侧摆，右臂侧上举左臂侧下举，掌心向下；3 拍左脚向右前方 45°迈出重心前移，屈膝，身体右转 45°；4 拍右脚稍抬起，在原地落下；5～8 拍同 1～4 拍方向相反。

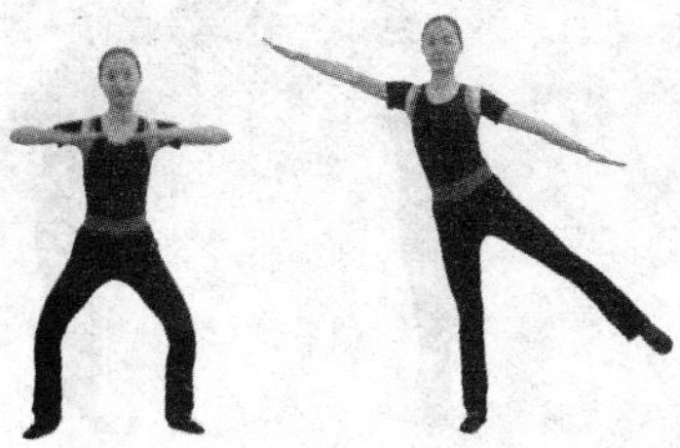

1　　2　　3　　4

图 9－75　第四个组合第一个八拍

第二个八拍(弹踢腿跳)(图 9－76)

1 拍右脚向前弹踢,同时左脚在原地跳一次,左臂前平举,右臂侧平举,掌心向下;2 拍左腿跳一次,右腿屈膝,小腿收至左腿外侧,两臂胸前屈交叉,掌心向内;3 拍同 1 拍;4 拍右脚跳落,左腿后屈,双臂放下;5～7 拍同 1～3 拍,方向相反;8 拍左脚跳并右脚,双臂放下。

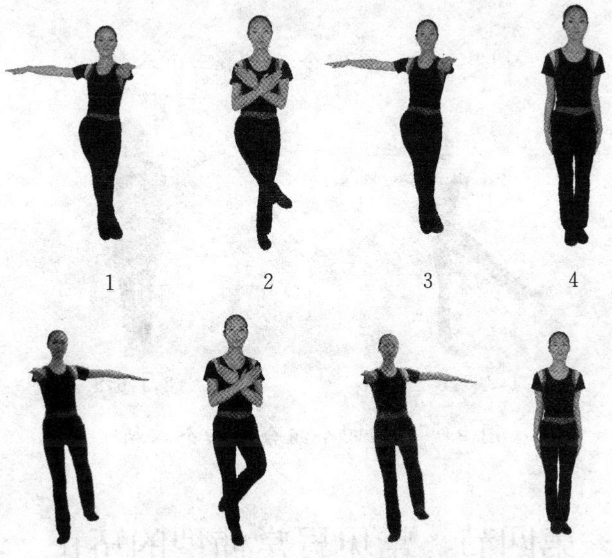

1　　2　　3　　4

5　　6　　7　　8

图 9－76 第四个组合第二个八拍

第三个八拍(吸腿跳→弹踢腿跳)(图 9－77)

1 拍吸右腿,左脚原地跳一次,双手叉腰;2 拍右脚跳并左脚,双手叉腰;3 拍右腿向前弹踢,右臂侧平举,左臂前平举;4 拍同 2 拍;5～7 拍同 1～3 拍,方向相反;8 拍手臂放下,并脚站立。

第四个八拍(踢腿跳)(图 9－78)

1 拍左腿原地跳一次,同时右腿伸直向前上方踢起,两臂握拳侧平举;2 拍右腿落下同时身体右转 90°,双臂放下于体侧;3～4 拍同 1～2 拍,方向相反;5～8 拍同 1～4 拍。

第五个八拍至第八个八拍同第一个八拍至第四个八拍,但方向相反。

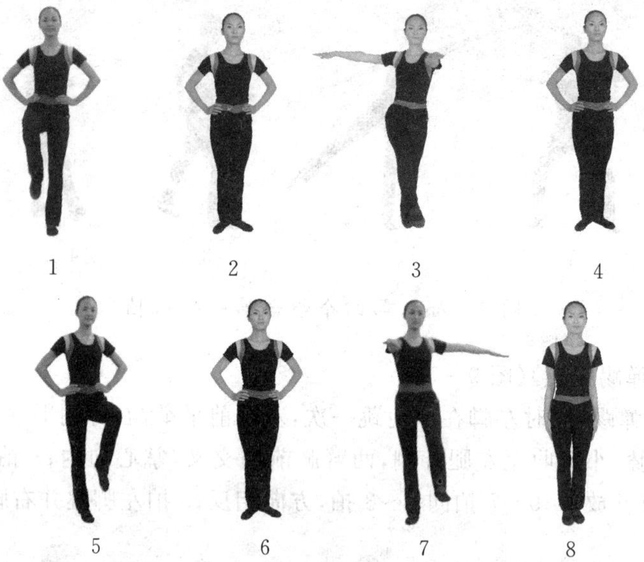

图 9－77　第四个组合第三个八拍

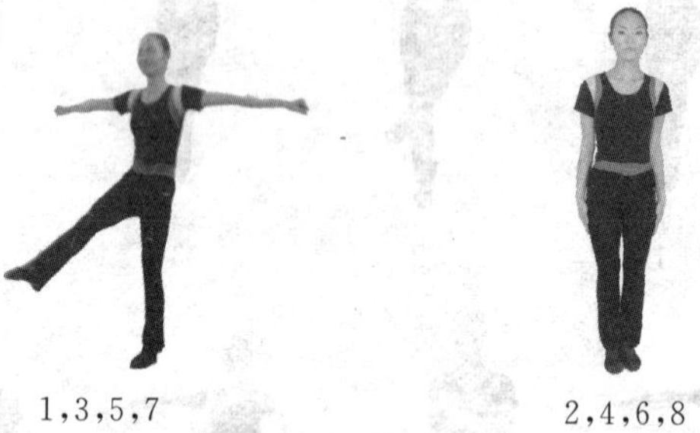

图 9－78 第四个组合第四个八拍

第四节　常见异常体型的矫正

端庄健美的体型、优美挺拔的体态是所有青少年学生追求的形体健美标准，但青少年学生在生长发育过程中，由于遗传或后天营养不良以及身体长时间不正确姿势的影响，会出现骨骼变形和肌肉发育不平衡，影响了青少年学生的生长发育和身体、心理的健康。体型的异常容易使他们产生自卑感，从而封闭自己不愿意和人正常交往，因此当发生异常体型后要积极对待，注意纠正日常生活中各种不良姿势，养成良好的卫生习惯，并通过科学有效的体育锻炼来矫正，即使不能完全矫治，也可以达到改善不良体型的目的。

一、驼背矫正操

驼背是因为经常低头、含胸使背部肌肉长期处于拉伸状态，导致背部肌肉松弛无力造成的。对于驼背的矫正，首先要培养正确的坐、立、行姿势，其次要加强背部伸肌的力量和牵拉胸部前的韧带。

练习方法一

【预备姿势】背对墙并腿立，两臂自然下垂。

【动作方法】在立正姿势的基础上，双腿夹紧，收腹、挺胸、立腰、立背、紧臀，双肩后张下沉，下颌回收，头向上顶，脚跟、腿、臀、肩胛骨和头紧靠墙。站立10分钟，每天2次为宜。

【动作要求】站立时背部肌肉收紧。

练习方法二

【预备姿势】面对墙分腿立，两臂前上举，两手掌扶墙。

【动作方法】用力抬头，挺胸、塌腰、收腹、撅臀使整个手臂接近或全部贴墙，动作到最大幅度后控制1×8拍，然后放松。反复练习8～10次。

【动作要求】胸部尽量靠墙，使手臂尽量贴墙。

练习方法三

【预备姿势】分腿立，两臂前平举，两手握拳，拳心相对。

【动作方法】两臂向左右挥摆做扩胸运动4×8拍，练习8组。

【动作要求】抬头、挺胸、收腹，肩胛骨尽量靠近。

练习方法四

【预备姿势】两脚开立，与肩同宽，两臂置于背后，两手相握。

【动作方法】两手相握用力向下伸，使肩胛骨尽量靠近，至最大幅度，控制1×8拍。反复练习8×8拍。

【动作要求】抬头、挺胸、收腹。

练习方法五

【预备姿势】俯卧垫上或床上，双手抱头，两腿伸直，脚尖绷紧。

【动作方法】1～4拍头、胸部、腿同时抬起，以腹部着垫或床，使身体呈背弓形；5～8拍放松。反复练习8×8拍。

【动作要求】头和腿尽量向高处抬，腿伸直。

练习方法六

【预备姿势】仰卧垫上或床上

【动作方法】背部放一高枕，全身放松，一次控制4×8拍，反复练习4次。

【动作要求】头颈部、胸部肌肉充分放松。

练习方法七

【预备姿势】伸直腿，仰卧于垫上，两臂于体侧伸直扶地。

【动作方法】用力向上挺胸，使背部最大限度离开地面，头后仰，控制2×8拍。反复练习8次。

【动作要求】尽量挺胸，两手臂在体后靠近，背部肌肉紧张。

二、脊柱侧弯矫正操

脊柱侧弯，多数是由于背部肌肉长期一侧负荷太重造成的。轻者表现为双肩不等高，腰凹不对称，影响形体美；重者可见胸部、胸腰部至腰部一段的脊柱向一侧弯曲，同侧背部隆起，胸廓塌陷，严重影响青少年学生身体的生长及内脏器官的发育。对出现脊柱侧弯的学生，要经常做发展胸廓灵活性和增强背部、腹部肌肉力量的练习。

练习方法一

【预备姿势】盘腿坐，双手相握置于头后.

【动作方法】第一个八拍，上体向右侧屈，控制1～4拍，5～8拍还原。第二个八拍同第一个八拍，方向相反。控制2×8拍，反复练习8次。

【动作要求】上体不要前倾，肘关节打开。

练习方法二

【预备姿势】身体正侧面对肋木站立。

【动作方法】用胸椎侧凸面方向的手扶肋木，另一手上举做体侧运动，两拍一动，练习4×8拍，共3组。

【动作要求】练习时要抬头、挺胸、收腹，上体不要前倾。

练习方法三

【预备姿势】俯卧，两手置于额下，掌心向下。

【动作方法】抬右肘离地，用力向后振动两次（头和左肘不离地），还原。另侧同。反复练习15～20次。

【动作要求】后振要充分。

练习方法四

【预备姿势】正面双手握肋木，双腿并拢，身体悬垂。

【动作方法】用力向左右侧摆动，以使侧弯的脊柱逐渐伸直。连续摆动30～50次，练习3组。

【动作要求】摆动时尽量到最大幅度。

练习方法五

【预备姿势】右侧卧，右手掌触地。

【动作方法】右手掌慢慢撑起，左手随之侧上举，还原。另侧同。反复练习15～20次。

【动作要求】身体不能前倾，侧屈幅度要大，右臂尽量伸直。

三、双肩不平衡矫正操

双肩不平衡，主要是经常有一侧肩背包或肩扛、手提重物，使一侧肩关节周围的软组织长时间处于紧张状态，造成肩部下肌群紧缩、上臂肌群拉长，形成两肩高低不一。

练习方法一

【预备姿势】两脚开立，与肩同宽，上体直立。

【动作方法】低肩的一侧做提肩练习10次，另侧手臂自然下垂，然后双肩做提肩、沉肩练习10次。反复练习4组。

【动作要求】挺胸、收腹。

练习方法二

【预备姿势】背对肋木，双手正握杠悬垂。

【动作方法】屈膝、收腹，举腿到大腿水平，也可以举直腿到水平，控制 15～20 秒，反复练习 3 组。

【动作要求】手臂充分伸直。

练习方法三

【预备姿势】面向镜子，两脚开立，与肩同宽，上体正直。

【动作方法】两手持哑铃下垂于体侧，然后吸气，同时两臂做侧平举，观察两肩是否在平行地面的一条直线上，然后呼气还原，重复 10 次，练习 4 组。

【动作要求】时刻注意镜子里双肩是否在平行地面的一条直线上。

练习方法四

【预备姿势】两脚开立，与肩同宽，上体正直。

【动作方法】低肩侧手持哑铃做单臂侧平举，另一侧手叉腰。重复 10～15 次，练习 4 组。

【动作要求】上体不要向侧屈。

练习方法五

【预备姿势】在双杠上支撑，直臂，顶肩。

【动作方法】用双臂在双杠上行走，一个来回休息一次，做 4 组。

【动作要求】尽量控制身体，不要前后左右摆动。

另外，在平时的行走中经常提醒自己把低肩侧向上提，只有养成提低肩侧的习惯，才会更有效地改善双肩不平衡。

四、"O"形腿矫正操

"O"形腿，就是人们常说的"罗圈腿"，严重影响人的形体美。主要是因为：小儿站立过早或行走时间过长以及缺钙等，导致儿童期骨骼发育畸形造成的膝关节内翻。特征是：双踝部并拢，双膝不能靠拢，形成"O"字形。"O"形腿的矫正，年龄越小效果越明显，所以要早发现，早矫正。

练习方法一

【预备姿势】直立，两膝间夹一物体，两手叉腰。

【动作方法】两膝间夹物下蹲后起立。练习 10～12 次。做 4 组。

【动作要求】保持所夹物体不掉落。

练习方法二

【预备姿势】直立，双臂自然下垂。

【动作方法】右腿向外侧踢，用足外侧碰右手，也可用绳子系住一个小沙袋，绳头握在右手中，使右小腿内侧肌群伸展，外侧肌群收缩，踢 10～15 次，换左腿踢，做 3 组。

【动作要求】腿尽量向外侧踢，大腿和小腿的夹角应该保持在 90°左右。

练习方法三

【预备姿势】两腿分立，双手叉腰。

【动作方法】屈膝，两膝向内靠拢，脚内八字，控制 1×8 拍。练习 10×8 拍。

【动作要求】双膝一定要靠紧。

练习方法四

【预备姿势】两腿直立，上体前屈。

【动作方法】由分腿站立开始半蹲，膝关节内旋，用手压小腿外侧，控制 1×8 拍。练习 10×8 拍。

【动作要求】尽量使两膝靠紧。

练习方法五

晚上睡觉前，两膝用宽带绑住，第二天早晨放松。开始可以绑松些，以后逐渐加紧，但不能影响血液循环，直到两膝靠紧为止。每周 1～2 次。

五、“X”形腿矫正操

“X”形腿，与“O”形腿的形成原因基本相似。它是股骨内收、内旋和胫骨外展、外旋，形成的一种骨关节异常及腿部形态异常的现象。其特征是：站立时两膝并拢，两腿不能并拢，形成“X”形。“X”形腿的矫正，一定要持之以恒，才会有效果。

练习方法一

【预备姿势】坐姿，两腿屈膝外展，两脚掌相对，两臂屈曲，两手分别扶在同侧膝关节内侧。

【动作方法】两手掌用力向下压膝关节内侧，上体稍前倾，至最大限度后停止 2 秒钟，还原。练习 20～25 次。

【动作要求】下压膝关节时，使大腿外侧尽量靠近地面，两手用力要均匀，不能过快、过猛。

练习方法二

【预备姿势】坐凳上，两脚踝夹紧一软的物体，足跟着地。

【动作方法】用足带动腿尽量前伸，控制 1×8 拍。练习 8×8 拍。

【动作要求】伸腿时膝盖靠紧(所夹物体先厚后薄)。

练习方法三

【预备姿势】坐凳上，用松紧带缠住小腿下部。

【动作方法】直腿前举，脚背及小腿尽力外展，还原。练习 10～12 次。

【动作要求】小腿尽力外展，动作缓慢。

练习方法四

【预备姿势】坐凳上，右腿屈膝外展架在左腿膝关节处，左手扶脚跟，右手扶右膝的内侧。

【动作方法】右手掌用力将右膝向下压，压至最大限度，然后慢慢放开，还原。另侧同。练习 10～15。

【动作要求】下压要缓慢，不能用力过猛。

练习方法五

【预备姿势】坐于垫上或床上，左腿向前伸直，右腿屈膝外展，右脚掌对着左膝内侧。

【动作方法】用右手压右膝内侧，直到最大限度，练习 20～30 次。另侧同。

【动作要求】动作缓慢，尽量把腿的外侧都贴在垫上或床上。

六、"八"字脚矫正操

"八"字脚有内"八"字和外"八"字之分。走路时两脚尖向内扣的称内"八"字；走路时两脚尖向外撇的称为外"八"字。形成有先天遗传和后天不良走姿等多种因素造成。"八"字脚，不仅影响身体的姿态美，还会影响人的跑跳能力，所以必须及时矫正。

练习方法一

平时走路和跑步时，随时注意检查自己的膝盖和脚尖是否正对前方在一直线上，可以在地上画一直线，来回练习。

练习方法二

两脚交换，用脚内侧连续向上盘踢毽子，或者用脚外侧踢毽子。矫正外"八"字脚，用双脚外侧踢；矫正内"八"字脚，用双脚内侧踢。

练习方法三

从适当高度的台阶上往下跳，有意识地在空中并拢脚尖并控制落地，落地后检查，脚尖是否并拢。反复练习。

练习方法四

在湿土、沙土或松土上走过后，检查一下脚印，看是否脚尖朝前，可以边走边纠正。

总之，对于不良姿势的矫正，需要长期坚持。初练时，可少次数、小幅度地练习，然后逐步加大练习的量和难度。只要持之以恒，一定会有满意的效果。

复习思考题

1. 什么是正确的站立姿势？有哪些有效的练习方法？
2. 健美操有哪几种常用的手形？
3. 根据我们所学的把杆练习，自编一套 1～8 节把杆练习成套动作。
4. 把杆练习中小踢腿的动作要求是什么？
5. 俯撑类的动作要求是什么？
6. 怎样矫正"驼背"？
7. 怎样矫正"O"形腿和"X"形腿？

（胡青梅）

主要参考文献

1. 刘桂英. 护理礼仪. 北京:人民卫生出版社,2003
2. 王晶. 护士修养与礼仪规范. 北京:科学普及出版社,2000
3. 刘桂英,梁毅. 医护礼仪. 南宁:广西科技出版社,2000
4. 陈曙光. 医务人员服务技巧. 成都:四川大学出版社,2004
5. 刘莹. 实用护士礼仪学. 北京:科学技术文献出版社,2005
6. 金正昆. 涉外礼仪教程. 北京:中国人民大学出版社,1999
7. 董保军. 中外礼仪大全. 北京:民族出版社,2005
8. 杨斌. 形体训练纲论. 北京:北京体育大学出版社,2003
9. 曲宗湖. 青少年学生形体教育. 北京:人民体育出版社,2002
10. 王洪. 健美操教程. 北京:人民体育出版社,2001